AF565158

Kosmologische Edelsteinenergetik

Kosmos – Edelstein – Mensch

Heidrun H. Horn

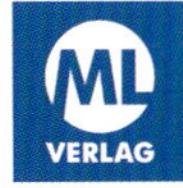

– meinem geliebten Sternenhimmel –

1. Auflage 2017

Druck: Generál Nyomda Kft., H-6727 Szeged

Titelfotos: Fotolia – Digipic; PhotoSG; mariojuen; Oliver Mohr; mozZz; richpav; vvoe;
M. Dörr & M. Frommherz, Heidrun H. Horn

Lektorat: Linda Horn

www.ml-buchverlag.de

ISBN: 978-3-946746-27-0

Inhaltsverzeichnis

Dank

Von Herzen danke ich dir, liebe Linda.

Für deine Geduld, dein Verständnis, deinen Humor, deine Unterstützung und deine unsagbare Liebe. Für die Zeit, die du neben deinem Studium aufgebracht hast, um meine Texte zu lesen und Korrekturen durchzuführen.

Für das Geschenk der Liebe danke ich dir von ganzem Herzen.

Ich liebe dich und wünsche dir für dein Leben- Freiheit, Liebe und Verbundenheit.

In Dankbarkeit,

deine Mutter und Freundin

Heidrun

Einleitung

Am Anfang

Beginn einer Reise

„Zwei Dinge erfüllen das Gemüt mit immer neuer und zunehmender Bewunderung und Ehrfurcht, je öfter und anhaltender das Nachdenken sich damit beschäftigt: Der bestirnte Himmel über mir und das moralische Gesetz in mir." (Immanuel Kant)

In staunender Dankbarkeit stehe ich auch heute noch, wenn ich zurückblicke auf all die wundervollen Jahre mit meinen großartigen Lehrmeistern, den Edelsteinen. Sie halten ihre Heilkraft reichhaltig und permanent für uns bereit. Was habe ich nicht alles erleben dürfen mit ihnen, ihre Wirkungen an mir und anderen beobachten können. Als eine meiner Großtanten mir als Kind einmal eine Schatulle verschiedenster kleiner Edelsteine schenkte, war ich bezaubert, aber konnte natürlich nicht ahnen, welche Bedeutung sie einmal für mich erlangen würden.

Auch nicht, als ich mich damals davonstahl, während meine Eltern mit mir Urlaub in den Schweizer Bergen machten, um in der Stille der Natur ganz alleine für mich große, weißkristallin schimmernde Steine aus der Erde auszugraben. Auch damals war ich noch ein Kind. Mit bloßen Händen und ein paar Stöckchen, von Ästen meiner liebgewonnenen Buchen, in deren Geäst ich häufig saß, bewaffnet, arbeitete ich ausdauernd und völlig versunken an meinem Ziel. Ich kann mich noch gut an die Begeisterung über die Schönheit eines sehr großen Steines, die ich damals empfand, erinnern. Wie ich ihn auch im Licht in meinen Händen drehte, er offenbarte immer neue, spannende Seiten voller funkelnder Schönheit von sich. Natürlich schleppte ich ihn in unser Ferienhaus und präsentierte ihn voll Begeisterung und Stolz meinen Eltern.

Viele Jahre später, ich war mittlerweile eine junge Frau in den Zwanzigern, träumte ich eines Nachts von vielen, geheimnisvoll funkelnden Amethystkristallen, die ich mit meinen bloßen Händen aus dunkler Erde ausgrub. Einer von ihnen war etwas ganz Besonderes und als ich erwachte, erinnerte ich mich sofort und wusste, dass ich solch einen Stein finden musste.

Es war mir wie ein Zeichen. Ein Befehl meines Unbewussten oder Überbewussten. Für mich gab es keine Frage mehr! Es war Dezember und die Weihnachtsmärkte waren aufgebaut – dort, an einem großen Stand übersät mit Mineralien, fand der erste große Amethyst zu mir und ich zu ihm.

Es ist immer schwierig in psychischen Prozessen, dem Hologramm, das uns Menschen ausmacht einen exakten Zeitpunkt festzumachen, aber irgendwie begann ab dem Moment nach und nach die bewusste Verbindung von mir zu den Edelsteinen und umgekehrt zu wachsen. Es entsponnen sich feine Fäden der Freundschaft, die zu einem immer tieferen Kennenlernen und Liebenlernen führten.

Seit meinem vierzehnten Lebensjahr meditiere ich. Es kam einfach zu mir, ich brauchte keine Anleitung, es schien als wüsste ich, was zu „tun" sei, ganz natürlich. Damals galt ich in gewisser Weise als Sonderling. Heute ist Meditation, ein Glück, salonfähig. Sie ist von unschätzbarem Wert, ein Segen für uns alle, dazu später mehr. Ein lieb gewonnenes Ritual vollzog ich jeden Abend, spät, vor dem Schlafengehen. Ich hörte abends gerne noch Musik und setzte mich ans Fenster, um zum abendlichen Sternenhimmel aufzuschauen, teilweise zerriss es mich fast vor Sehnsucht, irgendwie wollte ich dorthin (zurück?) und regelmäßig rannen mir Tränen des Heimwehs, der Liebe und der tiefen Verbundenheit mit dem Universum – den Sternen – über die Wangen. Neben dem Gymnasium, das, so jedenfalls schien es mir, mir nichts zu geben vermochte, was wirklich wichtig war, beschäftigte ich mich mit Parapsychologe und Okkultismus, Astrologie, Hermetik, Thanathologie, Philosophie, Religion, der Deutung von Märchen, Psychologie und der tiefen Symbolik des Tarots, Traumdeutung, Schamanismus, Tattwas, Mystik, spirituellen Lehren und deren Vertretern.

Es gab Zeiten besonders exzessiver Selbsterforschung, Selbsterfahrung, sowohl körperorientiert als auch nach innen gerichtet, oder beides zusammen im Dialog und stundenlanger Meditationen. Ich musste alles ausprobieren, brannte schon als sehr junge Frau für die Erforschung des menschlichen Bewusstseins und befand mich auf der Suche nach „der Wahrheit".

Am liebsten hielt ich mich alleine in der Natur auf, um im ungestörten Zwiegespräch mit Bäumen, Tieren, den Elementen und Pflanzen und Steinen, dem Lebendigen an sich und mir selbst zu begegnen. Am Meer, in den Bergen, mit der Sonne und dem Himmel erfuhr ich Ebenen der Transzendenz, unendliches Glück und Frieden. Von der Kirche und ihren dogmatischen Lehren hielt ich nicht viel. Ich konnte es nie ertragen, dass andere mir sagen wollen, was wahr und richtig ist. Ich wusste intuitiv, ganz tief in mir drin, dass ich meinen Weg des Suchens, des Prüfens und Für-Wahr-Erkennens selbst gehen musste. Ich war sicherlich nicht immer leicht im Umgang. Meine Eltern waren überfordert mit meiner penetranten und, in ihren Augen, seltsamen Suche. Hatte ich außersinnliche Wahrnehmungen als Jugendliche, hieß es „pass auf, das kann gefährlich sein – hör besser auf damit". Ja, wie denn?

Eigentlich sollte ich doch nur ein „normales" Mädchen sein. Es half aber nichts. Menschen fanden ihren Weg zu mir und forderten regelrecht seelischen Beistand von mir ein, manchmal lockere Bekanntschaften, die plötzlich nach Jahren vor meiner Tür standen, depressiv, von Selbstmordgedanken getragen und einfach um ein Gespräch baten. Das war ok – wir redeten und nach einer Weile ging es ihnen besser. Durchaus dankbar verschwanden sie dann wieder in der Versenkung, aus der sie so plötzlich aufgetaucht waren.

Ich hatte eine wunderbar bestärkende Begegnung mit einem spirituell ausgerichteten Mann, der sich „zufällig" im gleichen Abteil auf einer Bahnreise einfand wie ich. Wir redeten stundenlang über Gott und die Welt, ich war fünfzehn – er um einiges älter und er sagte, wie sehr er sich freue mit jemanden über diese Dinge reden zu können. Wenn er gewusst hätte, wie erleichternd und wichtig das für mich zu diesem Zeitpunkt war. Natürlich belegte ich auch Seminare, besuchte Vorträge, Satsangs, Selbsterfahrungskurse in Maltherapie, Tanz, Raja Yoga, Transaktionsanalyse und Unzähliges mehr. Aber der eigene Weg blieb das Wichtigste und bescherte mir Erkenntnisse durch innere Eingebungen. Ich wollte wissen, wer ich wirklich war.

Je tiefer ich nach innen vordrang, desto klarer begann der Weg dann automatisch weiter in spirituelle Bereiche hineinzuführen. Es war ein ganz organischer Prozess, der mich fasziniert weiter forschen ließ. Getreu nach dem Motto – Bewusstsein kann doch niemals endlich sein. Natürlich manövrierte ich mich auch in manch grenzüberschreitende Situation hinein – ehrlich gesagt in zahlreiche, was nicht immer wirklich gemütlich war, aber das gehörte zu meinem Weg dazu. Später dann folgte die laienhafte Beschäftigung mit Astrophysik und Quantenphysik, welche unleugbar faszinierende Möglichkeiten der Deutung von spirituellen und naturheilkundlichen Phänomenen und Wirkungen zulässt.

Beginn der Edelsteinkommunikation

Eines Abends nun setzte ich mich an meinen Tisch, zündete wie so oft eine Kerze an und begann meine Meditation. Während der Meditation aber, bei der ich in eine Kerzenflamme schaute, wurde meine Aufmerksamkeit immer wieder auf einen Zitrin gelenkt, der ebenfalls auf dem Tisch lag. Das ging eine Weile, bis sich mein Blick auf ihn einpendelte und festfror. Ich konnte bemerken, wie mein Bewusstsein immer mehr von dem Stein absorbiert wurde, wie wir immer mehr miteinander verschmolzen und eins wurden. Heute weiß ich, dass ich mich auf ihn einstimmte, wie wenn wir einen Regler benutzen, um eine bestimmte Radiofrequenz zu empfangen, und schließlich auf seiner Frequenz mit meinem

Bewusstsein ankam, von deren Welle aus er senden und mich erreichen konnte. Ich war zum Empfänger geworden.

Mit einem Mal empfing ich innerlich Worte, aus denen ganze Sätze wurden. Intuitiv begriff ich, dass hier etwas Besonderes geschah, besorgte mir schnell Stift und Papier und versenkte mich wieder in die Steinbetrachtung, was mir nicht schwer viel und schrieb voll Staunen und der üblichen euphorischen Begeisterung, welche solches Schreiben aus den innersten Tiefen der Seele begleitet, meine ersten Sätze zu der heutigen Edelsteinheilkunde, wie sie in diesem Buch vorliegt. Ich nenne sie meine *Kosmologie der Edelsteinenergetik.*

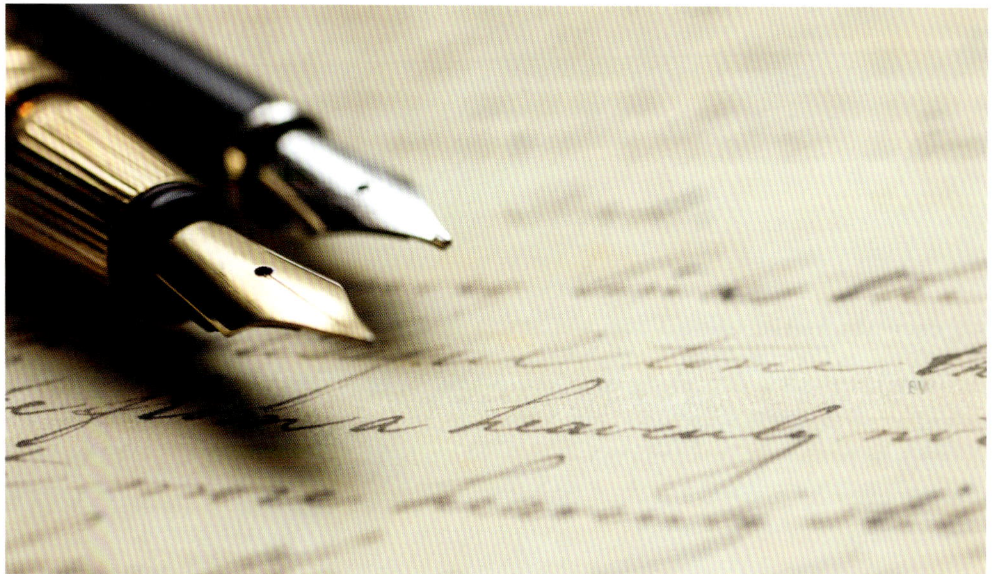

Über viele Jahre hinweg bin ich den Weg mit meinen Steinen gegangen. Sie haben mich geführt auf meinem Weg zu mir selbst – zu meinem Selbst. In der Tiefenpsychologie ist dies als Individuationsweg oder auch als Heldenreise bekannt. Der Held, die Heldin nimmt die Herausforderung an, folgt dem Ruf, sich auf den ganz besonderen und einmaligen Weg in das eigene Innere zu begeben. Mittlerweile glaube ich, dass die Verschmelzung mit dem wahren Selbst erst den Anfang einer evolutionären Entwicklung des Menschen im gesamten Kosmos bedeutet. Der Weg ist damit längst noch nicht abgeschlossen.

Mit Edelsteinen zu arbeiten ist eine Entdeckungsreise. Diese therapeutische Arbeit bietet die Chance, die Möglichkeit, tiefer und weiter in das menschliche Potenzial einzutauchen als je zuvor. Neben ganz konkreten Heilwirkungen bietet uns die Edelsteinheilkunde die einmalige Chance, uns und unsere Patienten tiefgreifend, auf emotionaler und mentaler Ebene, zu erkennen und zu heilen. Somit haben Sie mit dieser Methode ein mächtiges Werkzeug an der Hand, um Ihre Patienten über das Symptom hinaus bis tief in ihre innere Essenz zu erreichen. Wie oft wünschen wir uns genau dies, doch oft fehlen die Mittel, die „sicheren" Wege, den Menschen, der uns gegenübersitzt, wirklich zu erfassen und entsprechend zu begleiten. Was fehlt dem Menschen in seiner Not? Was ist in seiner Vergangenheit passiert und wohin geht die Reise?

Nur zu oft müssen wir feststellen, dass uns unsere Patienten alles erzählen, nur nicht das Wichtige. Oftmals können Sie selbst gar nichts dafür. Sie wollen es gar nicht absichtlich verschweigen, meistens, denn sie wissen tatsächlich selbst nicht, was ihnen *fehlt*. Was sie tief im Inneren bewegt, stellt sich eher in Form diffuser Ahnungen dar. Von uns erwarten sie Hilfe. Wir sind gefragt, Ihnen zu helfen, das Fehlende in sich selbst zu erkennen, den Zugang zu ihrem Inneren zu „legen", sodass sie lernen, ihre eigene innere, weise Instanz direkt anzuzapfen. Mit der ganzheitlich orientierten *Kosmologie der Edelsteinenergetik* können wir genau dies bieten. Unbestechlich und auf den Punkt. Diagnosemittel und Therapeutikum in Einem. Wie das funktioniert, werden wir auf den nächsten Seiten Schritt für Schritt erlernen. Begleiten Sie mich auf eine Abenteuerreise, die Sie für immer verändern wird! Das ist nicht einfach so dahergesagt, es entspricht der unumstößlichen Wahrheit. Sie werden sehen.

Auf dem Weg zu sich selbst

Das wahre Abenteuer im Leben ist der Weg zu sich selbst. Die Suche und das Bedürfnis, sich selbst, die anderen, die Welt verstehen zu wollen, dies alles ist der innere Motor unserer Psyche. Wenn wir dies ignorieren, verschiebt sich der natürliche innere Drang nach Wachstum und Erkenntnis in Bereiche des Somatischen. Auf diese Weise werden ungelebte psychische Potenziale über den Körper sichtbar gemacht, die der Mensch beim besten Willen nicht in der Lage war, direkt als Energien auf der seelischen Ebene wahrzunehmen. Damit nähern wir uns dem Bereich der Psychosomatik. Dem spannenden Wechselspiel von Seele, Psyche und Soma. Ja, Sie lesen richtig, es ist eine Dreieinigkeit. Der Körper als Gefährt des Individuums, als sichtbarer Ausdruck seiner selbst, die Psyche als fungierendes Bindeglied zwischen Seelenebene und irdischer Erlebniswelt, – und schließlich die Seele, der wahre Urgrund unseres Seins, identisch mit unserem wahren, höheren Selbst.

Die Heldenreise, die nach innen führt, zu allen tiefen, schönen und glücklichen Momenten, aber auch zu allen schrecklichen „Dämonen", die in uns wohnen und uns häufig viel zu lange unnötig quälen und in der Krankheit verharren lassen, diese mutige Reise zu uns selbst, in der wir uns ehrlich in die Augen schauen, hält eine tiefgreifende und nachhaltige Möglichkeit der Heilung für uns bereit.

Meine Reise durch die heilende Welt der Edelsteine führte mich auf einen Weg kontinuierlicher persönlicher Transformation. Ich habe mich diesem Prozess hingegeben. Durch Höhen und Tiefen. Unglaubliches durfte ich dabei erleben. Ich gebe zu, es war nicht immer angenehm, aber immer erleichternd. Ein tiefes befreites Durchatmen geschah, nach jedem Durcharbeiten einer Wunde, nach jedem Loslassen einer Energie, einer Emotion, einer Überzeugung, einem Muster, das nicht das meine war. Dieser Weg geht auch heute noch weiter und fasziniert mich zutiefst mit seinem unendlich anmutenden Facettenreichtum. Solange wir als Individuen im Verbund mit anderen Individuen zusammenleben und agieren, werden sich neue Reibungspunkte herausschälen, die uns herausfordern unser Bestes, im Sinne unseres wahren Selbst, zu geben. Gelingt es uns, auf diese innere weise Stimme zu hören, kann Entwicklung leicht von statten gehen, versäumen wir es aber und handeln gegen unsere besten Möglichkeiten, verursachen wir Leid und damit Blockaden und Störungen im gesunden Energiefluss unserer Psyche, als auch unseres Körpers.

Es geht darum, Unbewusstes ans Licht zu heben und bewusstzumachen. Keine Neuigkeit, zugegeben – aber zeitlos wahr. Hintergründe von Krankheiten können unter der Anwendung des richtigen Heilsteins ins Bewusstsein aufsteigen und somit der Aus-Heilung überführt werden. Edelsteine wirken in diesem Prozess wie Katalysatoren. Sie beschleunigen die notwendigen Erkenntnisschritte, die unabdingbar für die Gesundung sind. Auf diese Weise führt der passende Heilstein auch zu mehr Glück, dem Gefühl ein gelungenes Leben zu führen, selbst in der Lage zu sein zu seiner eigenen Heilung beizutragen und sich immer mehr eingebettet und verbunden zu fühlen mit dem gesamten pulsierenden Leben. Wir können eine Aussöhnung mit der eigenen Geschichte, uns nahestehenden Menschen, als auch mit der Welt an sich erfahren.

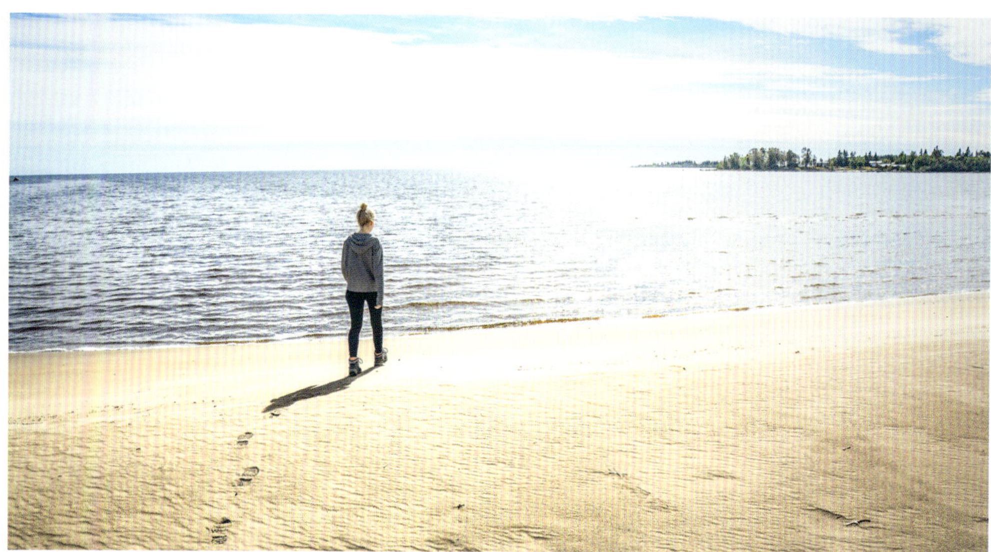

Begeben wir uns nun also auf den Weg, die folgenden acht Heilsteine in ihrer Signatur, in ihrer ganzen Tiefe kennenzulernen. Doch zuvor werde ich Ihnen das etwas komplexere System, auf dem meine Edelsteinarbeit basiert, vorstellen. Ich hoffe, Ihnen dies so nahe bringen zu können, dass Sie es sich nach dem Durcharbeiten des Buches zutrauen, die gewonnenen Erkenntnisse in Ihrer therapeutischen Arbeit umzusetzen.

Einen Tipp habe ich noch für Sie, der dies enorm erleichtern wird. Wissen Sie, was das Allerwichtigste ist? Erleben Sie es vorab selbst! Arbeiten Sie an sich selbst mit diesem hier vorgestellten Instrument der Selbsterkenntnis und Heilung und gehen Sie mit jedem Stein in die Selbsterfahrung. Ähnlich wie bei einer homöopathischen Arzneimitteltestung wird Ihnen somit das einzelne mineralische Heilmittel wie z. B. Rosenquarz zutiefst vertraut. Dies ist die beste Voraussetzung, die „Mittel" sicher und gekonnt, zum Wohle ihrer Patienten einzusetzen. Kommen wir nun zu dem System der Kosmologie der Edelsteinenergetik.

Kosmologie der Edelsteinenergetik nach Heidrun H. Horn

Informations- und Schwingungsmedizin

Im Laufe der Jahre habe ich durch die intensive Beschäftigung mit den Edelsteinen zu einem Teil lernen können, was menschliches Potenzial *wirklich* ausmachen kann und ich bin mir sicher, würden wir global nicht den Großteil unseres geistigen Kapitals in die Ausweitung technischer, künstlicher Möglichkeiten und „Intelligenz" investieren, so wie es geschieht, sondern mehr Zeit darauf verwenden, Bewusstseins-„Technologie" zu fördern, uns selbst, unser Innerstes, welches das „Äußere" in sich trägt, zu erforschen, wir kämen aus dem Staunen nicht mehr heraus. Wo lehren wir dies unsere Kinder? Wir sind so viel mehr, als man uns erzählt hat. Sehr viel mehr, als was wir uns selbst zutrauen. Es ist an der Zeit, die starren Grenzen unseres Verständnisses von Krankheit und Heilsein zu sprengen und die natürliche menschliche Evolution wieder anzukurbeln. Wir können uns doch nicht darauf verlassen, dass Maschinen alles für uns richten werden.

Wir sind dem Geheimnis, denn das ist es ja, unseres menschlichen Lebens mit all seinen Möglichkeiten so nah, laufen wir doch mit allem ausgestattet – unserem Körper, unseren Sinnen, dem Gehirn, unserem Bewusstsein und unserem Unbewussten, unserem Selbst tagtäglich durch diese Welt und doch sind wir uns so fern und verhalten uns selbst gegenüber wie Fremde in einem unbekannten Land. Gefördert wird diese „Selbstentfremdung" durch unsere Angewohnheit, den Blick und damit unsere Aufmerksamkeit permanent nach außen zu richten, anstatt unsere Fürsorge und Neugierde nach innen zu wenden, unsere Innenwelt zu erforschen und somit eine Sensibilität für die Fähigkeiten unseres Gehirns und unseres Bewusstseins zu entwickeln.

In Wahrheit geschieht das Gegenteil. Technischer Fortschritt, Konsum, die elektronische Medienkultur, bei all ihren Nutzen und Chancen, trägt uns immer weiter von uns selbst fort, was zu einer Verarmung unserer eigenen psychischen Möglichkeiten und auch unserer motorischen Fertigkeiten führt. Wir sind uns zunehmend selbst fremd.

Diese Aspekte haben sehr viel mit Gesundheit und Wohlgefühl zu tun. Wir verstehen immer mehr, dass wir es sind, die Maschinen mit unserem Wissen, unseren Ideen füttern und damit sichtbare Realitäten schaffen. Doch wir vergessen im gleichen Zug, dass wir ebenso unsere Realität, eben auch die unseres seelischen und körperlichen Wohlbefindens erschaffen. Heute sind wir versucht, unser individuelles Glück durch Wissenschaft und Technik verbessern zu wollen. Ob Designer-Babys, *hergestellt* durch Genmanipulation am Embryo unter Laborbedingungen oder eben auch durch eine *Vertechnisierung* der Medizin, die sich im Rausch der Machbarkeitsphantasien häufig am biologischen und fühlenden Menschen vorbei orientiert. Bei allen Verdiensten. Nicht alles, was künstlich machbar ist, muss auch getan werden!

Die psychosomatische Informationsmedizin der Edelsteinenergetik ermöglicht es jedem Menschen, der dafür offen ist, sich auf den Weg zu machen und sich anhand bestimmter Edelsteine, wie ich sie hier in diesem Buch beschreibe, selbst zu begegnen. Diese Methode eröffnet einen äußerst effektiven Weg, uns zutiefst mit uns selbst, unserem Lebensweg, den in uns schlummernden Anlagen und Fähigkeiten, Wünschen und Zielen, aber auch mit unserer Gesundheit und den dazugehörenden Lebens- und Lernthemen auseinanderzusetzten, **bis in die Strukturen unserer DNA hinein**.

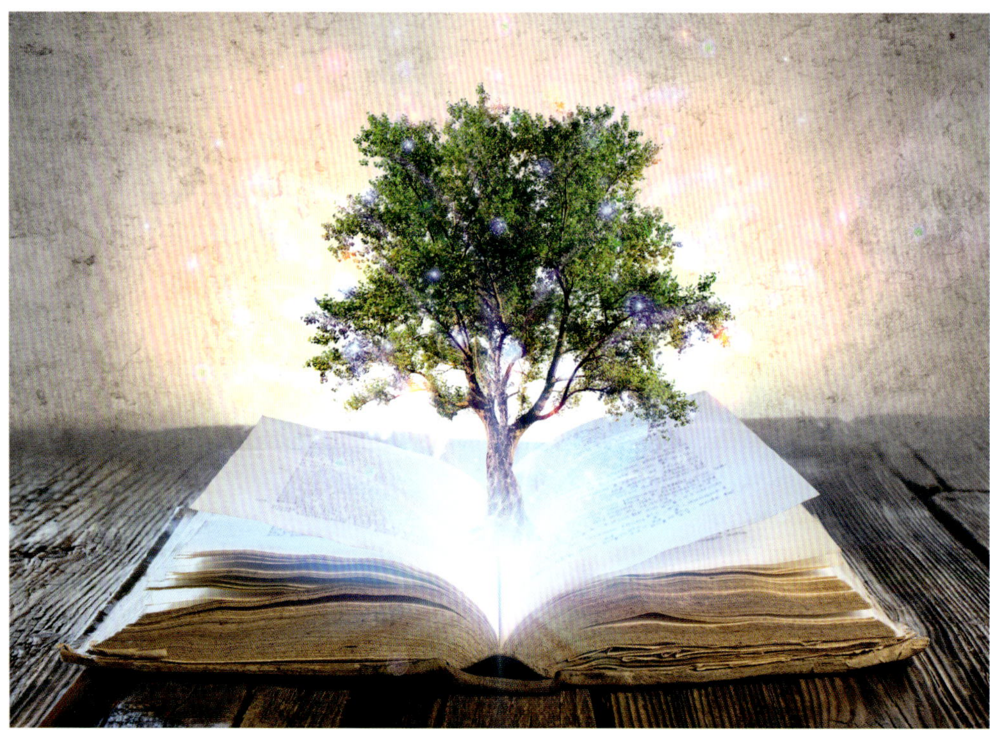

Dieser Weg stellt einen komplett runden Prozess dar, wie wir noch sehen werden. Beschreiten wir ihn konsequent und geduldig, wird uns dieser Initiationsweg zielgerichtet, aber nicht linear – unbestechlich, aber nicht gnadenlos hart zu uns Selbst führen.

Das Potenzial

Wir können davon ausgehen, dass es ein gesamtmenschliches Potenzial gibt, welches komplett in jedem einzelnen von uns vorhanden ist. Die Möglichkeit zu altruistischem Handeln, bis hin zum potenziellen Begehen eines Mordes. Alles – wirklich alles – liegt als Möglichkeit in unserem *System* verborgen! Wir können uns dies wie gemeinschaftliche Anlagen vorstellen, die uns miteinander verbinden und sich lediglich in ihrer unterschiedlich starken oder milden Ausprägung unterscheiden. Und natürlich dadurch, wie sehr der Einzelne in Selbstkontrolle geübt ist. So mag es Menschen geben, deren Aggressionspotenzial alles andere zu überlagern scheint und sie somit den Anschein einer bösartigen Bestie geben. Doch auch Aggression ist eine Form von Gemeinschaftlichkeit. Die betreffende Person sehnt sich nach gesellschaftlicher Aufmerksamkeit und vielleicht auch nach Akzeptanz durch eben diese. Wir agieren im Rahmen sozialer Zusammenhänge, wir brauchen die anderen, um uns lebendig zu fühlen, für unser seelisches Wachstum – gleichgültig, ob wir damit Gutes oder Schaden bewirken. Es geht um Bewegung, Verbindung und Evolution der menschlichen Spezies, die wir gemeinsam als Ganzes darstellen.

Unsere Mitmenschen fordern uns heraus, setzen Impulse in unser „Ich“, welches sich sodann zu Reaktionen und zu Taten genötigt sieht. Über Selbstreflektion hilft uns dies auf dem Weg, uns selbst tiefer zu verstehen und jeden Tag ein Stückchen heiler zu werden.

Die Edelsteine haben mir bisher ein Bild der Menschheit gemalt, welches als Same alles in sich trägt und sich lediglich in verschieden starker Ausprägung einzelner menschlicher Potenziale in einer Person unterscheidet. Wir schöpfen alle aus der gleichen genetischen Quelle, entspringen demselben genetischen Pool, der uns über Zeit und Raum global miteinander verbindet. Ich gehe davon aus, dass auf einer Ebene der Information, also im Bereich der Energieschwingungen, eine perfekte, in allen möglichen Potenzialen ausgewogene DNA-Form vorliegt. Aus dieser Matrize, wie wir es uns vorstellen können, ziehen sich einzelne Potenziale in einem entstehenden Leben zusammen. Einiges wird ausgespart, anderes hervorgehoben, je nach Vererbungspotenzial, welches nichts anderem entspricht als einem Bewusstseinspotenzial. Hier kommen wir als Eltern ins Spiel, wir, die wir schon auf der Erde existieren. Wir werden, was wir sind. Dieses energetisch geschnürte Bündel an Möglichkeiten geben wir an unsere Kinder weiter. Doch jetzt wird es wichtig – **nichts davon ist in Stein gemeißelt!**

Diese Anlagen stellen lediglich den Proviant, unsere Grundausstattung, dar, die uns in die Wiege gelegt worden ist, nicht mehr und nicht weniger. Die gute Nachricht ist, dass wir uns weiterentwickeln können, die, durch die Geburt erworbenen, Gegebenheiten verändern können. Es ist uns möglich zu lernen, in direkten Kontakt mit Bewusstseinspotenzialen zu treten, die wiederum eng an die kosmische DNA, als auch an unsere eigene genetische Blaupause gekoppelt sind. Informative Wellenenergie bewegt sich durch Raum und Zeit und ballt sich zu dem Korpuskel, dem Teilchen, zusammen, welches wir sind und was Sie und mich und alles auf der Welt so einmalig macht. Wir sind als Menschen untrennbar vernetzt miteinander. Alles, was wir an Anstrengungen zu eigenem Wachstum unternehmen, ist damit auch für jeden anderen Menschen auf der Welt getan. Spirituell gesehen zieht dies noch viel weitere Kreise, die Erkenntnisse unserer Seelenalchemie setzten sich ins Universum fort, verbinden sich mit Objekten, Elementen, Lebensformen kosmischer Existenz, schwappen sozusagen in andere Dimensionen über, um auch auf dieser Ebene neue Erkenntnisse in das Feld der Möglichkeiten zu setzen. Felder reiner Informationsenergie, die unserem Bewusstsein zur Verfügung stehen. Wir können uns bewusst mit ihnen in Verbindung setzen und uns darin trainieren, die enthaltende Information abzulesen und zu unserem Wachstum und unserer Heilung zu benutzen.

Informationen rauschen unentwegt durchs Universum. Irgendwann treffen sie auf Widerstand, zum Beispiel auf irdische Lebensformen und gleich einem Filter bleiben *„unpassende"* Inhalte wie in einem energetischen Gitter, das alles umgibt, an der Außenmembran eines lebendigen Körpers hängen. Unnötiges, auch Unbekanntes mag zwar anklopfen, wird aber regelrecht ausgesiebt an dieser Stelle, sodass ausschließlich resonante Schwingungen und Prägungen durchdringen und damit ursprünglich an den form- und sinngebenden Kräften beteiligt sind.

Auf diese Weise entsteht eine erste Identität, verfestigen sich Erscheinungen, wie Mensch, Tier, Pflanze, Stein, ... in Zeit und Raum.

Die eine Erscheinungsform in der Vielfalt der evolutionären Möglichkeiten.
Ich!
Atem!

Der Beginn der Polarität. *Ein und aus. Innen und außen.* Wo immer es mindestens Zwei braucht, um etwas Neues zu erschaffen, befinden wir uns auf der Ebene der Polaritäten. So werden auch wir zu der Person, die wir sind, erscheinen in genau diesem Körper, den wir selbst, als auch die anderen, wahrnehmen können.

Durch unsere psychisch-genetische Disposition können wir in der Welt nur bestimmte Ausschnitte des großen Ganzen repräsentieren. Entsprechend unseren bewussten Möglichkeiten, bzw. geprägt durch alles, was uns derzeit noch unbewusst verborgen bleibt, spiegeln wir den Teil des Ganzen, den wir repräsentieren, wieder. Wir sind eine ausgesuchte Reflektion des für uns unüberschaubaren Ganzen, welches wahrzunehmen unser alltägliches Bewusstsein übersteigt. Unser Ich ist eine Projektion auf die Leinwand dieser Welt.

Im wahren Kern unseres Selbst aber liegt ein ganzes Universum verborgen!

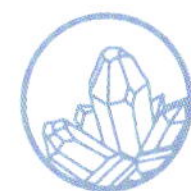

Wenn unser Auge, sagen wir, eine rote Rose wahrnimmt, kann dies nur geschehen, weil diese alle anderen Farben des Lichts absorbiert und lediglich das Rot zurückstrahlt. Dadurch kann unser Gehirn sie als rote Rose übersetzen. Es ist eine Lichtsprache, die unser Gehirn versteht. In Wirklichkeit ist diese Blume aber viel mehr als eine rote Rose, trägt sie doch die gesamte Information des Lichts, die Weite des Universums in ihrem Inneren. Ob ihr das bewusst ist? Wer oder was gibt ihr den Impuls, ausschließlich den winzigen Anteil des Lichtspektrums „Rot" nach außen zu projizieren? Steuern dies ihre Gene? Sind Gene lichtempfindlich? Sind sie gar Licht? Sollte es möglich sein, dass Gene über Licht, über Schwingungen, also über reine Information steuer- und veränderbar sind? Was anderes als Schwingung sind denn unsere Gefühle, unsere Gedanken, wobei letztere, so heißt es, mit Lichtgeschwindigkeit unterwegs sind? Machen Sie sich bewusst, Sie selbst sind aus Licht „gebaut".
In welchem Maße unsere DNA im Einzelnen aktiviert ist, hängt von dem Lichtquotienten unseres Bewusstseins ab, der gleich einem Laserstrahl in der Lage ist, Licht in unsere Zellen zu schicken. Dadurch wird die extra- und intrazelluläre Interaktion beschleunigt, Informationen gelangen schneller und effizienter an ihren Bestimmungsort, dazu gehören auch Botenstoffe, Neurotransmitter, Enzyme, Hormone. Gleichzeitig werden schlummernde Potenziale geweckt. Uns allen ist dies im psychisch, seelischen Bereich vertraut, aber dass auch im Körper inaktivierte Bewusstseinspotenziale verborgen liegen, ist uns vielleicht nicht gleich verständlich.

Die genetische Blaupause als Trägerin unseres persönlichen Bauplans in diesem Leben hat nur die nötigsten Informationen für ein Leben auf der Erde bereitgestellt. In ihren Kernen liegen allerdings kosmische Dimensionen verborgen. Wissen um uralte Zeiten, Wissen um galaktischen Ursprung. Der Bauplan des gesamten Kosmos liegt in jeglicher DNA verborgen. Verstehen wir das richtig- wir sind mit allem Lebendigen, der Existenz an sich untrennbar verbunden, wir stellen selbst ein Informationsbündel gespickt mit Bewusstseinspotenzialen, die von uns selbst aktiv erweckt werden können, dar. Ist das nicht ein großartiger Gedanke? Die Heilsteine fungieren hier wie ein Schlüssel, der uns helfen kann, diese kollektive menschliche Schatzkiste bewusst erlebter und auch verstandener Ganzheit zu entdecken. Dazu später mehr.

Der Weg

Es ist sicherlich der Begrenztheit der Sprache geschuldet, wenn wir uns immer wieder an Punkten wiederfinden, an denen Worte nicht ausreichend auszudrücken vermögen, was

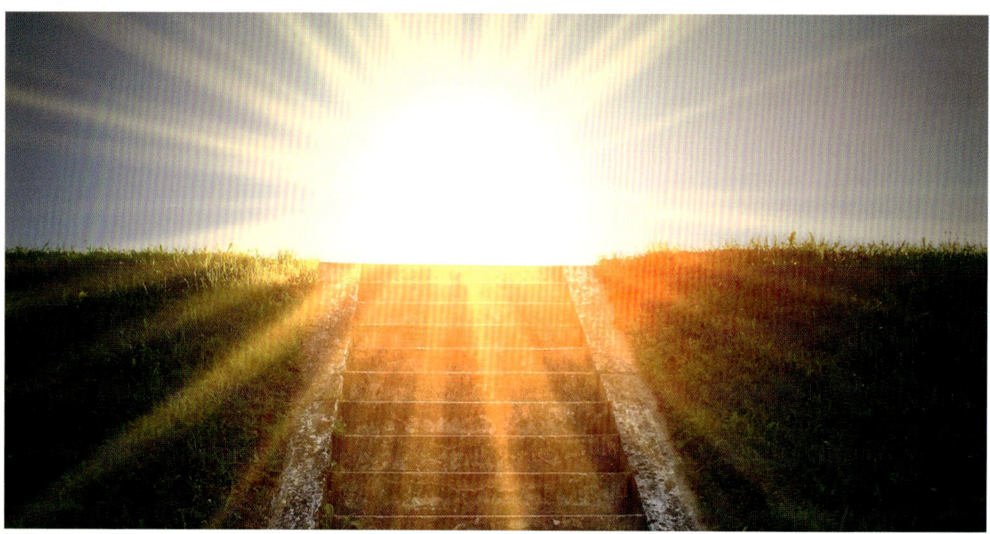

gemeint ist. Wie auch hier. Wenn ich jetzt von der „Außenwelt" spreche, meine ich in diesem Fall Interaktionen mit der Gesellschaft, in der wir leben und in der wir uns bewegen und erfahren, als auch den eigenen Körper, der uns durch Wohlgefühl oder eben durch körperliche Symptome zu verstehen gibt, dass etwas nicht stimmt mit unserer Gesundheit, dass unser Lebensfluss blockiert und die Energie gestört ist.

Natürlich ist unser Körper von einem anderen Blickwinkel aus gesehen nichts „Äußeres", sondern lediglich der sichtbare Teil unseres Selbst und damit der verlängerte Arm unseres Bewusstseins. *Also eigentlich unser Innerstes nach außen gekehrt.* Da wir unseren Körper aber eher als etwas „Äußerliches" erfahren, verbunden mit dem, was uns durch seine vermeintliche Störanfälligkeit in die Quere kommt, sprechen wir häufig davon, dass Krankheitssymptome als Impulse von außen an uns herantreten, obwohl das genau genommen so nicht ganz stimmt. Wir sind ganz klar aufgefordert, in unserem Inneren die vom Körper ausgesandten Informationen zu reflektieren, anstatt uns der Auseinandersetzung zu verweigern, ausgehend davon, wie bewusst wir bereit sind, mit unserem Leben, als auch dem Leben anderer, umzugehen.

Gnothi Seauton

Wahres Wachstum zu uns selbst hin (üblicherweise sind wir meilenweit davon entfernt) findet nur statt, wenn wir der weisen Aufforderung und Inschrift über dem Eingang des Orakels zu Delphi, dem „*Gnothi seauton*", „Erkenne Dich Selbst", folgen. Dies aber bedeutet demnach nichts anderes als das Aktivieren und Erkennen latent, bereits vorhandener Schätze des eigenen Selbst. Aber auch die Erweckung des kreativen Potenzials unseres Körperzellgedächtnisses über die Dynamisierung seiner DNA-Spiralen.

Entwicklung scheint in diesem Sinne nichts zu sein, was vollkommen neu entsteht. Entwicklung strebt danach zu aktivieren, was wirklich ist. Darüber ließe sich streiten. Wo bleibt dann die Evolution? Nun, wir können uns diese, innerhalb gesteckter Grenzen irdischer Möglichkeiten, vorstellen, sodass eben genau unsere offenbare Unvollkommenheit der Ausgangspunkt für eine mehr oder weniger menschlich kollektive Determination innerhalb bestimmter weckbarer Potenziale ist. Irdisches Bewusstsein hätte demnach Grenzen. Weiteres Wachstum wäre in anderen Dimensionen, mit neuen Gegebenheiten denkbar. Wir können uns mit unserer Seele bis in die unendlichen Weiten des Universums ausdehnen, was zu wahrer Evolution führen kann, *Hineinwachsen* in innere Wirklichkeiten, die unsere äußere Welt verändern können. Ich gehe also in meiner Arbeit mit den Edelsteinen davon aus, dass wir bei weitem nicht wir selbst sind, sondern eher einem bunt zusammengewürfelten Konstrukt aus Erziehung, unbewussten Konditionierungen jeglicher Art, den Regeln einer Regie des Theaterstückes einer bestimmten Kultur, in der wir großwerden folgen und den „Normen" von Spielarten menschlichen Miteinanders verpflichtet werden. Wir sind alles andere als frei!

Welche Voraussetzungen braucht es also, damit jeder von uns seinen authentischen, ganz individuellen Weg zu Selbsterfüllung, Glück und Gesundheit finden kann? Wenn wir uns wirklich kennenlernen wollen, sehen wir uns zuallererst vor die Aufgabe gestellt, Zeit mit uns selbst zu verbringen. Wir müssen diese Zeit aufbringen, unseren ganz eigenen Weg nach innen zu gehen, uns aufzumachen, um uns auf eine Reise ins gewissermaßen Ungewisse zu begeben. Denn keiner ist diesen Weg vor uns schon einmal gegangen. Zumindest nicht denselben. Jeder ist in diesem Falle der Erste.

Wir sind aufgefordert, unsere Patienten immer wieder zu ermuntern, sich ihren innersten Gefühlen, Antrieben und Wünschen zuzuwenden. Selbsterkenntnis ist ein langwieriges, aber äußerst spannendes Abenteuer. Zuweilen anstrengend, doch durchaus lustvoll. Ja, zeitaufwendig, manchmal schmerzhaft, sogar beängstigend, doch lohnend und immer wieder beglückend und befreiend, wenn wir dranbleiben. Überdies ist es sehr hilfreich, darauf zu achten, dass eine gute Portion Humor auf dem Weg nicht verloren geht und wohlportioniert als beständiger Begleiter den Prozess geschmeidig hält. Lachen, auch über sich selbst, wirkt wie ein Schmiermittel im rostigen Getriebe der Eitelkeiten und Überheblichkeiten des Egos, geblendet von seiner eigenen, scheinbaren Großartigkeit. Wohlgemerkt, wohl dosiert! Die passenden Momente ergeben sich von selbst. Unser Ego ist nicht böse, es ist vielmehr das Schutzschild unserer Hilflosigkeit, solange wir uns nicht selbst kennen und lieben gelernt haben. Unsere Maske, die uns hilft, irgendwie in dieser verwirrenden und manchmal auch beängstigenden Welt zurechtzukommen.

Das Entrümpeln der Persönlichkeit

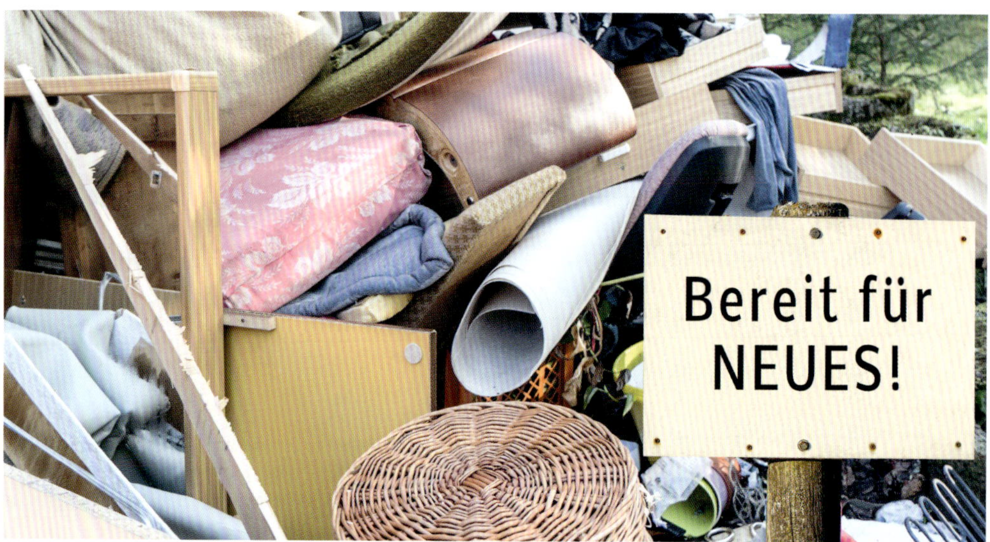

Diesen Weg konsequent zu gehen, setzt den Willen voraus, alles, aber auch **wirklich alles** in Frage zu stellen! Auf diese Weise werden aus der forschenden mentalen Arbeit, begleitet von tiefen Gefühlserlebnissen, Erkenntnisse, intuitives Wissen und emotionale Intelligenz erwachsen, welche einer zutiefst spürbaren Wirklichkeit mit fast körperlich erfahrbarer Substanz entspringen. Gleichzeitig müssen wir bereit sein, viele emotionale Wunden, die uns im Laufe unseres Lebens beigebracht wurden, erneut, in einem geschützten Rahmen, zu erfahren und sie uns nun verstehend bewusstzumachen. Es tut weh! Dies stellt eine mächtige Herausforderung für uns dar, keine Frage! Jedoch steckt in dem perfekten Annehmen dessen, was ist, in diesem Moment, eine ungeheuer transformierende Kraft, die uns in einigen Fällen auch zu der Erfahrung führt, dass manches im Nachhinein betrachtet gar nicht so schlecht für unseren Entwicklungsweg war.

Wir neigen dazu, die Dinge mittels unseres Verstandes schon vorab zu bewerten. Dadurch gelangen wir zu Fehlurteilen, Über- oder Unterschätzungen einer Sachlage, die sich noch gar nicht wirklich darstellen konnte. Wenn wir unseren seelisch-emotionalen Prozessen nicht die Möglichkeit geben, sich dahingehend zu entfalten, wohin die seelische Energie naturgemäß drängt, behindern wir unser wahres Wachstum und setzen neue schmerzhafte Blockaden in den dynamisch-kreativen Fluss der seelischen Energien. Wir fürchten uns mehr vor unseren Gedanken an das, was da wohl ist, als vor dem emotionalen Erlebnis selbst.

„Vielleicht überkommt mich ein altes Trauma, dem ich nicht standhalten kann, vielleicht werde ich vereinnahmt und nie mehr losgelassen, ausgelöscht von mächtigen Emotionen

und Schmerzen, die mich mit sich fortreißen, wie ein zur Erde stürzender Wasserfall, in eine Art Tal des Wahnsinns, dem ich nie wieder entkomme...“, wie es eine Patientin formulierte.

Sicherlich, es braucht von uns ein *Loslassen*, die Bereitschaft *sich mitnehmen zu lassen*. Aufmerksam, bejahend, beobachtend. Die Angst des „Ausgelöscht Werdens“ ist nicht ganz unbegründet. Manchmal müssen wir erst *ver-rückt* werden, um die nötige Perspektive einnehmen zu können, um heil zu werden. Wenn wir jedoch einmal erfahren, wie süß der Lohn am Ende des Durchwanderns eines Tales ist, werden wir Vertrauen schöpfen und uns das nächste Mal schon ein bisschen mutiger in die Tiefen der eigenen Seele begeben. Es ist eine Reise, ein Weg, auf dem wir langsam, aber stetig unsere Muskeln der Wahrnehmung, der Intuition und der Gefühle trainieren. Analog dazu *wächst* Bewusstheit.

Die gute Nachricht ist: Uns mit unseren emotionalen Tiefen zu konfrontieren *wird uns nicht umbringen*!

Im Gegenteil, diese Arbeit wird uns lebendiger und wacher sein lassen als je zuvor. Schritt für Schritt heilen wir unsere Gefühlskomplexe, transformieren die in ihnen gebundenen Energien und befreien unser Dasein von hemmenden Knoten in unserem seelischen Gewebe. Die auf diese Weise frei gewordene und gewonnene Energie kann nun in lebensförderliche, lebensbejahende und kreative Kanäle fließen und von uns gezielt eingesetzt werden, um unser Leben bestmöglich nach unseren Sehnsüchten, Talenten und Wünschen zu gestalten, unter aufmerksamer Berücksichtigung und Einbeziehung der Wünsche und Integrität unserer Mitmenschen, der Mitwelt, des gesamten Planeten. Denn wir entdecken dabei, wie viel wir zu geben haben.

Was hält unsere Innenwelt für uns bereit?

Ist eine gewisse Unzufriedenheit mit dem, was die Außenwelt uns zu bieten hat die Voraussetzung für eine Umkehr nach innen? Wenn die glückselige Befriedigung durch weltliche Dinge und einfache Sinnesreize ausbleibt? Ganz bestimmt. Doch um diese Unzufriedenheit spüren zu können, muss da nicht schon ein Kontakt zur Seelenebene bestehen? Diese Sehnsucht nach „mehr“ kann uns doch nur überfallen, wenn wir schon eine irgendwie geartete Verbindung zu unserem *Selbst* haben. Ich nenne dies den Seelenruf, der eine schmerzliche Sehnsucht in uns weckt und beständig nährt und uns letztlich dazu bringt, uns auf die Suche zu begeben. Auf eine Reise zu uns selbst. Oftmals geht diese Wende des Bewusstseins einher mit einer Krankheit, einem Unfall oder einem ergreifenden Erlebnis, das zum Umdenken zwingt.

Jede Sucht auf unserem Lebensweg war und ist eine Suche.

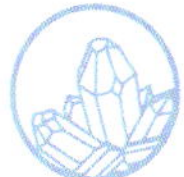

Beziehungen, Co-Abhängigkeit, Sex-Sucht, Geld, verbissener Ehrgeiz, Kaufsucht, Glücksspiel, Karrieresucht, Geltungssucht und letztlich Alkohol und andere Drogen. Rauschzustände, über die unbewusst versucht wird, den alltäglichen Bewusstseinszustand zu sprengen, unter Umgehung des bewussten Weges der eigenen Anstrengung. Hier wird vor allem unter Alkohol versucht, dem Gedankenkarussell, das uns gefangen hält, zu entkommen. Was natürlich nur mehr schlecht als recht gelingen kann.

Alles *Weltliche* dient uns dazu, uns an unserer Scheinpersönlichkeit, der Persona, unserer gesellschaftsgängigen Identität abzuarbeiten. Wenn wir darüber nun aber nicht das große Glück, den inneren Frieden finden, nach dem wir uns so sehr sehnen, geht uns schließlich ein Licht auf. In dieser ersten aufblitzenden Klarheit sind wir zum ersten Mal in der Lage zu erkennen, dass wir uns selbst in diesem turbulenten und schnellen Leben der materiellen Lüste, Befriedigungen und den mannigfaltigen Ablenkungen, denen wir permanent ausgesetzt sind, selbst abhanden gekommen sind.

Als würde das nicht schon reichen. Es kommt noch dicker. Viel schwerer wiegt es, wenn wir bemerken, zu alledem auch noch fremdgesteuert gewesen zu sein. Getrieben von den Erwartungen anderer, ebenfalls fremdkonditionierter Menschen, die nur darauf aus waren, uns zu ihrem Ebenbild zu machen. Sie meinten es nicht böse, sie folgten nur einem unbewussten Muster. Konsens ist in diesem Falle nichts weiter als die getroffene Übereinkunft zu gemütlichem Tiefschlaf. Keine Verantwortung sich selbst gegenüber, weil man ja daran gewöhnt ist zu delegieren, an vermeintlich kompetente Instanzen außerhalb von uns selbst abzugeben. Wir sind es gewöhnt, zu folgen und zu gehorchen, den Eltern, älteren Geschwistern, Lehrern, der Kirche. Der Mensch ist einfach bequem. Aber auch glücklich?

Wenn wir uns nach einer Verbesserung unseres Lebens sehnen, nach mehr Freude, Lebendigkeit, Selbstausdruck, Erfüllung und Freiheit, können wir diese nur erreichen durch eine aufrichtige Umkehr zu uns selbst. Sobald dieser Weg nach innen begonnen hat, werden wir erleben, wie wir mit der Zeit an seelischer Substanz gewinnen, echter werden. Wir entwickeln ein Gefühl für uns selbst und parallel entwickelt sich auf allen Ebenen ein liebevolles Einfühlungsvermögen für unsere Mitmenschen, aber auch für alle anderen Lebewesen, wie Tiere und deren Empfindungen. Über die Herzenergie, die wir mit bestimmten Edelsteinen aktivieren können, entwickelt sich ein liebevoller Zugang zur gesamten Existenz.

Die Blüte der inneren Ethik

Ich habe die Erfahrung gemacht, dass in jedem Menschen, der sich zutiefst seinem Inneren zuwendet, eine natürliche Ethik emporsteigt, ein gewisses moralisches Wissen, dessen Wurzeln tief in der seelischen Wirklichkeit eines jeden Menschen fußt. Wirklich ethisches

Verhalten ist von außen eher schlecht als recht vermittelbar. Von Staat und Religion oder Philosophie verordnetes moralisches Verhalten ist zwar notwendig, aber wenig effektiv, wie wir mit Leichtigkeit an unserer Welt ablesen können. Diese Gebote kommen für Menschen als leere Worthülsen daher, mit denen sie ohne eigene, tiefe Seelenanbindung wenig anfangen können und wollen. Es fehlt der innere Bezug, das wahre gefühlsmäßige Erkennen der Notwendigkeit ethisch/moralischen Verhaltens.
Würden wir endlich die längst überfällige Zeit zur Verfügung stellen, jungen Menschen die wirkliche Chance zu geben, sich selbst erstmal kennenzulernen, durch zum Beispiel von der Gesellschaft getragene einjährige „Kloster"-Aufenthalte, wo sie in „Klausur" gehen könnten, meditieren lernen und mehr über geistige Gesetzte erfahren würden, bevor sie sich für ein Studium entscheiden oder in die Berufswelt überwechseln, wäre ein positiver Wandel in allen Bereichen des Lebens die Folge. Denn dann gestalten Menschen die Gesellschaft, und nicht die Gesellschaft Menschen.

Meditationsgruppen, gerne auch an Schulen, und ein Fach, in dem wir den Fragen „Wer bin ich?" und „Wie lerne ich, den Weg nach innen zu gehen?" nachgehen, wären hilfreich. Es lässt sich leicht nachvollziehen, dass wir damit einen wunderbaren Ausgleich zwischen äußerer Aktivität und kontemplativer Innenschau erreichen würden. Dies würde unserer Welt die so dringend benötigte Balance bringen. Damit würden wir ein Zeichen setzen für Menschlichkeit, für unsere Kinder und gegen die Betrachtungsweise des Menschen als Ware, die fürs BIP verfeuert wird.

Die Kosmologie der Edelsteinenergetik weist hier einen klaren Weg auf, der, einmal betreten, den Menschen auf seinen Weg zu Selbsterkenntnis, Menschlichkeit und Selbstverwirklichung verhilft.

Gehirn – Ich – Bewusstsein

Gibt es ein „Ich"? Kann ich mit gutem Gewissen von einem beständigen Ich ausgehen, wenn ich von mir spreche?

Je tiefer wir uns nach innen vorwagen, die forschende Aufmerksamkeit in unser Innerstes lenken, desto mehr verschwimmen die Konturen eines abgegrenzten „Ichs", als Kern unserer selbst. Die Wahrnehmung eines Ichs wird zunehmend diffuser, der vorzufindende Innenraum immer luftiger und lichter. Je weiter wir uns in die Weite unseres psychischen Innenraumes hervorwagen, hineinträumen, beobachtend dem sanften Sog nach innen nachgeben, desto ruhiger wird es in unserem Bewusstsein.

Es gibt eine Art *Tor* in unserem Gehirn. Dieses stellt eine Verbindung vom physischen Gehirn zur geistigen Essenz, dessen was wir sind, dar. Dieser Durchgang öffnet sich in

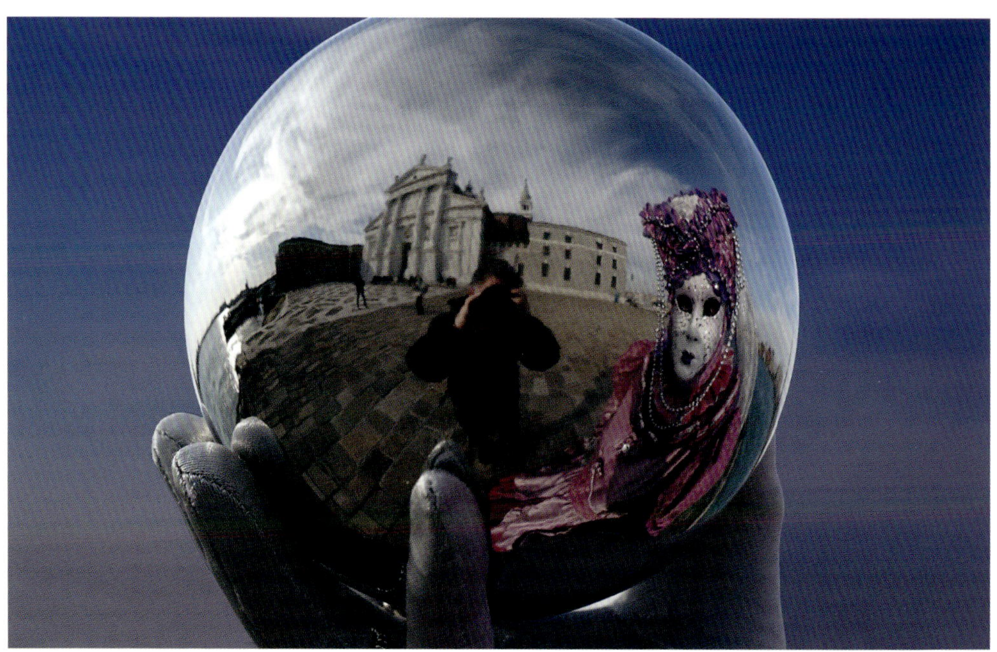

Richtung Fontanellen, dem, sozusagen, *Seelenloch,* über welches wir mit den geistigen Energien des Kronenchakras in Austausch und in Kontakt stehen. Über jenes „Tor" sind wir mit einer höheren Wirklichkeit verbunden, die den Ursprung unserer Seele darstellt, sozusagen das transzendente *Zuhause* unserer Seele. Die Seelenenergie belebt den Körper und nutzt den biologischen Speicher des Gehirns, um sich auf eine individuelle, spirituelle Abenteuerreise zu begeben. Angefangen vom Körper bis hin zur Seele entsteht so eine kommunizierende Einheit, die wir leider als Trennung begreifen und uns bald schon mittendrin im Spiel, dessen was der Verstand so gerne spielt, befinden; im Spiel der Gegensätze. In der frühen Kindheit etwa empfinden wir noch eine Einheit mit allem, es existiert keine Trennung zwischen Körper und Geist, Innen und Außen, Ich und Du. Das Leben schöpft aus seliger Einheit. Unsere Gehirnwellen schwingen noch im Theta-Bereich, was tiefer Meditation gleichkommt. Die Quelle und das Individuum sind noch eins.

Das ändert sich. Warum? Durch die Funktionen unseres Gehirns, die sich ausbauenden Kanäle, unsere fünf Sinne, die uns eine irdische Realität mitteilen, die neu für uns ist. In dem Maße, in dem sich später unsere Seele in den Körper ergießen kann, mit ihm verschmelzen kann, transformieren wir unser Ich. Es gibt nicht entweder oder, es gibt beide Realitäten, die irdische und die geistige. Beide zusammen ergeben die Einheit und beide sind gut. Wenn wir, wie es geschieht, bewusstes Leben nur mit Funktionen des Gehirns definieren, bleiben wir häufig in rein mechanistischem Forschen auf naturwissenschaftlicher Ebene stecken und fügen uns und allem Leben unnötig weiter Schmerzen zu. Wir wissen dann zwar etwas über den biologischen „Computer", den materiellen Körper in seiner Funktion als ausführendes Organ, aber nichts über das, was der Antrieb des Lebens ist. Was ist es, dass unser Herz schlagen lässt, welche Kraft strömt mit unserem Blut durch unsere Adern, wie gelangt Bewusstsein in einen neugeborenen Körper und was passiert beim Sterben?

Leben beginnt nicht mit der Zeugung, nicht mit dem Körper und schon gar nicht mit dem Gehirn. Es scheint nur so. Für unsere Wahrnehmung ist es das Offensichtlichste, durch unsere ungeschulten Sinne nehmen wir natürlich das wahr, was ihnen am nächsten ist, die körperliche Realität, die uns über verschiedene, sehr starke Reize, denen wir nicht in der Lage sind auszuweichen, zugetragen wird. Wenn ich hinfalle tut es weh, wenn ich gestreichelt werde ist es schön. So einfach ist das und so setzt es sich fort, bis wir „erwachsen" sind. Der Großvater stirbt, nun ist er weg, unsichtbar, ausradiert aus unserer physischen Realität. Bleibt noch etwas vom Großvater, über seine materielle Existenz an sich? Was meinen Sie? Welche Erfahrungen haben Sie, in Ihrem Leben mit sterbenden Angehörigen gemacht? Hatten Sie vielleicht auch das klare Gefühl, etwas, eine Essenz dessen, was der Verstorbene war, sei noch im Raum, schwebe greifbar über der Situation? Vielleicht hören Sie sogar seine Stimme in sich, die ihnen etwas mitteilen möchte. Es liegt oft eine ganz besondere Energie im Raum, wenn ein Mensch seinen Körper verlassen hat. Geist kann ganz gut ohne Körper, aber Körper nicht ohne Geist, sobald dieser sich zurückzieht, erlischt das materielle Erscheinungsbild.

Leben endet nicht mit dem Versagen körperlicher Funktionen, dem Ausfallen von Gehirnarrealen. Doch was dann? Zu unglaublich, zu undenkbar erscheint unserem Computer Gehirn jegliche abweichende Annahme von unserer rationalen Denkweise. Nur, wer sagt denn, dass diese unsere einzig gültige Fähigkeit, Erkenntnis zu generieren, darstellen muss. Wäre es nicht im äußersten Maße ignorant, den Menschen, das Leben an sich, in den geistigen Fähigkeiten einzig auf mathematisch getaktete Einheitslogik des linearen, wissenschaftlichen Denkens festzulegen und damit auf seine geringsten Möglichkeiten zu reduzieren. Ja, ist das nicht sogar gefährlich?

Führt uns denn diese Art des Verstehens und Zuordnens zu einer besseren Welt, sind wir mitfühlender, liebevoller, wirklich wissender geworden, gar weiser? Führt uns *kalter* Algorithmus nicht eher auf eine unselige Bahn der Verwahrlosung, der resignativen Abstumpfung, die bestenfalls zu Zynismus führt, aber niemals zu optimistischen freudigen Menschen, die vertrauensvoll die Zukunft gestalten, ihr Leben im Hier und Jetzt feiern und mit der gesamten lebendigen Existenz teilen? Durch diese einseitige, analytische Vorgehensweise unseres Mentalfeldes kommt es zu dem Missverständnis der Trennung und der Begrenzung. Diese Ebene unserer Wahrnehmung führt direkt in die Sackgasse von Egoismus, Materialismus, Wut und Angst. Kein gutes Konzept für das Leben.

Wie wollen wir heute leben?

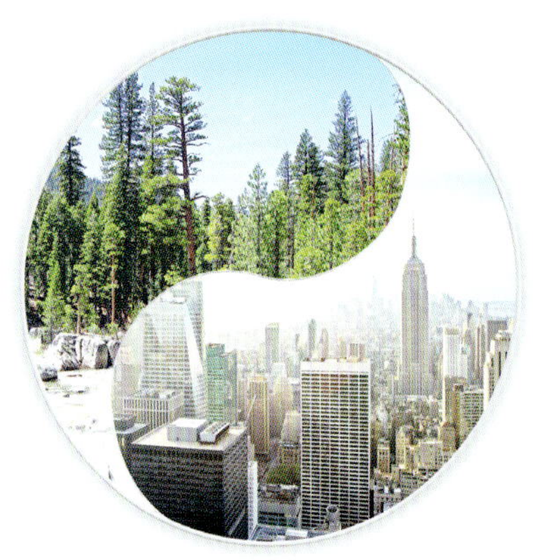

Wenn wir heute auf unserem Planeten unser Menschsein, in all seinen schillernden Facetten und wunderbaren Möglichkeiten, nicht gänzlich verlieren wollen, zugunsten einer Technisierung und ewig zukünftigen Künstlichkeit des Anthropozäns, sollten wir uns auf dieses feine Tor der wahren menschlichen Intelligenz und Rundumwahrnehmung besinnen. Wieder ganzheitlich leben zu lernen, ist unsere dringlichste Aufgabe seit der Erfindung des Internets und socialmedia. Wir sollten wachsam sein, uns nicht in die Ecke drängen lassen und auf eine dreidimensionale Schablone unseres Gehirns reduzieren lassen. Es gibt keine Zeit im Internet. Internet besteht immer nur aus Jetzt und mit jedem Moment, den wir uns darin aufhalten, raubt es uns die vierte Dimension – die Zeit. Wir verpassen es, unsere Zeit wirklich sinnvoll zu nutzen. Das Wissen, welches wir im Netz finden, wird uns nicht erfolgreicher, nicht glücklicher machen. Wir müssen es in uns selbst finden, sonst fallen wir auf eine künstliche, designte, virtuelle „Wirklichkeit" herein und aus ist es mit unserem selbstbestimmten Leben, schneller als wir gucken können.

Die Farben unserer Seele drohen, aus unserem Leben zu weichen und werden ersetzt durch kaltes Blaulicht, welches unsere Epiphyse durcheinanderbringt, Melatonin, das Schlafhormon, behindert, was unseren gesunden Schlaf stört. Nichts scheint mehr auf Natürliches ausgerichtet zu sein. Wir legen zu viel Gewicht auf Technik, auf künstliche „Intelligenz", worüber wir nie vergessen dürfen, dass diese begrenzt ist und nichts mit Transzendenz zu tun hat. Wir verkleinern uns selbst analog zu unserem expansiven Vorgehen. Es ist absurd. Wir fliegen in den Weltraum hinaus, entwickeln Waffen auf Basis nuklearer Energie, die binnen weniger Sekunden den gesamten Planeten in die Luft jagen könnten, aber schicken gleichzeitig unseren Geist ins Exil. Geben uns zufrieden mit einigen wenigen Funktionen und sparsamer Lebendigkeit, zu Gunsten einer gänzlich künstlichen Plastikwelt. Das Tor zu einer höheren Wahrnehmung, den Zugang zu tiefem Empfinden und Reflektieren, die Fähigkeit zur Selbstbetrachtung scheint vielen abhanden zu kommen. Wir verlieren das Wissen um „den Weg", fremd navigiert wie wir alle sind. Das ist gefährlich!

Es ist der Wahn der technischen Machbarkeit, der teilweise heute den Planeten und unsere Ganzheitlichkeit bedroht. Genau dieser „Wahn" ist die folgerichtige Krankheit des puren, durch die Ratio gesteuerten Intellektualismus und seiner Wissenschaft, die er gebiert, bar jeglichen höheren Wissens und Erkennens. Es fehlt die Ebene des höheren Verstandes. Sie wird resolut ausgeklammert und ihr Aufblitzen hart unterdrückt. Dieser Ebene der geistigen Schau, zu der wir aber alle Zugang haben, wird in dieser materialistisch orientierten Welt keine Anerkennung zuteil und die Folgen dieser einseitigen Weltsicht, deren Verursacher als weisheitsresistente „*Laborratten*" das Leben im Reagenzglas, statt im Bewusstsein suchen, müssen wir alle, auch unsere Kinder und Kindeskinder, tragen. Ist es das, was wir wollen?

Mich interessiert der Mensch in seinen ganzen Möglichkeiten, in seinem wahren Sein, vom Körper bis zu seiner Seele, so nah ich auch nur an ihn herankommen kann, ihn begreifen kann. Ich wünsche jedem Menschen wahre individuelle Entfaltung. Hatten wir früher die kirchliche, durch den Glauben motivierte Inquisition, so leiden wir heute unter in Teilen engstirnigen Wissenschaft und dem Mammon, die uns ihr Diktat und ihre Alleinherrschaftsphantasien aufzwängen wollen. Dagegen habe ich etwas. Mir ist jegliche Form von geistiger Gängelei ein Gräuel. Es wird Zeit, dass wir die Fäden, die uns wie Marionetten an der Welt festhalten, durchtrennen und beginnen zu erfahren, wie es sich anfühlt, erste Schritte in Freiheit zu tun. Immer mehr selbst zu entscheiden, zu lieben, wenn die Welt uns Hass predigt, zu zeigen, was wir fühlen, vermeintliche Fakten hinterfragen und beginnen, unsere Fühler tastend in die höhere Wirklichkeit unseres Selbst auszustrecken.

Utopia

Wie wir nun wissen, gibt es dieses Tor zu unseren feinen Sinnen, zu einer Wahrnehmung jenseits von materiellen Gegebenheiten und Naturgesetzen in uns. Eine Form von Bewusstsein, das allumfassend, nicht linear, aber ganzheitlich erkennt. Was könnte daraus entstehen? Menschlichkeit, wie es sie bisher auf unserem Planeten kollektiv noch nie gegeben hat, ein Ende der Zerstörung von Natur, vielmehr ein Miteinander mit dem Planeten Erde, unserem physischen Heimatplaneten, Lebenssinn und Freude – denn letztlich ist die ganze lebendige Existenz von der Energie der Freude durchzogen –, ein in jeder Hinsicht menschlicheres und faireres Gesundheitssystem, das Ende des „Geschlechterkampfes" und vieles mehr. Wir alle können tatsächlich diesen Weg gehen. Es liegt an uns. Dem muss eine bewusste Entscheidung vorausgehen, und dann kann Sie oder mich niemand aufhalten. Die Umkehr nach innen, die sogenannte Innenschau, könnte, in Gleichberechtigung mit dem hyperaktiven Aktionspotenzial der Außenwelt, eine wunderbar gesunde Welt im Gleichgewicht erschaffen und alle wissen das, niemand kann sich dieser Hypothese verstellen. Es wird Zeit, dass wir aufhören, das Richtige zu wissen aber das Falsche zu tun. Wir müssen lernen, dem Sog des alten und damit leichten Weges zu widerstehen.

Wachsam sein, aufmerksam, selber denken, die Welt nicht nehmen, wie sie ist, denn sie ist nicht, wie sie ist, sie scheint uns nur in dem Bild, wie wir sie gemacht haben. Diese Welt stellt nichts Anderes dar, als eine Einigung unter uns Menschen. Diese ist nicht unabänderlich. Denn mit Wirklichkeit und dem natürlichen Fluss des Tao, in all seinem wunderbaren Streben, hat dieser Konsens nichts zu tun. *Die Welt* ist uns immer nur das, was wir aus ihr machen. Warum probieren wir nicht einmal etwas Anderes?

Es geht darum, eine Vision für die Zukunft zu entwickeln, zu sehen, wer wir noch sein können, zu spüren, ob wir bestimmte Verhaltensmuster und emotionale Verstrickungen noch brauchen, ob sie uns auf unserem Weg noch dienen oder nicht. Dann wird es Zeit, daran zu arbeiten, jene bewusst hinter uns zu lassen. Wir brauchen zwei Eigenschaften, um zukunftsweisende Visionen zu erkennen. Eine positive, optimistische Grundeinstellung und die Fähigkeit sogenannte Realitäten in Frage zu stellen, nicht auf Ist-Zuständen zu beharren. Wenn wir diese neuen Ansätze in uns vorfinden, sollten wir uns nicht scheuen, unsere kreativen Ideen mit anderen zu teilen.

Ja, immer wieder gibt es den neusten Stand der naturwissenschaftlichen Forschung und natürlich gibt es politische Verwicklungen, wirtschaftlichen Eigennutz und Lobbyismus. Doch was geht es uns an, wenn wir selbst uns verändern wollen. Niemand kann uns daran hindern! Oder sind Sie jemals auf einen störrischen Esel in ihrem Inneren gestoßen, der nicht einzig und allein Sie selbst waren? Häufig stehen wir uns einfach selbst im Wege und verhindern dadurch notwendige Entwicklungsschritte, den Wandel von Altem zu Neuem. Wir müssen unbedingt verstehen, dass wir uns, unabhängig von Religion, Politik, wissenschaftlicher Forschung, Meinungsmache durch die Medien, angeblichen psychologischen Normalitäten, bzw. Pathologien, frei mit unserem Geist und mit unserem Herzen entwickeln können. Wenn wir nicht manipuliert werden wollen, weder „normal" sein wollen, noch können, wenn die Schablonen unserer Gesellschaft unserer Seele zu eng erscheinen, müssen wir uns etwas anstrengen – wach sein, unser empfindendes Wesen einschalten, die gesamte uns zur Verfügung stehende Fülle unserer Wahrnehmungsmöglichkeiten einsetzen. Dies wird uns geradewegs zu uns selbst und zu einem Erwachen führen.

In diesem Sinne hat Spiritualität auch nichts mit Weltflucht zu tun. Diese Zeiten sind vorbei, in denen wir vielleicht im Schutze eines Ashrams, eines Klosters, irgendwo in den Bergen, fernab der Welt lebten. Eine Zeit lang ist das ok und mag überlebenswichtig sein, aber dann müssen wir zeigen, dass wir keine Angst vor der Welt haben. Wir stehen heute mittendrin im Geschehen, mit offenen Augen und all unserer menschlichen spirituellen Kraft. So geschieht es, dass in Firmen, Schulen, Politik und Gesundheitswesen, in allen Bereichen unserer Gesellschaft überall auf der Welt sensible Menschen maßgeblich dazu beitragen, diese Erde zu einem Ort besserer Lebensbedingungen zu machen. Die *Kosmologie der Edelsteinenergetik* weist hier einen Weg, gewonnene Erkenntnisse ganz praktisch und kreativ auf die Erde zu bringen, sodass ihre wertvollen Energien nicht im Geistigen stecken bleiben, und wir uns zutrauen, ordentlich mitzumischen im Treiben dieses Jahrmarkts der Möglichkeiten.

Aggression / Gewaltlosigkeit

Oft sprechen wir im Zusammenhang mit Spiritualität von Gewaltlosigkeit, rügen aggressives Verhalten und bemühen uns, wütende und zornige Menschen schnell wieder zu beruhigen. Auch uns selbst mag es mulmig werden, wenn das brennende Feuer unserer Wut uns erfasst und durch unsere Adern züngelt wie rotglühende Lava. Eine starke Energie. Die wichtige Frage, die wir stellen müssen, ist die der möglichen Gewaltlosigkeit des Menschen. Ist Menschsein **und** Gewaltlosigkeit ein unauflösbarer Widerspruch? Wenn nicht, wäre Gewalt eindeutig als Pathologie identifiziert und somit behandlungsbedürftig. Überall auf der Welt.

Wäre ein Mensch ohne Kampf und Gewaltpotenzial noch ein ganzheitlicher, ein lebensfähiger Mensch? Gehört der Kampf, die Aggression, der Zorn nicht zu uns, wie die Liebe, die Zärtlichkeit und die Fürsorge? Ist kämpferische Auseinandersetzung bis zu einem gewissen Punkt nicht sogar heilsam und notwendig, weil überlebenswichtig?

Die Schwierigkeiten scheinen erst dann zu beginnen, wenn diese Energie vorsätzlich dazu gebraucht wird, andere zu verletzen, zu beschädigen oder zu töten. Wenn alte Menschen in Pflegeheimen gequält werden, kleine Kinder missbraucht und geprügelt werden, Menschen via Internet *zu Tode gemobbt* werden, usw.

Jedoch auch ohne böse Absicht drehen wir am Lebenslicht anderer, wir alle, jeden Tag, überall auf der Welt, jede Sekunde. Alleine beim Ein- und Ausatmen verletzen und töten wir Mikroorganismen und auch beim Thema Ernährung sind aggressive Kräfte am Spiel. Unsere Reiselust fordert tagtäglich Opfer aus den Reihen der Flora und Fauna. Unser Lebenswandel baut auf einem riesigen Gewaltgebrauch gegenüber der Erde und unseren Mit-Lebewesen, der Tiere, auf. Dies gilt es, uns bewusst zu machen. Es gibt nicht einen absolut gewaltfreien Tag in unserem Leben, wenn wir Gewaltlosigkeit als das psychische und physische *Nichtverletzen* anderer Lebewesen definieren. Sei es gewollt oder ungewollt.

Was also tun?

Ein Mensch, der sich jeglicher Aggression verwehren möchte (in Wirklichkeit kann er dies niemals), wird unecht, erscheint saft- und kraftlos. Wir brauchen den spirituell aggressiven Impuls in unserem Leben, für unser Denken, für unser Vorankommen (Aggression – lat. aggredi = heranschreiten), selbst für die Beziehungen zu anderen Menschen und ganz natürlich auch für unsere Ernährung. Der ganze Verdauungsvorgang basiert auf aggressiven Tätigkeiten, angefangen bei den Zähnen, unserem offensichtlichsten gefährlichen Werkzeug, das allerdings weniger furchteinflößend daherkommt als das Gebiss eines Gorillas oder das anderer Raubtiere. *Die Zähne fletschen, die Zähne zeigen, sich durchbeißen* können. Oder *die Zähne aufeinanderbeißen*, wenn wir Wut zu unterdrücken versuchen. Archaische Ängste verbinden wir mit dem Aufblitzen kraftvoller Raubtiergebisse – zu Recht.

Wut und Angst haben ganz viel mit dem Spruch „Fressen und Gefressen werden" zu tun. Diese Energien sitzen in unserem dritten Chakra fest und treiben dort recht unverblümt ihr Unwesen. Das heißt aber auch, dass dieses Thema mit Essen, mit Ernährung zu tun hat, mit dem körperlichen Überleben und unserer Angst, ganz konkret verhungern und sterben zu müssen. Ein Konzept unserer Psyche aus uralten Zeiten, das wir heute, in unserer westlichen Welt, so nicht mehr brauchen. Aber unser Emotionalfeld wird in diesen Energien festgehalten und gestärkt durch entsprechende Computerspiele und Filme. Der Säbelzahntiger steht zwar nicht mehr als Bedrohung zur Verfügung aber virtuelle Gegner alle Male. Warum fällt es uns so schwer, die alten Muster des Kampfes zu transformieren? Weil immer noch irgendwo ein Gegner lauert, der es auf uns abgesehen hat? Stimmt. Wenn wir keine Wege finden, kollektiv aus diesem Verhaltensmuster auszusteigen, dreht sich die Spirale der Gewalt weiter.

Wie bei allem gilt es auch hier, der Energie der Wut, der Aggression, tief in sein Innerstes zu folgen und zu lernen, sie zu verstehen, ihre guten Wirkungen zu nutzen und jegliches Übermaß als das anzusehen, was es ist, ein Irrweg, für den wir effektivere, ernstgemeinte Wege des Umgangs finden müssen.

Aktivität und Rezeptivität

Bei alledem geht es nicht darum, den Planeten, wie er ist, grundsätzlich zu verändern, das gelingt nicht. Aber es kann uns gelingen, die Prägungen unseres Körperzellgedächtnisses mit dem Blickwinkel eines höheren Bewusstseins auf eine evolutionär neue Stufe zu heben. Irdische Polaritäten und universelle Gesetzmäßigkeiten sind nicht „böse". Zuerst einmal sind sie lediglich! Wertfrei. Wie wir sie beurteilen oder was wir anhand unseres Bewusstseins mit ihnen anstellen ist der springende Punkt.

Wir können lernen, bewusst mit den Gesetzen von Geben und Nehmen, von Aufbau und Abbau umzugehen, wenn wir verstehen, dass wir als Menschen die großartige Fähigkeit besitzen, Polaritäten durch Bewusstseinsentwicklung zu überwinden.
Schauen wir uns einmal die beiden Gegensatzpole Aktivität / Passivität an. Passivität als Gegenstück zur dynamisch aktiven Handlung impliziert *Nichtstun*, Schwäche und Unfähigkeit. Das ist falsch! Die „passive", empfangende Haltung ist eine bewusst getroffene Entscheidung zu mehr Wahrnehmung. Zu einem tieferen Verstehen. Darum nenne ich sie auch viel lieber Rezeptivität, was ihrem Wesen mehr entspricht. Nur wer gelernt hat, rezeptiv zu sein, kann in die Arbeit der Reflektion übergehen, wer das ausschließlich mit

dem begrenzten Vermögen seines rationalen Verstandes versucht, hat nichts verstanden. Rezeptivität ist in Wirklichkeit nicht nur die Grundvoraussetzung für bewusstseinserweiternde Prozesse, sie ist viel mehr. Sie stellt die Substanz zur Verfügung, aus der sich die Wirklichkeit ins Leben baut. Energiesubstanz, die sich im Sinne der „göttlichen" Ordnung ordnet, unverstellt von unserem Denken und Wollen.

Hieran können Sie leicht ersehen, wie schwierig wahre geistige Öffnung zum Zwecke des Erkennens höherer Wirklichkeitsebenen ist. Dazu müssen wir vorab trainieren, unseren Geist von vorgefassten Wünschen und Erwartungen und unsere Gefühle von persönlichen Bedürfnissen zu befreien, um in eine Ebene der Überpersönlichkeit überzuwechseln, die den Geschmack von Objektivität annehmen kann – von tatsächlicher Freiheit.

Es ist eine Kunst, seinen eigenen Willen, entgegen einem herrschenden despotischen Drang, zu Gunsten einer höheren Weisheit nicht durchzusetzen, als heilsamen Gegenpol für unser übertrainiertes, aktiv-drängendes Gebaren in sozialem und politischem Kontext. Es fordert eine gewisse Form der Gelassenheit von uns.

Dem gegenüber steht das Wissen darum, wann wir gefordert sind, entschieden und auch kämpferisch in Aktion zu treten, was natürlich wiederum individuelle Ermessenssache ist, in der Bewertung variiert und damit auch wiederum Spielraum lässt, die Lage völlig unterschiedlich einzuschätzen.

Die rezeptive Haltung entspricht vielleicht einer körperlichen Stille, aber einem geistigen inneren Fließen und Erkennen, welches mit Fug und Recht die Bezeichnung Arbeit verdient. Es liegt in der Sache, dass diese Arbeit nun mal keinen Lärm macht, still und effektiv den Wegen des Lebens folgt und dazu keine Störungen von außen gebrauchen kann.

Wahrnehmung

Es gibt in dem Sinne kein Geheimnis des Lebens.
Es gibt nur Wahrnehmung.
Was wir wahrnehmen, machen wir zu unserer Realität.

Optimale Umstände, optimaler Ort und die perfekte Zeit, – nichts geschieht „zufällig". Der Begriff „Zufall" wird von denjenigen Menschen als Erklärungsversuch bemüht, denen die feine Wahrnehmung von Ursache und Wirkung auf den flüchtigsten, als auch den weitesten Ebenen des Lebens fehlt.

Wenn es eines nicht gibt, so kann ich es benennen – Stillstand! Leben ist Bewegung. Dann stellt sich die Frage: „Ist Leben ewig"? Kann es etwas anderes als Leben geben? Da Stillstand nicht existent ist und Stillstand das fiktive Gegenteil von Leben, nämlich Tod, wäre, kann eine Vorstellung von *Nicht-Leben* eigentlich nur absurd sein. Es gibt nichts anderes als Leben. Jederzeit, überall – strömend, sich wandelnd in kreativen Ausdrucksformen.

Alle anderen Vorstellungen von Tod – toter Materie sind nichts weiter als Trugbilder unseres in Zeit und Raum gefangenen Gehirns. Unser Verstand erhebt sich zur Alleinherrschaft, obwohl er nur der Diener unseres Bewusstseins sein sollte. Wir können aber lernen, unseren „Kopf" Segen bringend einzusetzen, indem wir etwas gegen unsere konditionierte Engstirnigkeit unternehmen. Eine gute Möglichkeit wäre die Arbeit mit Lapislazuli, der unseren Stirnbereich geschmeidig macht und unserem Geist hilft, sich in die Weiten des Universums auszudehnen.

Feinstoffliche Anatomie

Die Chakren

Ich möchte hier nun kurz auf die Bedeutung der Chakren für die Arbeit mit der Edelsteinenergetik eingehen. Chakren sind feinstoffliche Tore, die als Energiekanäle unseren physischen Körper nähren. Durch sie strömen unablässig energetische Informationen ein und umgekehrt geben wir permanent unseren energetischen Informationsgehalt an das Umfeld ab. Chakren sind Energielieferanten, sie nehmen beständig Lebensenergie aus dem Universum, der gesamten Natur auf und leiten sie an uns weiter. Sie wandeln die Energie um und führen sie unseren feinstofflichen Kanälchen zu. Über die Meridiane und unser Nervensystem gelangt sie schließlich in unseren Körper. Diese runden Energie-*Räder* sind unsere eigentlichen Ernährer. Jedes Chakra für sich genommen stellt einen „Raum" dar, in den wir bewusst „eintreten" können. So steht jedes Chakra für ein gewisses Lebensthema, hat also eine Hauptaufgabe mit der wir uns vertraut machen sollen. Es klopfen ständig Bewusstseinsinhalte über dieses fein-energetische System bei uns an. Ob wir sie bemerken liegt bei uns.

Edelsteine aktivieren nun die jeweils in den Chakren gespeicherten Informationen, die verdrängten Inhalte, auch emotionaler Art, und sorgen so dafür, dass sie unserem Bewusstsein zugängig werden. Diese können dann konkret mit Hilfe der entsprechenden Steine angegangen werden. Wir nehmen die Botschaft eines Steines unmittelbar über das sechste Chakra auf. Hier verbindet sich der Informationsgehalt des Steines mit dem unseres Bewusstseins. Die Arbeit beginnt.

Ein zweites Zentrum, welches sich hervorragend für die Kommunikation eignet ist das dritte Chakra. Hier strömt ebenfalls die *Medizin* des Steines in unser gesamtes System und erfasst uns in diesem Bereich vor allem auch emotional. Ich empfehle deswegen auch die Edelsteine der geistigen Ebene oberhalb des Herzens aufzulegen und die der körperlich-emotionalen Ebene unterhalb des Herzens. Hier können sie ihre Wirkung wunderbar entfalten. Das Herz, als Zentrum mit besonderem Status, bleibt frei.

Chakren sind Dimensionstore und je mehr wir in der Lage sind in sie einzutauchen, desto leichter durchschreiten wir die einmalig große Welt ihres jeweiligen Schwingungsbereiches – die Repräsentationen der Farben. Aus diesen einzelnen Welten, die im Zusammenklang den ganzen Menschen ausmachen, erlangen wir Wissen über uns und Hilfe und Kraft strömt uns zu. Faszinierenderweise wird es dadurch möglich, uns nun in all den Dimensionen, die uns wirklich ausmachen, zu erkennen und jeden dieser Bereiche liebevoll und weise zu integrieren. Wir werden auf diesem Weg soviele Anteile unserer selbst entdecken, mit dem Effekt uns anfänglich eher in Verwirrung über uns selbst wiederzufinden, denn in Klarheit. Dies wiederum ist eine Sache der Identifikation. Wir sind soviel mehr als wir annehmen. Die Person, der feste Charakter, den wir vielleicht als sicheren Punkt suchen, um in dieser Welt zu bestehen, werden wir bei aufrichtiger Suche nicht finden. Selbst wenn andere von uns Beständigkeit verlangen – werden wir sie Ihnen nicht bieten können, denn alle Wahrheit des Lebens ist ständiger Fluss, Veränderung, ewige Wandlung. Nichts ist mehr so, wie es vorhin noch war. Jeder Moment ist frisch, kontinuierlich neu. Alles ist Veränderung, nichts hat Bestand, es scheint nur manchmal so. Unser Kopf möchte gerne Verlässlichkeit, eine feste Persönlichkeit, etwas, woran man (sich) festhalten kann. Jedoch führt dieses Verhalten in die Sackgasse der Rigidität und verfehlt die Freiheit. Die Wahrheit liegt tiefer in uns, fernab von der Identifikationsbesessenheit unseres Geistes. Im Folgenden nun die kurze Vorstellung der sieben Haupt-Energie-Zentren.

1. Chakra – Basiszentrum

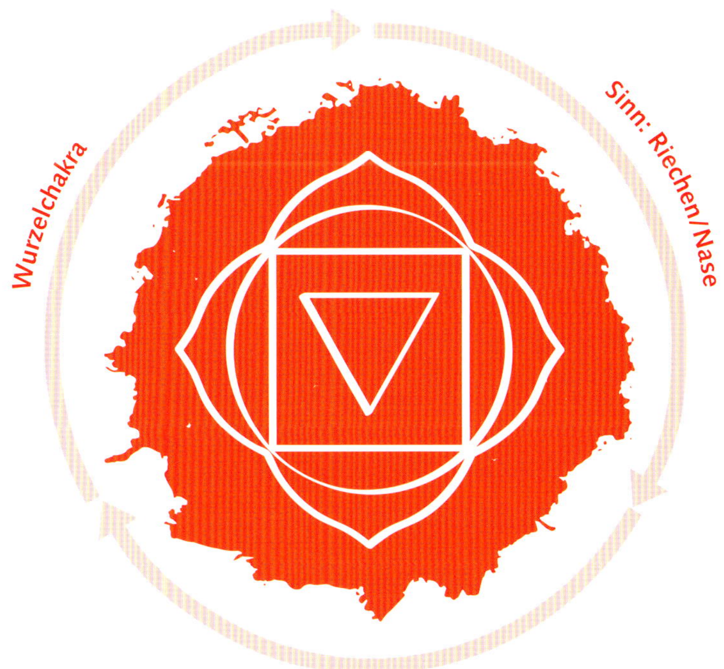

Sitz: Es findet sich, wenn wir dem Verlauf unseres Steißbeins zu seinem spitzesten Punkt folgen und darüber hinaus zwischen Anus und Genitalien, am Damm.

Es trägt die formgebenden Kräfte in sich, die unsere physische Existenz, wie wir sie kennen, erst ermöglicht. Das reine Licht kann materielle Strukturen nur mit seiner Hilfe aufbauen. Der Geist nimmt Form an! Kreative Schöpferkraft der Seele in der verdichteten Atmosphäre unserer individuellen Psyche, welche eine kollektive materiell anmutende, sinnliche Realität hervorbringt. Der ursprüngliche Gedanke wird zum nach außen projizierten Bild. Zwei Energien verschmelzen und es entsteht ein Drittes. Sexualität in all ihren Dimensionen ist ein wichtiges Thema des Wurzelchakras. Ebenfalls die Transformation der Energien in unseren Genitalien durch Bewusstwerdung und Lenkung nach oben, zum Geist, zur Seele zurück. Damit schließt sich ein Kreislauf und eine neue Ebene des menschliche Seins ist erreicht. Mit unserem Eintritt in die Gegebenheiten, die auf der Erde herrschen, erleben wir tagtäglich Polarität.

Der Körper will ernährt sein – der Geist versteht sich aber als gewaltlos. Was nun? Wen oder was „töte ich", um mich in meinem irdischen Leben zu ernähren? Wie stufe ich das

Erlebnis von Tod ein? Ich bin gefragt, meine eigenen Entscheidungen zu treffen! Durch die Kräfte unseres Wurzelchakras bekommen wir genau diese Energie geliefert, die uns hilft unseren Willen aktiv umzusetzen – zu handeln. Da die Energie in diesem Chakra sehr langsam schwingt, erzeugt ihr Bewusstseinsfeld eine intensive Wahrnehmung des Getrenntseins. Du und Ich. Ich und die anderen „Dinge" im Karneval der Erscheinungen der Welt. Dies beginnt in dem Moment, indem wir unsere Reise durch den Geburtskanal hinter uns gebracht haben. Neugierig werden wir in die Erfahrung der Dualität geworfen – aus der Verbundenheit und Einheitserfahrung mit unserer Mutter, „Der Mutter", hinausgeworfen aus dem Paradies der unbewussten Einheit. Diese Einheit, bzw Ganzheit, sich selbstständig und nun bewusst zu erarbeiten, ist der vorgezeichnete Weg eines jeden Menschen und beginnt mit unserem ersten Atemzug (von neuem) und findet vorerst seinen Höhepunkt mit unserem letzten Atemzug in diesem einen Körper. Der Weisheit der Wurzelchakraenergien untersteht alles Feste, wie z. B. Knochen und Zähne, aber auch die unteren Abschnitte des Verdauungstraktes, vom Dickdarm bis zum Anus.

Die zugeordneten Drüsen sind die ***Nebennieren*** mit den Botenstoffen: Hormon,- *Adrenalin* und dem Neurotransmitter, -*Noradrenalin*. Adrenalin, welches unser Körper, nicht zu vergessen, von uns veranlasst, in Stresssituationen freisetzt, weil wir entweder wütend oder voller Angst sind, hemmt die Tätigkeit unseres Magen/Darm Traktes. In der chinesischen Medizin steht das Element Erde mit dem Magen in Verbindung und der Farbe Gelb. Nicht ausgedrückte Emotionen können sich in den Knien oder den Füßen bemerkbar machen. Diese stehen unter der Herrschaft des Wurzelchakras. Emotionen stehen über die Farbe Gelb mit dem Emotionalfeld und dem Magen in Verbindung. Es sind alles kreisartige Verbindungen. Angst oder Aggression, verursacht durch Dualität, entsteht, weil wir uns getrennt von der schöpferischen Kraft, die alles umfasst, erfahren. Wir erleben Angst, wenn die Mutter nicht in der Nähe ist, fühlen uns bedroht durch andere Menschen oder Dinge in unserem Umfeld, die wir nicht oder noch nicht einordnen können. (Donner und Blitz, Rettungswagensirenen, einen bellenden Hund u. a.)

Noradrenalin ist ein akutes Stresshormon im Zusammenspiel mit Cortisol. Es spielt eine wichtige Rolle für unsere sowohl räumliche als auch zeitliche Wahrnehmung. Zeit und Raum als Bedingungen, Grundvoraussetzungen für physisches Leben auf der Erde, mit all ihren illusorischen Auswirkungen von Getrenntheit, Isolation, Altern und Sterben, die unser Bewusstsein umgaukelt, bis uns ganz schwindlig wird. Ganz klar, ein Thema des ersten Chakras!

Es wird sich zeigen, wie oft wir das System von Kampf oder Flucht in uns bemühen müssen, jenachdem, wie sehr wir diese Welt als Bedrohung und ewigen Quell von Aufregung und Gefahr beurteilen, oder ob wir auf der anderen Seite vertrauensvoll in uns ruhen und auch auf die irdische Obhut und Sicherheit vertrauen. Der weiblichen Muttergottesenergie.

Auf der Schwingungsebene des 1. Chakras entscheiden wir uns für unsere körperliche Gestalt und auch, ob wir als Frau oder Mann in Erscheinung treten. Welches sind die günstigsten Voraussetzung für unser Vorhaben, am irdischen Abenteuer der Bewusstseinserweiterung teilzunehmen. Die Bewusstseinsinhalte dieser energetischen Persönlichkeitsebene sagen auch aus, wie wir zu unserer Körperlichkeit an sich stehen, welcher Art unsere Verbindung zur körperlich manifesten Ebene ist, wie intensiv die Verbindung ist und mit welchem Vorsatz wir zur Reise unseres Lebens angetreten sind.

2. Chakra – Sakralzentrum

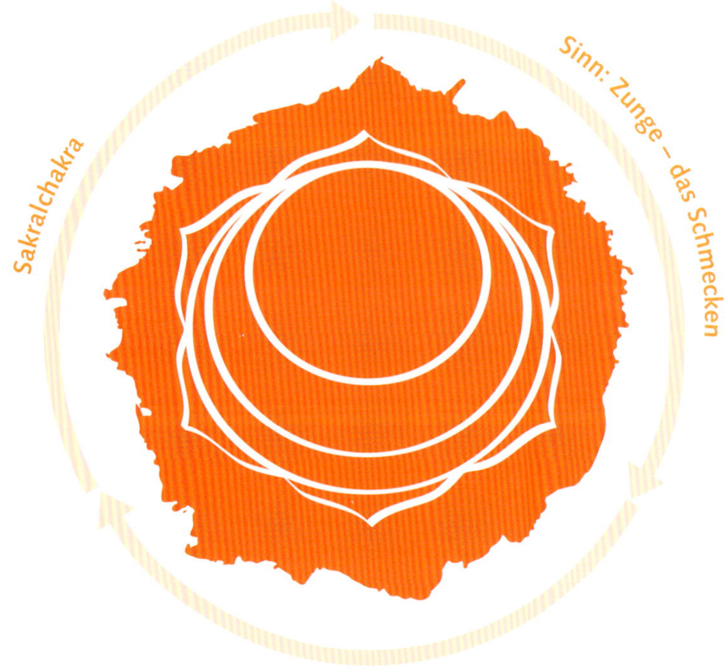

Sitz:

Körperlich versorgt von diesem Energiebereich werden die Organe im Beckenraum, wie die Fortpflanzungsorgane, Keimdrüsen, wie Eierstöcke und Hoden, die Blase, aber auch die Nieren und alles Flüssige, alle Säfte im Körper.

Dieses Zentrum zeigt unsere innere Lebendigkeit, pulsiert in vitalen Wellen reinster Lebenslust. Hingegeben an den Strom des Lebens an sich. Hier zeigt es sich, wie gut wir mit dem Tao, den fließenden Energien der Existenz, der uns umgebenden Energien in der Natur, die uns gleichzeitig durchziehen und beleben, mitfließen können. Ist dieses Chakra stark und lebendig, spüren wir einen positiven Strom sexueller Energie, die uns nicht alleine sexuell tätig werden lässt, sondern uns auch unsere reine, potenziell innewohnende schöpferische Kraft bewusstmachen will. Das kreative Potenzial, das teilnehmen möchte an den schier nie enden wollenden Formspielen der Natur. Es ist spontane, spielerische Lebenslust, die in uns aufkeimt, wenn wir dieser ursprünglichen, freudigen, lustvollen Energie erlauben, in uns zu tanzen und uns in Meditation bis in ekstatischste Erfahrungen hinaufzukatapultieren.

Tiefe Gefühle, Verbindung mit anderen Lebewesen, Mann/Frau Thematik, Beziehung: „Sich in Beziehung setzen zu", „Sich beziehen auf". Dies alles sind weitere Stichworte.

Als Sammelbecken der Lebensenergie schlechthin wird es in der taoistischen Tradition gepflegt. Das Becken, das untere Tan tien = das große Wasser – hier wiederum der Bezug zum Weiblichen, der großen Mutter, der Symbiose und Verbindung von Kind und Mutter. Der urseelige Zustand des „In Wasser geschaukelt Werdens".

Im besten Falle erleben wir hier Geborgenheit, wenn es weniger gut läuft, resultiert daraus eine Persönlichkeit mit einer gehörigen Portion Misstrauen gegenüber starker Lebensenergien und spontaner Vitalität, eher ängstlich und zurückhaltend, auch was sexuelle Regungen und Impulse angeht. Nicht in der Lage, sich fallen zu lassen, zu vertrauen. Ein auf diese Weise gebremster Mensch, der so seinen Start ins Leben erlebt, wird den Ausdruck von lautstarker Lebensfreude und Lachen als befremdlich, gar störend empfinden.

3. Chakra – Solar-Plexus-Zentrum

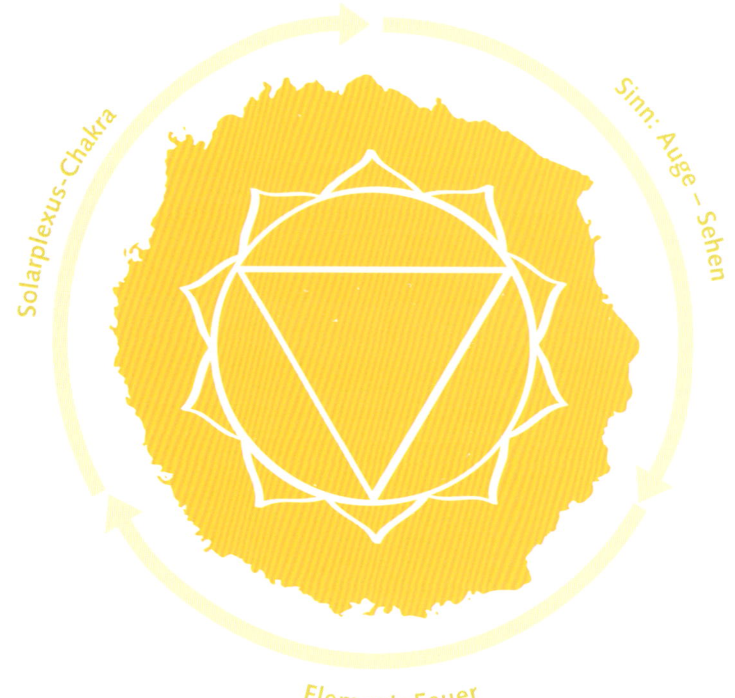

Sitz: Es befindet sich auf Höhe unseres Sonnengeflechts.
Mittig zwischen den beiden Rippenbögen, über dem Magen.

Dem 3. Energiezentrum untersteht das Verdauungssystem – Magen, Leber, Gallenblase, Bauchspeicheldrüse und auch das vegetative Nervensystem. Da sein Element das Feuer ist, kann von diesem Energiezentrum eine enorme Kraft ausgehen. Im positiven Falle, wenn dieses Chakra harmonisch und ausgeglichen schwingt, ist eine angenehme Wärme spürbar, ein sonniges Gemüt, Licht, Freude, Zentriertheit und Klarheit. Dies ergibt eine in sich ruhende Persönlichkeit, in deren Gegenwart man sich wohl fühlen kann, weil sie trotz ihrer inneren Stärke und Kraft dem anderen ebenso den eigenen Platz an der Sonne zugesteht. Man fühlt sich angenommen und wertgeschätzt.

Im negativen Falle tritt ein übergreifendes Machtstreben, ein unmissverständliches Dominanz-Verhalten zu Tage. Die Persönlichkeit bläst sich zu einem ungeheuren Ego auf, mit allen Merkmalen egozentrischer Geltungssucht. Die Sonne strahlt nun nicht mehr lebensspendend und wärmend auf alles Leben – diese Sonne brennt, kann Schmerzen durch übermäßigen Zorn verursachen. Durch Neid entsteht der bohrende Schmerz in der Person selbst. Das Ego brennt. Kann irgendwann vielleicht zu Asche werden und wie ein Phönix, verwandelt in Licht und Feuer, genussvoll im wahren Selbst aufgehen. Erst dann sind wir in der Lage zu verstehen, dass es nicht darum geht anderen ihre Energie zu rauben, durch z. B. erzwungene Aufmerksamkeit oder sie zu dominieren und klein zu halten, um selbst groß und stark zu erscheinen. Es öffnet sich eine Türe zu den wahren Schätzen dieser Erde, an denen wir alle teilhaben können, in der jeder seinen Platz hat und genug für alle da ist.

Haben wir die Lektion des dritten Chakras gelernt, können von ihm gestaltende Impulse ausgehen, entspannt und vollgetankt mit solarer Unterscheidungskraft eine gemeinsame Welt zu erbauen, in der jeder Mensch und jedes Tier seine Wertschätzung erfährt, in seinen individuellen Eigenschaften gesehen und geschätzt wird. Ein wichtiges Thema dieses Energiezentrums ist die Gemeinschaft. Die Familie, das emotionale Miteinander mit allen Menschen, ob Verwandte, Freunde oder Fremde.

Es ist nichts Heldenhaftes daran, seine Persönlichkeit durchzusetzen. Dies ist ein Relikt aus vergangenen Zeiten. Die Menschheit hat sich in großen Teilen längst weiterentwickelt und ist des gegeneinander Kämpfens müde. Wir tun gut daran diese egozentrischen Verhaltensmuster hinter uns zu lassen, uns loszusagen von Mangel, Missachtung und künstlichen Hierarchien. Gefälle ergeben sich ganz natürlich und wenn diese erkannt werden, tut es auch gar nicht weh, sie zuzulassen. Im Gegenteil, diese echten Unterschiede sind, im Gegensatz zu umständlich konstruierten Hierarchien, äußerst fruchtbar und förderlich für alle Beteiligten, wenn ihre Herzen geöffnet sind. Es hat mit einem Gefühl und einem Wissen von „genug" zu tun. Jederzeit *genug zu sein*. Zu genügen. Alles, was wir brauchen, zur Verfügung zu haben. Teilhabe, Fülle, Reichtum auf allen Ebenen. Ein Verbindungsglied zwischen Emotionen und Trieben und mentaler Ebene des Begreifens, des Unterscheidens, der Analyse. Die Persönlichkeit, die sich unter den Mitmenschen bewegt, lernt über sich selbst. Reibt sich an anderen, wird bewegt durch andere, durch äußere Einflüsse und gibt im Gegenzug eigene Impulse und Gefühle an die Außenwelt ab. So entsteht Gesellschaft, ein kollektives interaktives Feld, gesponnen aus emotionalen Fäden und Strukturen unseres Denkvermögens, auf das wir uns einigen.

Es scheint so schwierig, unsere Übereinkunft darüber, wie unser Miteinander aussieht, zu verändern. Wer macht den ersten Schritt. Wir haben alle Angst. Angst zu verlieren, untergebuttert zu werden, nichts abzubekommen vom großen Kuchen der Teilhabe in allen Bereichen gesellschaftlich erwachsener Strukturen. Da nun aber diese Gesellschaft als abstraktes Gebilde sich nicht ändern kann, sondern nur wir selbst, die als Teile dieser Gesellschaft diese Idee der Interaktion aufrechterhalten, liegt es also bei uns, bei jedem Einzelnen, seine Vision nach vorne zu tragen, in der Gegeneinander durch Miteinander ersetzt wird, Armut durch Fülle, Schwere durch Leichtigkeit, und der Pranger durch Verständnis und Mitgefühl.

Verstehen Sie mich nicht falsch, mir ist bewusst, dass wir weiterhin juristische Verfahren mit all ihren konsequenten Folgen brauchen werden. Gleichwohl, um gesellschaftliche Veränderungen zu bewirken, sollten wir dem „guten Denken" auch gute Taten folgen lassen. Stellen Sie sich einmal vor, Ihnen würde von Beginn ihres Lebens wohlwollende Akzeptanz, Förderung und Liebe entgegengebracht werden. Wie wahrscheinlich wäre es dann, dass Sie sich zu einem Menschen entwickeln würden, der anderen Schaden, welcher Art auch immer, zufügen möchte?

Da ich die Inhalte dieser Bewusstseinsebene des dritten Chakras für uns als sehr wichtig erachte und in einiger bestehender Literatur zu diesem Thema eine unbefriedigende Eingleisigkeit festgestellt habe, möchte ich dieses Thema noch ein bisschen genauer anschauen.

Das Solar-Plexus-Chakra

In diesem Energiezentrum finden sich zwei Polaritäten, die wiederum jeweils bei Frau und Mann unterschiedlich ausgeprägt sind. Ob dies energetisch determiniert ist, also auch biologisch, oder den geschlechtsspezifischen Unterschieden in der Erziehung entspringt, mag ich nicht eindeutig zu verorten. Entscheiden Sie im Verlaufe selbst.

Die eine Qualität ist höchst energetisch, expressiv, expansiv, aktiv, machtvoll, offensiv und aggressiv. Voller Tatendrang. Dies beinhaltet die Fähigkeit, sich nicht von Rückschlägen und Fehlern entmutigen zu lassen, sich selbst zu behaupten. In seiner aktiven Dynamik stärkt es unsere Ich-Präsenz, unsere Position, die wir im Leben einnehmen, unsere Durchsetzungskraft. Es strahlt nach außen und verbreitet eine Aura von Macht und Autorität.

Als schwierige Auswüchse können hieraus Selbstüberschätzung, ständige Angriffslust, Rechthaberei, Streitsucht, Größenwahn, Geltungssucht und Selbstherrlichkeit erwachsen. Dazu gesellen sich gerne auch Machtspiele, innerhalb derer Rituale der Unterwerfung des „Schwächeren" gepflegt werden.

Der zweiten Qualität dieses Chakras werden empfangende Eigenschaften, das *Aufnehmen* und unmittelbare Wahrnehmung von Emotionen und Gefühlen zugeschrieben. Im Gegensatz zu der aktiven Seite könnte man hier nun folgerichtig von einer passiven Energie reden. Doch was heißt passiv? Eben alles **nicht**, was oben aufgeführt ist. Oder noch mehr?

Bei Angriffen und Stress neigt die Energie in dieser Polarität eher dazu, sich zusammenzuziehen, zu verkrampfen, sich zu komprimieren. Die Energie zieht sich auf sich selbst zurück und kann sich im Extremfall einmal komplett drehen und zu autoaggressiven Reaktionen führen. Zu Angst und Flucht. Kritik wird als dramatisch erfahren und im hemmenden Sinne sich persönlich angezogen. Aufgeben scheint die Option zu sein, das Zutrauen in sich selbst ist wenig ausgeprägt.

Doch es gibt eine andere positive Ebene dieser „passiven" Energie. In dem Moment, wo wir *passiv* durch *rezeptiv* ersetzen, wird dies klarer. Ich liebe die Energie, die in dem Wort mitschwingt. Aufnehmend, empfangend, annehmend.

Dieses Chakra ist ein feines Messinstrument für emotionale Stimmungen, die uns umgeben. Traumwandlerisch nehmen wir Atmosphären im Raum, Gestimmtheiten von Menschen, auf die wir treffen, wahr. Unmittelbar empfangen wir die tatsächliche Gemütslage einer Person. Damit geht eine natürliche Entwicklung von Empathie, Aufmerksamkeit und Fürsorge einher. Es ist dies die sensiblere Seite dieses Energiezentrums. Resultierend daraus ein „*Sich Kümmern*" um das Wohlergehen der Familie. Man hat das Wohl der anderen im Auge, wie wir später noch ganz wunderbar bei ***Zitrin*** sehen werden.

Es gehört zu dem Thema Beziehungen dazu, dass wir uns dem anderen offen und verstehen wollend zuwenden können. Ein Gespräch – Austausch auf allen Ebenen ist nur gut, wenn nehmen und geben stattfindet. Wenn der Wechsel zwischen dynamischem nach Außen gehen und empfänglichem nach Innen nehmen gegeben ist. Auf einer weiteren Ebene stellt Rezeptivität die Grundvoraussetzung für spirituelles Wachstum dar. Sie ist die Bedingung, ohne die ein spiritueller Weg nicht wirklich möglich ist. Nur wer sich über sein Ego hinaus als Seiender erfährt, auch hier zeigt sich schon die Polarität des Aufnehmens – im Erfahren, ist in der Lage sich dem Höheren zu öffnen und hinzugeben. Der spirituelle Weg ist komplett von einer rezeptiven Grundhaltung getragen. Alles andere ist nichts weiter als Verse auswendig lernen, der Versuch sich intellektuell mit Hilfe einer Lehre, eines Dogmas über andere zu stellen und wiederum Macht auszuüben, wobei wir in diesem Falle wieder bei der aktiven Überbetonung des dritten Chakras gelandet wären. Dies Gebaren nennt man auch ***spirituellen Materialismus,*** eine Falle, in die viele Suchende auf dem Weg zu sich selbst geraten. Schön zu sehen ist dies auf der Tarotkarte des Rider Waite Decks in Form der Liebenden, Nr. 6. Hier sieht man wunderschön dargestellt die aktive Seite rechts im Bild, die hilfesuchend der Figur links die Hand hält, während diese rezeptiv ihre Augen, ihre Aufmerksamkeit nach oben hin, zu einer höheren Macht richtet. Empfangen – weitergeben – reflektieren – umsetzen!

Die Liebenden

Das ist der rezeptive Weg. Ein völlig anderes Verfahren als aus dem begrenzten Ego, dem eigenen kleinen Willen, genährt von Begierden und unbewussten Trieben, zu agieren.

Der Teufel

Im Gegensatz dazu binden wir uns in der Karte „Der Teufel" an das Ego. Einseitig und damit unfähig zu „fliegen".

Nehmen Sie sich ein wenig Zeit, die beiden Karten auf sich wirken zu lassen.

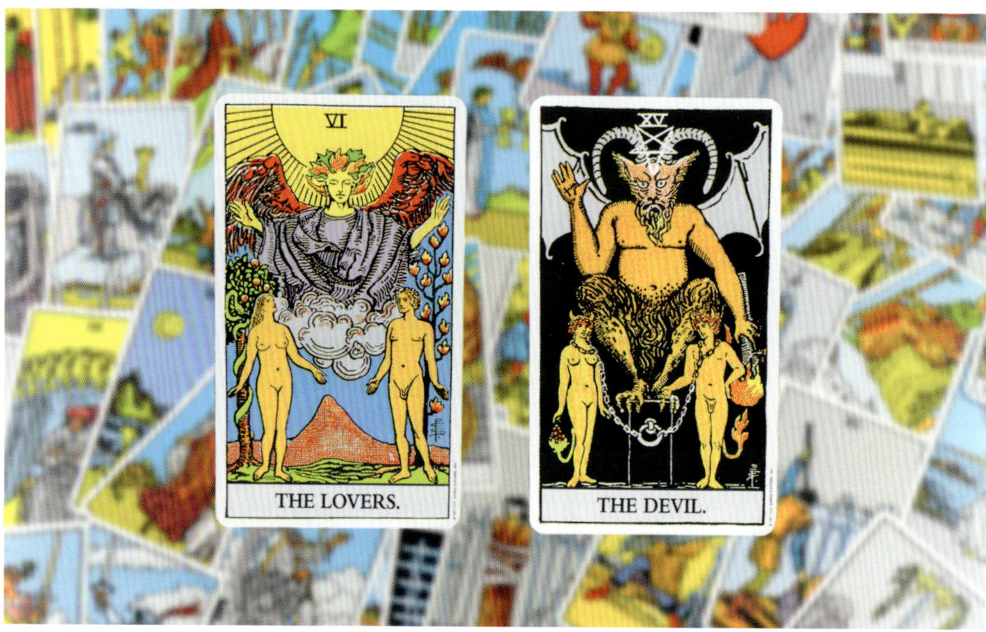

Wenn wir nun davon ausgehen, der Mensch in seiner Ganzheit wäre das erstrebenswerte Ziel. Wenn nur der Zustand der runden Ganzheit, weiblich und männlich in Einem, zu Erfüllung und einem glücklichen Leben führen kann, liegt es auf der Hand, dass wir beide Seiten, aktiv und rezeptiv, in uns verwirklichen müssen. Wir müssen die beiden Pole in uns zusammenbringen und Farbe bekennen, dass alles Menschliche, in verschieden starker Ausprägung, in jedem von uns wohnt. Ich möchte gerne von weiblichen und männlichen Energien sprechen, was allerdings nicht darüber hinwegtäuschen kann, dass es signifikante, über rein körperliche Merkmale hinaus, Unterschiede zwischen den Geschlechtern gibt.

Wenn nun z. B. eine Frau erfolgreich in der Außenwelt mit ihren Auseinandersetzungen und Kämpfen bestehen will, kann sie lernen ihr solar plexus Zentrum zu stärken und auszudehnen. Das aktiv dynamisch gestaltende, durchsetzungsstarke Prinzip, welches in der äußeren Welt vorherrscht, ist Frauen nicht in die Wiege gelegt. Es ist etwas, was sie sich erarbeiten können.

Jetzt könnte jemand Bedenken der Art anmelden, dass die Frau dadurch vermännlichen würde, dass diese Energien auch gar nicht ihrer Natur entsprächen und sich ihr Energiesystem „falsch" polen könnte. Wenn wir aber unseren Gedanken weiter verfolgen, dass nämlich jede Person, ob Mann oder Frau, sich im Laufe des Lebens zu einem ganzheitlichen Menschen entwickeln möchte, dass dies die Bestimmung ist, die unsere Seele vorgegeben hat, dann muss klar sein, dass beide Pole, beide Qualitäten in einem Energiesystem aktiviert und integriert werden müssen. Das heißt, das dritte Chakra hat sowohl rezeptive – passive Funktion, als auch aktiv – dynamisch kämpferische Energien, die es uns zur Verfügung stellen kann. Es mag sein, dass wir Wut erfahren – Zorn, Enttäuschung und Frustration. Mit einem ausgeglichenen, reifen dritten Chakra können wir souveräner, klarer und auch entspannter mit herausfordernden Situationen in unserem Leben umgehen. Wut und Frustrationswahrnehmungen nehmen ab. Wenn Frauen lernen, ihr drittes Zentrum zu stärken, erfahren, wie es ist, hier „fest im Sattel zu sitzen", verlieren sie die Angst vor äußerer Aggression, werden nicht mehr Opfer von Gewaltattacken, weder verbal noch physisch, weil sie nun eine starke Energie über ihren solar-plexus ausstrahlen. Auf diese Weise bereiten wir überwältigenden Angriffen aus der Umwelt keinen fruchtbaren Boden mehr. Bedenken wir – zu jedem Gebenden gehört ein Nehmender. Im Guten, wie im Schlechten. Es ist immer das Gleiche, es muss die Voraussetzung eines energetischen Gefälles gegeben sein.

Dies ist noch klarer und eindeutiger in Gruppen gleichen Geschlechtes zu beobachten. Machtspiele unter Männern. Wut an Schwächeren auslassen. Alles an den Rand drängen, was nicht als **Ich** erfahren wird. Sicherlich mag es Männer reizen, solche unter ihnen, die eine Art von Sanftheit ausstrahlen zu attackieren. Energetisch gesehen mag dies ein natürliches, biologisches Urzeit Programm darstellen, welches aber in unserer zivilisierten, bewussteren Welt nichts mehr zu suchen hat. Hier liegt auch der Widerspruch begründet, dass häufig bestens ausgebildete, intelligente Frauen weniger Macht und Einfluss und damit Geld haben, als einige Männer mit weniger intellektuellen als auch sonstigen Fähigkeiten, – alleine aus dem Grund, weil Männer mehr „Ego" ausstrahlen. Das erweckt den Anschein von Kompetenz, selbst wenn es sich dabei letztlich nur um reine Selbstüberschätzung handelt. Was manche Männer hier zu viel haben, fehlt vielen Frauen an allen Ecken und Enden. Positiv gesehen ist es ein Zutrauen in die eigene Person.

Viele Männer lassen es häufig an Empathie mangeln, sind weniger bereit, auf die Gefühle anderer einzugehen, sich auf das Erfühlen von Befindlichkeiten und Emotionen anderer ernsthaft einzulassen. Doch der Ruf nach mehr Menschlichkeit und Rücksichtnahme wird lauter. Ob im Privaten oder in der Arbeitswelt. Hierher gehört auch die Fähigkeit, eigene Gefühle zuzulassen, sie wahr- und ernstzunehmen. Das wäre der Beginn einer menschenzentrierten Gesundheitsvorsorge.

Ebenso verhält es sich in Frauengruppen. Die, die es noch nie leicht hatte im Leben, die vielleicht Willkür innerhalb der Familie ausgesetzt war, die unsicher erscheint und emotional bedürftig, bekommt auch noch von ihren „Freundinnen" eins übergebraten. Das Problem liegt hier darin, dass sich die anderen Frauen zu sehr an ihr eigenes Leid erinnert fühlen. An ihre eigenen unerfüllten Energien. Die leidende Frau spiegelt ihren Geschlechtsgenossinnen deren eigene Wunden, und das ist schwer zu ertragen. Also, nachdem man sich vielleicht eine Zeit lang in Mitgefühl ergangen ist, fühlt man sich zunehmend eher gereizt, doch auch einmal „draufzuhauen". Wann bietet sich schon einmal die Chance, eine schwächere Person vor sich zu haben, die obendrein Eingriffe in die Persönlichkeit über das dritte Chakra gewöhnt ist.

Auf der anderen Seite gibt es auch die klassischen Frauengruppen des solidarischen Leidens. Sie versinken gemeinsam in einer klebrigen Masse des sich ewig wiederholenden Jammerns, welches Ausdruck der ohnmächtig erlebten Hilflosigkeit ist, was wiederum eine Schwäche des dritten Chakras darstellt, und bestätigen sich gegenseitig in ihrem Leid und ihrer vermeintlichen Machtlosigkeit. Hier wird gestreichelt und umarmt, mitleidsvoll dreingeblickt und dann gehen alle wieder ihrer Wege, in ihr Heim zurück, auf der konditionierten Suche nach weiterem Leid und Ungerechtigkeiten, man muss ja schließlich etwas vorzutragen haben beim nächsten gemeinsamen und lustvollen Klagen. Jedoch bemerken sie dabei nicht, wie sie gemeinsam und doch jede für sich immer tiefer in den Sumpf eines kollektiven Opfertums sinken. Hilfreich ist das nicht.

4. Chakra – Herzzentrum

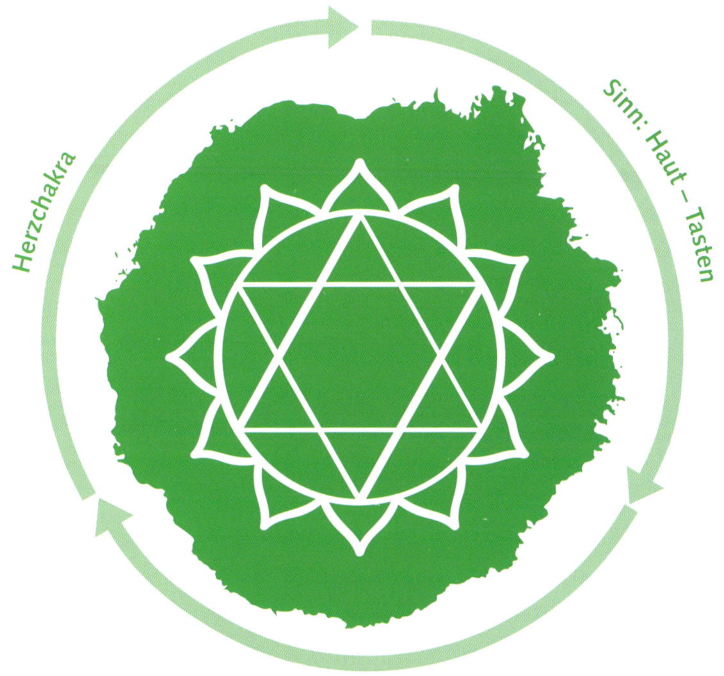

Sitz:

Körperlich steht dieses Energiezentrum in Verbindung mit dem Herz-Kreislauf-System, den Lungen, dem Blut, der Haut, dem Brustkorb und der Brustwirbelsäule. Das Herzchakra hat einen besonderen Status innerhalb des menschlichen Energiesystems inne. Es verbindet sozusagen die unteren drei Energiezentren und deren Lebensthemen mit den drei oberen und deren Inhalten und Möglichkeiten. Es entspricht meiner Erfahrung, dass Heilsteine auf dem Herzen nicht die Wirkung zeigen, wie sie es zum Beispiel im Bereich des solar-plexus, oder dem dritten Auge zeigen. Das Herz möchte lieber frei bleiben. Energien strömen ihm sowieso aus allen Bewusstseinsbereichen zu.

Das Herzchakra, wenn es geöffnet ist, bewirkt eine tiefe und ehrliche Verbundenheit mit allem Lebendigen und ermöglicht erst wirklichen Kontakt und Austausch mit anderen Menschen. Es hat im Chakrensystem eine besondere Stellung inne. Es ist nicht polar ausgerichtet, sondern trägt eine Energie der Ganzheit in sich, die Dankbarkeit für das Leben an sich ausdrückt, Freude und Harmonie und den Mut zum Leben. Liebe ist ein Phänomen, das für sich steht, ohne Gegenpol, aber einen treuen Begleiter hat, – die Freiheit.

Diese beiden Qualitäten zusammen, bringen das bekannte Gefühl der Weite in unseren Brustkorb. Eine glückliche, warme Entspanntheit, die dafür sorgt, dass wir tief durchatmen können. Das Herzchakra symbolisiert ein Tor, durch welches wir eintauchen können in eine energetische Dimension, in der es uns möglich wird, eine liebevolle Einheit mit dem gesamten Leben, der Existenz, zu erleben. Diese Energie verbindet alles, was ist, durch Liebe. Eine solche Erfahrung gibt all unseren Zielen, Handlungen und auch unseren zwischenmenschlichen Kontakten seine ganz eigene Färbung und Ausrichtung. Gemeinschaftlichkeit, Mitgefühl, Harmoniestreben und nicht zuletzt Heilung. Das „Herz" bedeutet in seiner Schwingung der Liebe eine einzigartige, reine Kraft der Heilung.

Dem Herzchakra wohnt die Information inne, die uns voll inniger Wärme unseren wahren Wünschen zuführt, uns in unserer seelischen Mitte ankommen lässt und uns das zutiefst berührende Gefühl von „zu Hause sein" erfahrbar macht. Wir wissen einfach tief in unserem Herzen, wer wir sind und wo wir hingehören, sind bei uns angekommen.

5. Chakra – Kehlzentrum

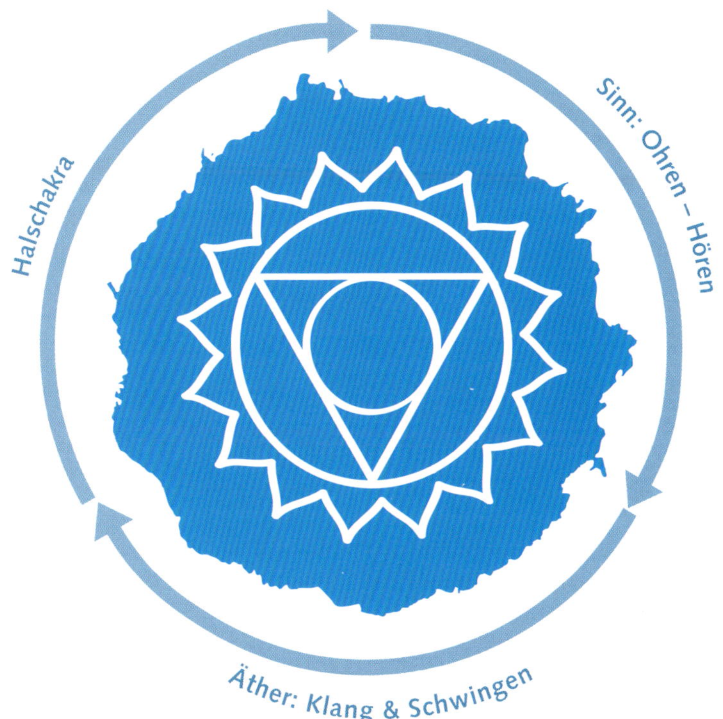

Sitz:

Körperlich entspricht dieses Energiefeld dem Hals und dem Nacken. Energetisch versorgt es die Ohren, die Kehle mit den Stimmbändern, die Atemwege, den Kieferbereich und, ganz wichtig, die Schilddrüse.

Nirgends sonst können wir die Bedeutung des Wortes *Schwingung* so deutlich nachvollziehen, wie über dieses Energiezentrum. Die Sprache, das gesprochene oder gesungene Wort, Schallwellen, Musik, Echos, die Luft, der Atem, Obertöne, all das versetzt uns und das Universum in Schwingung. Stimmgabeln, Klangschalen, Planetenklänge, sogar das Gras erzeugt bestimmte Töne, während es wächst. Über das 5. Chakra drücken wir all unsere Gefühle, all unsere Gedanken wörtlich aus. Wir teilen uns der Welt mit, der Eine mehr, der Andere weniger. In diesem feinstofflichen Bereich beginnt sich unsere Fähigkeit, nach Innen zu lauschen, auf die innere leise Stimme zu hören, auszubilden. Wir öffnen uns hier symbolisch dem Himmel, als auch faktisch der Weite des Raumes, verbinden unseren Körper rhythmisch mit der allesdurchziehenden, flüchtigen Luft, dehnen uns geistig aus und erfüllen den Himmel unserer bewussten Möglichkeiten.

Dieses Chakra hilft uns, alte und überholte Denkmuster, die uns nicht mehr dienen in unserem Leben, zu verabschieden. Die Dimension der himmelblauen Weite kann uns in die Freiheit entlassen, in eine geistige Freiheit, die auch mit authentischem Selbstausdruck zu tun hat. Was wir für richtig befinden, können wir auf eine klare und entspannte Art und Weise zum Ausdruck bringen. Wir müssen keine Angst haben, unsere Wahrheit auszusprechen, über das zu reden, was wir erleben, auch und gerade in geistigen Welten, auf unserem spirituellen Weg. Selbstausdruck vollzieht sich auch über Gesten und stellt für taubstumme Menschen, aber nicht nur für sie, eine geniale Möglichkeit der Kommunikation dar.

Wenn es uns schwer fällt zu reden, uns auszudrücken und zu kommunizieren, sollten wir uns mit dem Heilstein dieser Ebene behandeln – mit Aquamarin. Er wird uns helfen, uns selbst zu erkennen und keine Scheu, Scham oder Angst mehr zu empfinden, uns authentisch auszudrücken.

6. Chakra – Stirnzentrum

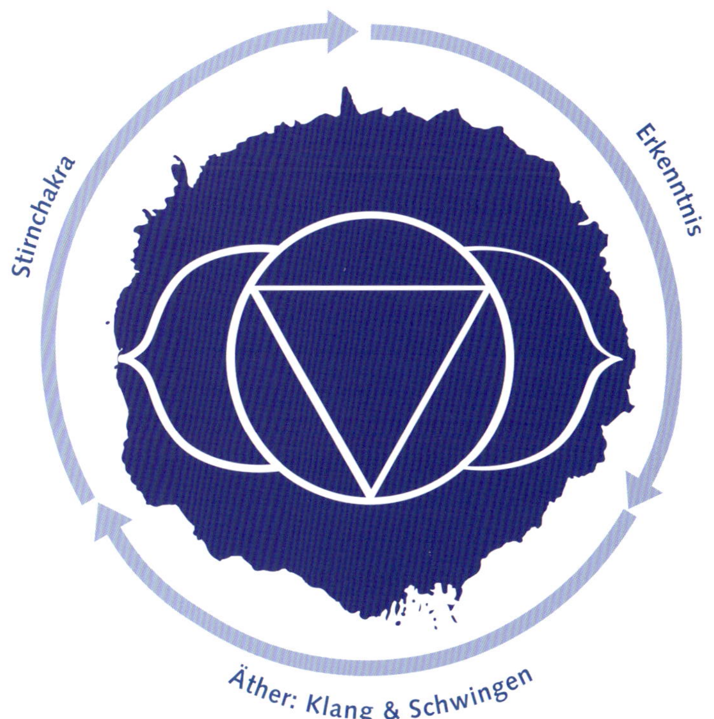

Sitz: über der Nasenwurzel, in der Mitte zwischen den Augenbrauen

Bewusstseinserweiterung, intuitive Erkenntnisse, Visionen. Hier gelangen wir mit unserem Bewusstsein in die Bereiche des unendlichen Weltalls, dort draußen, als auch in uns. Wir können unsere Sinne in Richtung Hellsehen und Hellhören entwickeln. Erlangen Zugang zu höheren Ebenen der Erkenntnis. Hier trainieren wir, auf unsere feine innere Stimme zu hören, auf unser höheres Selbst. Es ist der Bereich unseres Geistes, in dem es möglich ist Gedanken zu lesen. Der Ursprung unserer Sensitivität wird uns zugänglich.

Durch die Aktivierung und Konzentration auf das dritte Auge befreien wir uns nach und nach von irdischen Zielen und Bindungen an materielle Formen. Wir beginnen, Bewusstseinsenergien direkt wahrzunehmen und benötigen nicht länger die grobstoffliche Erscheinungsform, um Information und Bewusstseinsinhalte abzurufen. Es entsteht eine unmittelbare geistige Kommunikation auf nicht manifestierten Ebenen.

Die alte Weltsicht der vermeintlich starren materiellen Formen wird ersetzt durch eine Welt voller interagierender Energien – farbig – bunt – strahlend – in Bewegung – ständig pulsierend – voll Licht. Die eigene Wahrnehmung ähnelt einem inneren Auge aus durchsichtigem, klaren Kristall, mit Rundumblick. Das Bewusstsein, der Wahrnehmende sitzt in der Mitte des Kopfes und veräußert sich nicht länger an äußere Erscheinungsbilder. Das Bewusstsein ruht in sich – klar und ganzheitlich. Was vorher fest erschien, ist nun beweglich – was eng und begrenzt, nun grenzenlos und weit.

Eine stille Weite – meditativ – stellt sich ein. Ein Ausfahren unserer Antennen über alles hinaus, was uns bisher bekannt war. Wir lernen hier, uns höheren Erkenntnissen zu öffnen. Aber Vorsicht! Dies sollte langsam und nicht zu ehrgeizig geschehen, sonst könnten wir Schaden nehmen und mehr als verwirrt zurückbleiben. Wir müssen uns unbedingt immer wieder die Zeit nehmen, das Gesehene zu verarbeiten, zu verstehen und in unser Bewusstsein, welches an unser wahres Ich gekoppelt ist, zu integrieren. Sonst laufen wir uns selbst davon, in Bereiche, für die wir noch nicht reif sind.

Geistige Kräfte werden gebündelt und fokussiert. Die Konzentrationsfähigkeit gesteigert, die Wahrnehmung potenziert. Bewusstseinserweiterung, bis hin zur Explosion der reinen göttlichen Energien, die mit einem Schlag das dritte Auge öffnen und nichts mehr so sein lassen, wie zuvor. Das Tor ist geöffnet.

7. Chakra – Scheitelzentrum

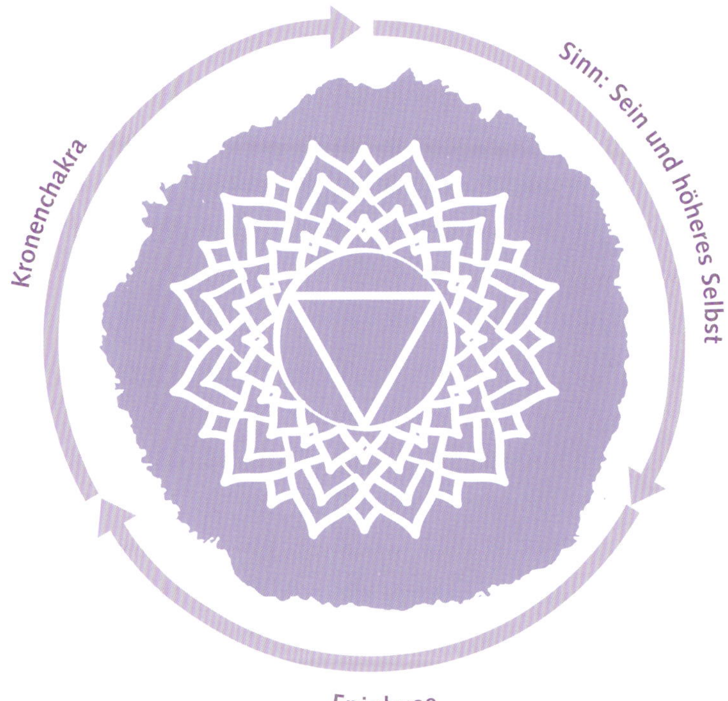

Sitz:

Hier kehren wir zu unserer geistigen Matrix zurück. Denn alles, was wir sind, die Inhalte der verschiedenen Lebensbereiche, die die anderen Chakren darstellen, sind hier angelegt. Was und wie wir uns in unserem Leben entwickelt haben zieht sich am Ende unseres irdischen Lebens hier zusammen zu einem Punkt, einem Samen und bildet den Kern, die geistige Eizelle, die Matrix für unsere weiteren Vorhaben und Inkarnationen aus.

Auf dieser Ebene können wir nichts verheimlichen. Das Wahre, die Essenz unseres Lebens kristallisiert sich hier aus. Es zeigt sich der Gehalt unserer geistigen Bemühungen. Dieses nehmen wir mit. Dies ist wirklich unser. Alle *Materie* bleibt zurück. Gleich einem Kristallbild friert sich unser Reifezustand ein und bildet die unbestechliche Grundlage für unser weiteres Sein und Werden. Dabei durchläuft unsere Seelenenergie jedesmal die Amethyst-Ebene, um, in das sogenannte karmische Bad getaucht, die Taufe der vorgeburtlichen Dimension zu empfangen. Unbestechlich, zielgenau bis ins kleinste Detail. Der Seelenplan. Diese Ebene zapfen Menschen an, die persönliche, hellsichtige Durchgaben übermitteln.

Erleuchtete MeisterInnen haben einen direkten Zugang zu dieser Ebene und darin liegt ihr Geheimnis, liebevoll, aber auch kompromisslos den Adepten, die Suchende, führen zu können. Hier lassen wir alle Erfahrungen von Trennung hinter uns, erleben uns als eins, verschmelzen mit dem „göttlichen" Einen, in vollkommener Übereinstimmung und Harmonie, erleben Transzendenz, die getragen ist von einer Frequenz der Glückseligkeit.

Wohlgemerkt, dies alles steht bereit für uns. Ob wir es erleben, liegt an uns. An unserem eigenen Wollen, unserer geistigen Ausrichtung und schließlich unserer vollkommenen Hingabe.

Die vier Erlebnisebenen des Menschen – die vier Felder

Ich beziehe mich auf vier Ebenen, mit denen ich in der Therapie arbeite, sowohl zur Diagnose als auch zur Heilung. Sie entspringen einer *Unterteilung* des Menschen in vier Bewusstseinsebenen, über die er sich erlebt und welche jeweils aus vielen übereinanderliegenden Schichten aufgebaut ist – *aus denen heraus und* – mit denen – der Mensch sein Leben gestaltet und erfährt. Diese vier Erfahrungsebenen mit den Zuordnungen der einzelnen Edelsteine sind:

Das körperliche Feld – Roter Jaspis, Karneol

Das Emotionalfeld – Zitrin, Rosenquarz, Aventurin

Das Mentalfeld – Aquamarin, Lapislazuli

Das spirituelle Feld – Amethyst

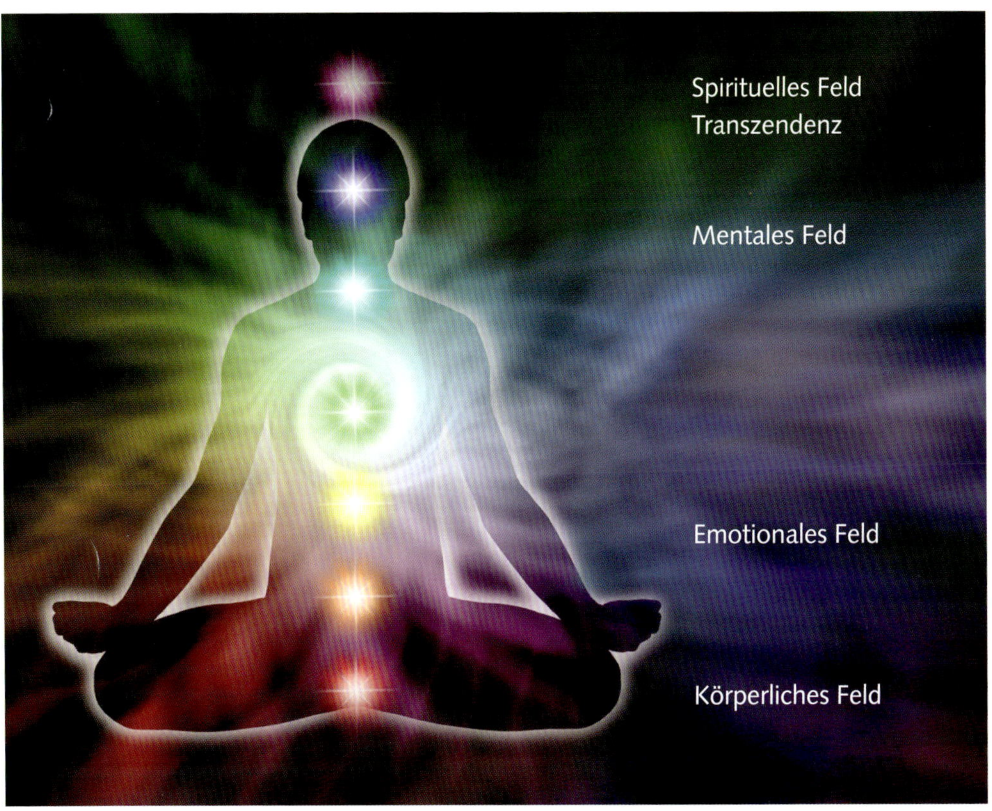

1. Das körperliche Feld

Unser Körper, als sinnlich wahrnehmbarer Ausdruck des 1. Feldes
Dieser stellt unsere Ausdrucksform mit der höchsten energetischen Dichte dar. Die Erlebnisebene, einer eng zusammengeballten Form von Energie und damit des Bewusstseins, das wir darstellen. Wenn wir dies so verstehen, erklärt sich, warum wir, wenn wir mit unseren Körperzellen in Kontakt treten, Inhalte unserer Psyche ablesen können, da auch unsere sogenannten biologischen Zellen nichts anderes als das Licht, die Energie darstellen, die unser Sein ausmachen, ja, alles was wir sind, was wir fühlen und denken, ausdrücken. Hier ist die spannende Arbeit mit dem Körperzellgedächtnis möglich.

2. Das Emotionalfeld

In ihm sind all unsere emotionalen Prägungen gespeichert, die Bandbreite unserer Gefühle. Auch uralte Muster emotionaler Reaktionen, aufgezeichnet zu irgendeiner Zeit im Kontinuum des Seins, die heute noch unser Leben prägen. Auf der Sprosse der Evolutionsleiter, auf der wir uns befinden, werden wir hauptsächlich unbewusst von den Inhalten dieser Ebene aus gesteuert. Unsere Motivationen, Antriebe, Überzeugungen resultieren überwiegend aus unserem emotionalen Erleben.
Hier ist alles „abgespeichert", was wir jemals gefühlsmäßig erlebt haben. Die Emotionen, die von außen zu uns geströmt sind, von uns umgebenden Menschen, die uns geprägt haben, als auch unsere ganz persönliche Art, darauf gefühlsmäßig zu reagieren. Aber auch unsere darunter liegenden ganz eigenen Gefühle, die unserer Seele entsprechen und die entwickelt und gelebt sein wollen, unabhängig von den Beeinflussungen von außen. Gefühle sind die Beschleuniger seelischer Vorgänge und Entwicklung.

Liebe ist die höchste Erfüllung des Emotionalfeldes!

3. Das Mentalfeld

Hier haben wir unsere Überzeugungen bezüglich der Welt und des Lebens, wie es uns erscheint, abgespeichert. Oder sollte ich besser sagen, hier treten wir in Resonanz mit mentalen Feldern, Meinungen und Dogmen. Vorstellungen über „Die Realität" gehören genauso hierher, wie frisch entspringende Erkenntnisse, die in unser Mentalfeld integriert sein wollen, die uns aus dem Äther zur Verfügung stehen. Dies ist die Ebene, auf der sich entscheidet, wie tolerant ein Mensch ist, über wie viel Selbsterkenntnis er verfügt. Auch die höheren Erkenntnisse, die uns aus dem „Feld" zuströmen, werden hier überprüft und verarbeitet. Geistige Fähigkeiten. Themen der Enge oder der Weite. Urteilen, Unterscheiden, Forschen, Verstehen, aber auch Loslassen.

Freiheit ist die höchste Erfüllung des Mentalfeldes!

4. Das spirituelle Feld

Die Ebene, auf der unser höheres Selbst zu Hause ist.
Die Erfahrungsebene der Grenzenlosig- und Unendlichkeit.
Stichwörter wie „*Der Ursprung*" und „seelische *Heimat*" gehören hierher. Auch die Verbindung zu unserer geistigen Seelenfamilie. Die Lichtebene als Mutter alles Lebendigen. Das Sein an sich, mit dem wir untrennbar lebendig verbunden sind und nur auf Grund unserer Vergesslichkeit, dem irdischen Programm in unseren Gehirnen mehr Glauben schenken. Über unseren spirituellen Körper wird es uns möglich, die Weite der Unendlichkeit zu erfahren – ewiges Leben.

In diesen Erfahrungsebenen, die zwar ursächlich voneinander verschieden, in Wahrheit natürlich nicht getrennt voneinander existieren, vermischen sich die Inhalte, verschwimmen die Grenzen, sodass es uns manchmal nicht ganz klar ist, **was** wir fühlen und **warum**, ob wir nun fühlen oder eher denken oder gar von einer höheren Intuition geleitet sind. Die Grenzen dieser vier energetischen Erlebnisfelder sind immer fließend zu betrachten. Wenngleich sie auch ineinander greifen, bleibt jedes für sich eigenen energetischen Gesetzen und ganz individuellen Zielen unterworfen. Jede dieser vier Entitäten hat einen eigenen Wunschkörper, der in sich die Sehnsucht nach seiner höchsten Erfüllung trägt. Dies ist das Ziel unserer vier energetischen Körper. In ihrer klaren Unterteilung dienen sie unserer Selbsterkenntnis, der wir leichter folgen können, wenn wir lernen, die Gefühlsebene von der Gedanklichen – die Gedankliche von der spirituellen Ebene abzugrenzen, um tief in uns eine Ordnung zu finden, in der sich unser Ich strukturieren kann und uns unser Selbst transzendieren kann. Im lustvollen Tanz der rhythmischen Selbsterkenntnis.

Diese vier Lebensbereiche stellen den Menschen in seinen ganzheitlichen Bedürfnissen und aber auch Fähigkeiten dar. Sie sind nicht strikt voneinander getrennt, sondern greifen wechselseitig ineinander, befinden sich in regem Informationsaustausch und beeinflussen somit die Qualität der Fähigkeit des Menschen, in den verschiedenen Bereichen seines Seins zu erkennen und im Sinne eines Wachstums zu agieren. Aber nun zum weiteren therapeutischen Vorgehen.

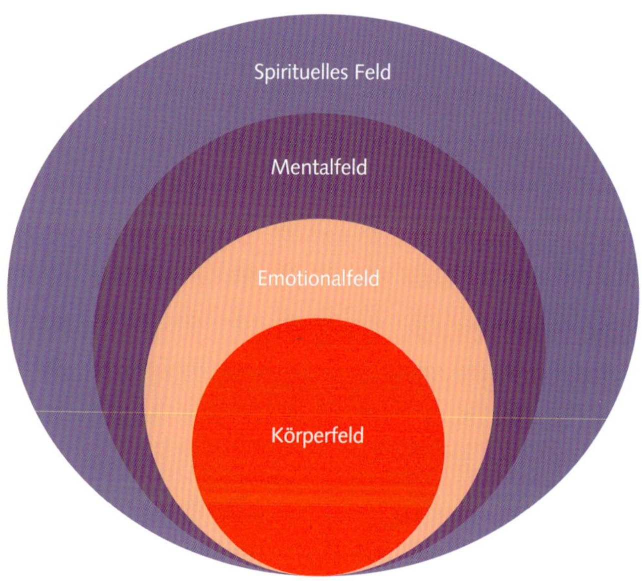

Die fünf Säulen der menschlichen Gesundheit

Nach meiner Beobachtung gibt es für uns als Menschen fünf große und grundlegende Lebensbereiche, die jeder von uns entwickeln und pflegen kann, welche sich dann wiederum maßgeblich heilsam, im Sinne eines erfüllten und glücklichen Lebens, auf uns auswirken können.

Oft werde ich gefragt, was denn meine Schwerpunkte in der Praxis seien? In der Vergangenheit habe ich mich immer schwer getan, eine für mich befriedigende Antwort darauf zu finden. Das Aufzählen verschiedener Therapieverfahren wurde meinem Selbstbild als Therapeutin nie gerecht. So jedenfalls war mein Gefühl. Wie denn auch die Tiefe, den weiten Rahmen einer ganzheitlichen Diagnostik von Ursachen und deren vielschichtige Therapie in ein paar einzelne Worte fassen, die dem Fragesteller, häufig noch unerfahren mit Naturheilkunde, erläutern soll, wie ich arbeite. Unmöglich. Als Schulmediziner sagen Sie, Internistin, Urologe, Chirurg oder Zahnärztin, und jeder weiß, was gemeint ist und kann sich ungefähr etwas darunter vorstellen. Sagen Sie mal „Heilpraktiker" und die unterschiedlichsten Assoziationen werden in Ihrem Gegenüber freigesetzt, die der tatsächlichen Differenziertheit dieses Berufes meist in keinster Weise gerecht werden.

Wenn mich heute jemand nach meinem Praxisschwerpunkt fragt, sage ich: Ganzheitlichkeit! Dieser Begriff umfasst am besten meine Arbeit auf den unterschiedlichen Ebenen – im Versuch, das „System" Mensch zu verstehen und gesund zu erhalten oder Heil-sein wiederherzustellen, so wie ich Heil-Sein verstehe.

Natürlich geht es in unseren Praxen um Ernährung, Lebensführung und Rhythmen, um Polaritäten, wie Ruhe und Aktion. Es wird nach Substanzen gefahndet, die das physische System schwächen, seien es Pestizide, Schwermetalle, Arzneimittelrückstände, virale oder bakterielle Belastungen, Entzündungsherde u. a. Wir „entgiften" den Körper, helfen ihm wieder in einen Zustand der Reaktionsfähigkeit hinein, sodass er seine Aufgaben wieder selbstständig erledigen kann. Wir regulieren, aktivieren oder sedieren. Wir nehmen Einfluss auf das hormonelle System, kümmern uns um eine intakte Darmschleimhaut und -flora. Neben zahlreichen labordiagnostischen Untersuchungsmöglichkeiten, stehen uns alternative Möglichkeiten zur Spurensuche zur Verfügung und dies alles ohne große Eingriffe in das System Mensch, das wir somit auch vor Nebenwirkungen gröberer Diagnostik bewahren können. Solange wir mit unseren Methoden weiterkommen, können wir verantwortbar helfen und heilen. Da, wo Krankheitsgeschehen unserer Heilkunst Grenzen setzen, geben wir verantwortungsvoll ab und verweisen an entsprechende FachärztInnen.

Bei all unseren Bemühungen dürfen wir als Therapeuten eines nie vergessen, wir sind nicht die Helden, die großen Macher. Der Mensch, der zu uns kommt und um unsere Hilfe bittet, ist zuallererst ein psychisches Wesen, das vorübergehend seinen Weg verloren hat, man könnte auch sagen, er ist von seinem individuellen Seelenpfad abgekommen. Unsere Aufgabe würde auch und gerade darin bestehen, herauszufinden, worin das Missverständnis besteht und zu wissen, wie wir dem Patienten helfen können, sein inneres Licht wiederzuentdecken, welches ihn möglichst bald auf seinem ureigenen Weg wieder sicher trägt und geleitet. Ist dies getan, leitet sich zumeist Heilung ein, bzw. empfindet sich der Mensch subjektiv wieder als heil und glücklich. Wir haben seinen Morbus Parkinson zwar nicht geheilt, aber seine Anbindung an sein Selbst, den eigenen Lebensweg, die eigenen Bedürfnisse wiederhergestellt. Dies kann als Heilungserlebnis erfahren werden. Hier spielen die *Fünf Säulen*, die ich im Weiteren näher erläutern werde, eine wichtige Rolle. Die Arbeit an den *Fünf Säulen* und den damit verbundenen Lebensbereichen, kann die Heilung einleiten, indem sie uns eintauchen lässt in die wahren Bedürfnisse unserer Seele und damit unser Leben mit Sinn bereichert. Diese Grundpfeiler ermöglichen es mir heute, Menschen verlässlich durch die eine oder andere Ebene ihrer Heilung zu begleiten.

Ich nenne sie: **Die Fünf Säulen der menschlichen Gesundheit.**

Stützen wir uns auf diese, erlangen wir vitales Lebensglück und, was vor allem wichtig ist, – Ganzheitlichkeit – eine Erfahrung des Heilseins, einer Ganzheit im Sein, welche als Empfindung und innerer Gewissheit weit über den Zustand von purer Abwesenheit von Krankheit hinausgeht. So kann es, wie schon angedeutet, durchaus geschehen, dass sich jemand trotz einer chronischen, ihn einschränkenden Erkrankung oder Behinderung, subjektiv als heil empfindet, innerlich im Reinen mit sich ist und durchaus ein glückliches und erfülltes Leben führen kann.

Ja, – es hat auch mit nach Hause kommen zu tun, dem Gefühl, ganz bei sich zu sein – eine Erfahrung der Tiefe, die uns aufatmend in unserem Seelenkern Platz nehmen lässt, wissend, *hier bin ich richtig.* Die Essenz unseres Seins herauszuschälen und zu dem Juwel zu werden, welches wir sind, vermag in uns ein Leuchten und eine Freude zu entfachen, die auch von anderen wahrgenommen wird.

Seien Sie der Edelstein, der Sie sind!

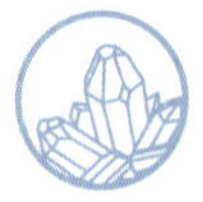

Immer der, dessen Information Sie gerade in sich aktivieren. Erstrahlen und leuchten Sie in ihrem Glanz! Die Edelsteine sind ein Teil von uns und wir aus ihnen geboren. Dazu später mehr.

Mein Leben lang beobachte ich Menschen, höre ihnen zu und versuche zu verstehen, was den einen glücklich macht und was dem anderen offensichtlich zu seinem Glück fehlt. Wie viele von Ihnen, musste auch ich einige Krisen unterschiedlichster Art in meinem Leben durchleben. Wie jeder Mensch kenne ich Angst, Trauer und Schockzustände. Ich habe schmerzliche Trennungen erlebt, persönliche gesundheitliche Krisen, Existenzsorgen und auch Todesangst.

Wenn diese, mehrheitlich als negativ eingestuften Erfahrungen für jeden Einzelnen von uns auf der einen Seite der Waagschale des Lebens, der nicht so angenehmen Polarität unserer menschlichen Existenz, ihren berechtigten Platz findet, wenn also neben Glück, Wohlbefinden, Ausgeglichenheit und gänzlich positivem Gelingen, die viel beschriebene Schattenseite des Lebens unabdingbar dazugehört, müssen wir uns selbstverständlich fragen, wie wir mit diesen existentiellen Erfahrungen umgehen können. Wir benötigen hilfreiche Instrumente, die uns durch die schwere Zeit hindurch helfen. Diese Fähigkeiten, mit Krisen umzugehen, liegen in Form psychischer Energien in unserem Innersten verborgen. Allerdings fehlt uns oft der Zugang zu ihnen und wir gelangen nicht an diese, unsere innersten, Ressourcen heran. Uns fehlt der Kontakt zu unseren lebendigen Energien unserer Seele – der Weisheit unseres höheren Selbst

Wenn wir beginnen, uns diese fünf grundlegenden Themenbereiche unseres Lebens zu erschließen, sie wachsen zu lassen, ihnen wirklich Raum in unserem Leben zu eröffnen, werden sie die Seelenenergien, die den Lebensthemen zugrunde liegen, kontinuierlich freilegen und die Heilung einleiten. Alle fünf Säulen zusammengenommen liegen den mannigfaltigen Beschwerden und Problemen unseres Daseins, zugrunde. Das heißt, jedes Problem liegt in irgendeinem der fünf Bereiche verborgen und harrt dort seiner Erlösung, durch wiederum genau die Stärken und Fähigkeiten, die dieser Bereich als positive psychische Energien in sich trägt. Es gilt, diese zu aktivieren.

Hier kommen die Edelsteine ins Spiel. Jeder der in diesem Buch beschriebenen Steine steht mit seinen einzigartigen Heilwirkungen in Kontakt mit allen Lebensbereichen. Diese wiederum lassen sich zuordnen zu den unterschiedlichen Erlebnisfeldern unseres menschlichen Daseins, die durch die Chakren repräsentiert werden. Feinstoffliche Energiebereiche unserer Selbst, die in bestimmten Lebensthemen mehr oder weniger aktiv sind. Darüber hinaus kommunizieren all diese Energien mit den vier Körpern unseres Seins. Dem körperlichen Feld, dem Emotionalfeld, dem Mentalfeld und dem Lichtkörper. Das Ganze ergibt ein recht verzwicktes System der Diagnostik und Therapie. Ist man aber erst einmal vertraut mit den verschiedenen Ebenen, den fünf Grundpfeilern, den Chakren, den vier Feldern und den Edelsteinen, findet eines zum anderen.

Auch wenn ich mich bemühe, eine Übersichtlichkeit in dieses System hineinzubringen, für eine Form von Ordnung zu sorgen, ist diese Therapie alles andere als ein System des *„der Patient klagt über... also gib ihm das“*. Der Blick, den Sie brauchen werden, ist eher ein holografischer, denn ein linearer. Sie werden lernen einzutauchen in das runde „Gebilde“, das ein Mensch darstellt. Fluktuierend, fließend, schwingend, rotierend, sich wandelnd und manchmal auch verkleidet wieder auf der Bildfläche erscheinend. Unsere Psyche greift in ihren unterschiedlichen Anteilen immer ineinander, setzt alles mögliche miteinander in Beziehung, stellt Verbindungen her, die uns so, auf diese Weise, noch nicht vertraut waren, nicht bewusst sein konnten, weil sie uns neue Wege des Verstehens von uns selbst anbieten. Es sind dies teilweise komplett neue Antworten auf Ursachen von Leid und Heilung.

Ein tieferes Verstehen menschlichen Tuns und Seins stellt sich ein, welches auch dazu führt, die Dinge in unserem Leben neu zu bewerten. Es erhellen sich die wahren Hintergründe unseres Sehnens und Strebens. Die wahre Absicht unserer Seele hinter all den verworrenen Gefühlen und Gedanken. Es wird einfach hell!

Getrost können wir dann Altes loslassen, indem wir andere Wertigkeiten erkennen und entwickeln. Dieses tiefe Verstehen macht uns frei. Lassen Sie sich überraschen. Jede Reise, auf die Sie sich mit einem Menschen begeben, wird eine neue, ganz einzigartige sein. Das, und genau das, macht das überaus Spannende an dieser Arbeit aus. Man bleibt selber immer frisch dabei, wächst innerlich mit. Dieses System der Edelsteinheilkunde, welches ich beschreibe, ist nicht fertig, nicht zu Ende beschrieben! Es wächst weiter, dadurch, dass wir, Sie und ich, es anwenden. Es bedingt sich gegenseitig, der Mensch, der sein inneres Potenzial auszuschöpfen beginnt, und die Möglichkeiten, die wir durch diesen Weg des Wachstums als neue therapeutische Werkzeuge erkennen mögen.

Zurück zu den *Fünf Säulen*. Diese öffnen in unserem Bewusstsein *Tore* zu unserem wahren geistigen Potenzial und stellen somit den Kontakt zu den heilsamen, in unserem Inneren wohnenden Energien her. Diese fünf Pfeiler, auf denen und durch die sich unser Ich entwickelt, helfen uns, die wahren Bedürfnisse unseres Selbst, unserer Seele zu erkennen und letztlich auch zu verstehen.

Wie wir später noch sehen werden ist die *Kommunikationsfähigkeit* von allergrößter Bedeutung. Unsere Körperzellen müssen reibungslos miteinander in Verbindung stehen, wir selbst als Individuum – mit dem Außen, den „Anderen" – sonst verlieren wir unsere Reaktionsfähigkeit und ein Organismus, der nicht mehr reaktionsfähig ist, auf äußere Reize nicht mehr sensibel reagiert, verliert auch die Fähigkeit, zwischen heilsamen Impulsen oder schädigenden Einflüssen zu unterscheiden, gerät nach und nach in eine blockierte Situation, abgeschnitten von der universellen Lebensenergie und öffnet somit mannigfaltigem Krankheitsgeschehen Tor und Tür.

Nun aber zu dem, was wir für uns tun können. Im Folgenden werde ich die *Fünf Säulen* detailliert beschreiben. Finden Sie bitte selbst heraus, welcher Bereich in ihrem Leben eher schwächelt, wo es mehr Aufmerksamkeit von Ihrer Seite aus bedarf.

Und sicherlich werden Sie sich auch beim Lesen sofort angesprochen fühlen, von einem der Punkte, von dem Sie spüren oder wissen, dass Sie diese Qualität schon sehr lebendig und vertraut in Ihrem Leben verwirklicht haben.

- **Säule I: Selbstverwirklichung**
  Ausschöpfen des inneren Potenzials
  Kreativität und Entwicklung/Bewegung und Fortschritt
- **Säule II: Liebesfähigkeit**
  Liebe/Herzensbildung
- **Säule III: Kommunikation mit allem Lebendigen**
  Verbundenheit und Austausch
- **Säule IV: Ganzheitlichkeit**
  Annehmen, „was ist"/Einverstanden sein/Das Ja!
- **Säule V: Meditation**
  Verweilen im reinen Sein/Das wahre Selbst

In diesem Kapitel werden wir uns nun den *Fünf Säulen* ausführlich widmen. Es ist wichtig, sie gut zu begreifen, da ihr Verstehen die Basis für weitere therapeutische Empfehlungen der Edelsteinenergetik, wie ich sie im Weiteren vorstellen möchte, darstellt.
Es gibt nichts, was nicht in ihnen beinhaltet wäre und nichts, was sich nicht auf sie zurückführen lassen würde.

Die Erfahrungsinhalte, die diese fünf Grundpfeiler für uns bereithalten, überkreuzen sich naturgegeben, sie gehen fließend ineinander über und lassen sich im alltäglichen Leben nur schwer voneinander abgrenzen. Um jedoch ihre eigene Wichtigkeit und jeweiligen Sinn aufzuzeigen, werden wir sie nun einzeln näher beleuchten. Auf diese Weise können Sie sie später immer wieder in Ihrer Arbeit mit ihren Klienten nutzen, da die sie auch mit bestimmten Heilsteinen und deren Signaturen in Verbindung stehen. Doch dazu später mehr.

Säule I: Selbstverwirklichung

„Die reinste und ureigenste Gabe des Menschen ist sein Selbstausdruck".
(H. H. Horn)

Sich sichtbar, hörbar und fühlbar zu machen in dieser Welt, dies beginnt spätestens mit der Geburt, dem Eintritt in die Welt als Einzelwesen, das sich als von anderen getrennt erlebt, umgeben von einer „Außenwelt" voller „Dinge".

Hier stellen sich ganz zu Anfang schon grundsätzliche und wichtige Fragen, deren Antworten unser weiteres Leben maßgeblich prägen werden. Wie sind wir wahrgenommen worden? Sind wir genügend wahrgenommen worden? Ist auf unser Schreien als Baby reagiert worden, oder sind wir uns selbst überlassen geblieben? War unser natürlicher Ausdruck als Säugling und Kleinkind willkommen, positiv besetzt? Oder erlebten wir uns selbst von frühester Zeit an als störend? Gab es spezielle Emotionen, denen unsere Eltern den Vorzug gaben? Gab es solche, die komplett abgelehnt wurden? Wurden wir aufgefordert, leise oder gar still (stumm) zu sein? Sollten wir weniger albern sein, nicht so laut lachen, nicht herumzappeln? Wurden unsere Äußerungen, unsere Wünsche, der Ausdruck unserer Fantasie ernst genommen oder milde *weggelächelt*? Wurden wir ausgelacht oder hat man sich über unsere Talente gefreut? Sind wir zu Selbstausdruck ermutigt worden oder fühlten wir uns Zeit unseres Lebens wie „beschnitten" in unserem freien Ausdruck? Hat man unsere Gedanken als Heranwachsender ernst genommen, uns vermittelt, dass wir auf Augenhöhe miteinander diskutieren?

Es gibt so vieles, das wir hinterfragen können und so vieles, was uns dadurch direkten Aufschluss über heutige festsitzende Blockaden in unserer Körper-Geist-Einheit gibt, die spätestens im Erwachsenenalter Beschwerden verursachen und neues Leid nach sich ziehen. Jeder Mensch möchte teilnehmen, die Welt gleichermaßen mit seinem individuellen Wesen formen und prägen. Eindruck machen, sich im *Gesehen – Werden* erfahren, die Erde nicht ohne die eigenen Fußabdrücke hinterlassen zu haben wieder zu verlassen, mitzugestalten und *das Ganze nach vorne zu bringen.*

Alles, was sein psychisches Gefäß bereit hält an Gehalt, möchte sich in diese Welt ergießen und trifft dabei auf alles, *was schon ist*, nämlich das, was wir an verwirklichter Substanz, ob gut oder schlecht, von unseren Vorgängern gestaltet vorfinden. Unsere Energien treten in Resonanz mit der Welt und verbinden darüber hinaus auf ganz köstliche Weise das Diesseits mit dem Jenseits, sprich: die materielle Welt mit der geistigen Welt.

So folgen wir unseren stellaren Geburtsanlagen, leben sozusagen unsere Bestimmung im Tanz des sich drehendes Rades schicksalshafter Inkarnation, deren Zweck immer Evolution und Entwicklung ist. Nach und nach transformieren wir immer mehr schwere

Erdenenergie und verbinden sie mit den ursprünglichen und wegweisenden Lichtinformationen, die uns leiten, ob wir das im Einzelnen nun glauben und wahrnehmen oder nicht!

Wir Menschen sind nichts anderes als Bindeglieder zwischen Himmel und Erde. Dies stellt unsere eigentliche Mitte als kosmischer Mensch dar. Wie es uns die Natur vorlebt – eine ununterbrochene Verbindung zum Kosmos. Die Ganzheit. Nur der Mensch aber hat die zweifelhafte Fähigkeit, sich von den Strömen des Weltalls, dieser Existenz kosmischer Wirklichkeit, abzuwenden. Dies macht uns zu Mit-Schöpfern, indem es uns immer wieder in den Zugzwang bewusster oder auch unbewusster Entscheidungen drängt. Nur der Mensch kann sich willentlich höherer Weisheit und Intuition verschließen. Kann das Schwert gegen sich selbst richten und seine wahre Natur ignorieren, solange bis ihm dieses Verhalten mit einem großen Knall um die Ohren fliegt. Denn natürlicherweise mündet dieses Sich-Abkapseln in einer sträflichen Einseitigkeit, die sich ihn in einem immer stärker werdenden Strudel materieller Ausrichtung und Schwere wiederfinden lässt, einhergehend mit einer starken Empfindung von Isolation und Ausgrenzung. In diesem Moment verlieren Menschen leicht ihr Zugehörigkeitsgefühl, das *Sich-Verbunden-Fühlen*, wähnen sich einer vermeintlich übel gesinnten, vorwiegend feindlichen Umwelt ausgesetzt, in der jeder nach seinem eigenen Vorteil schaut. Was soll man tun – man spielt mit.

Hier liegt ein großes Missverständnis und eine einseitige Sicht der „Realität" vor, die einen solchen Menschen konsequent weiter in die abwärts gerichtete Spirale des Lebens, genannt Materialismus, zieht. Ein Phänomen, das wir psychische Gravitation nennen können. *Der Geist wird an die niedersten Möglichkeiten materieller Ausdruckskraft und Erkenntnisfähigkeit gebunden.*

Der Punkt ist, solange wir auf unser wahres Selbst keinen Zugriff haben – oder vielmehr – ihm nicht erlauben, Zugriff auf uns zu haben, können wir uns niemals selbst erkennen und es wird uns auch kein wahrer Blick auf andere gelingen.

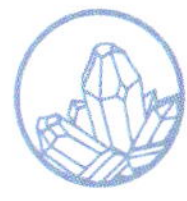

Im Bewusstsein dieses Menschen dreht sich fortan ausschließlich alles um irdische Dinge und Besitztümer. Eigene Bedürfnisse und Begierden sollen befriedigt werden, die Sinneswahrnehmung beschränkt sich auf grobe vordergründige Reize. Besitz und Geld drängen auf negative Art und Weise in den Vordergrund. Lediglich der materiellen Ebene, der extrem verdichteten Form von Lebensenergie, wird alle Existenzberechtigung eingeräumt. Verstehen Sie mich nicht falsch, Geld und materieller Besitz sind eine wunderbare Sache. Das wissen wir. Es kommt nur darauf an, wie wir ihn erwerben, wie wir damit umgehen und wie wir dazu stehen. Es ist alles Eins. Was ich meine, sind Lebensumstände, in denen Menschen die dahinter schwingenden, feineren Informationen überhaupt nicht wahrnehmen können. Entweder, weil der Mensch es nicht kann, oder, wie wir oben gesehen haben, sich, aus welchen traumatisierten Gründen auch immer, einfach weigert, sich tieferen Ebenen des Seins zu öffnen. Dies stellt nun eine Möglichkeit unser Leben zu leben dar, wenngleich auch eine sehr einseitige.

Wird nun diese Dysbalance irgendwann als solche erkannt, vielleicht durch ein Gefühl der andauernden Langeweile und Unzufriedenheit, aber häufig auch durch eine gesundheitliche Krise eingeleitet, kann der Mensch dies als Chance nutzen, die Schallmauer seiner aufrechterhaltenen kleinen Welt zu durchbrechen und sich mit einem Mal im wahren Abenteuer Menschsein wiederzufinden. Hier pfeift ihm ein anderer Wind um die Ohren, Prioritäten verschieben sich, gewohnte Sichtweisen werden in Frage gestellt und eine viel höhere Bereitschaft, in Gefühle, feine Wahrnehmung, in aufmerksame Ehrlichkeit zu investieren wird gefordert. Gefordert von niemand anderem als unserer eigenen Seele, unserem höheren Selbst, welches von nun an die Prioritäten vorgibt. Wir können nun wählen, der feinen Stimme in unserem Inneren zuzuhören, ihr zu folgen und entsprechend zu handeln. Es steht uns aber auch offen, in einem blinden, materialistischen Weltbild zu verharren, dessen Handlungsimpulse aus Habgier und Egozentrik entspringen und auf oberflächliche Ablenkung im Sinne des *Habens* statt des *Seins* abzielen, da uns ja,in dieser Lage, der Blick auf höhere Wirklichkeiten verstellt ist. Verstellt durch unser Ego, welches, gefangen in seinen begrenzten Möglichkeiten, sich der Öffnung des psychischen Potenzials für das Selbst entgegenstellt, da es weiß, dass dies seine eigene Vernichtung bedeuten würde, dass dies sein Ende einläuten würde.

Wie wir sehen können, ist dieser Weg zu uns selbst nicht einfach so vorgezeichnet und geebnet, oder folgt gar organisch und erst recht nicht automatisch auf eine bestimmte vorausgegangene Lebensperiode. Da wir einen *eingeschränkt „freien Willen"* besitzen, der uns auf jeden Fall immer wieder zwingt uns zwischen vielen sich bietenden Möglichkeiten zu entscheiden, bedarf es eben auch einer bewussten Entscheidung, sich der Möglichkeit anderer Ebenen des Seins auf einem potenziell höheren Energielevel zu öffnen. Ein ganz wunderbarer Weg, uns selbst zu begegnen, ist hemmungslose Kreativität.

Wir können dazu Elemente aus der Kunsttherapie, Musiktherapie und Tanztherapie nutzen. Das Erstaunliche ist eigentlich, dass wir es geschafft haben, aus all diesen ausdruckhaften sozio-kulturellen Selbstverständlichkeiten, *Therapieansätze* zu ersinnen, derer der heutige „zivilisierte" Mensch in seiner verkümmerten Selbstentfremdung und seinem soldatenhaften Leistungsstreben in Form therapeutischer Intervention bedarf. Sind es doch die ganz natürlichen Ausdrucksformen, die in allen Kulturen zum Leben dazugehört haben. Singen, tanzen, lachen, feiern, malen – einfach so, nicht institutionalisiert. Nur so zum Spaß. Als Ausdruck natürlicher Kreativität und emotionaler Lebendigkeit in der Gemeinschaft und damit zutiefst heilsam, Konflikte abbauend und die Atmosphäre reinigend.

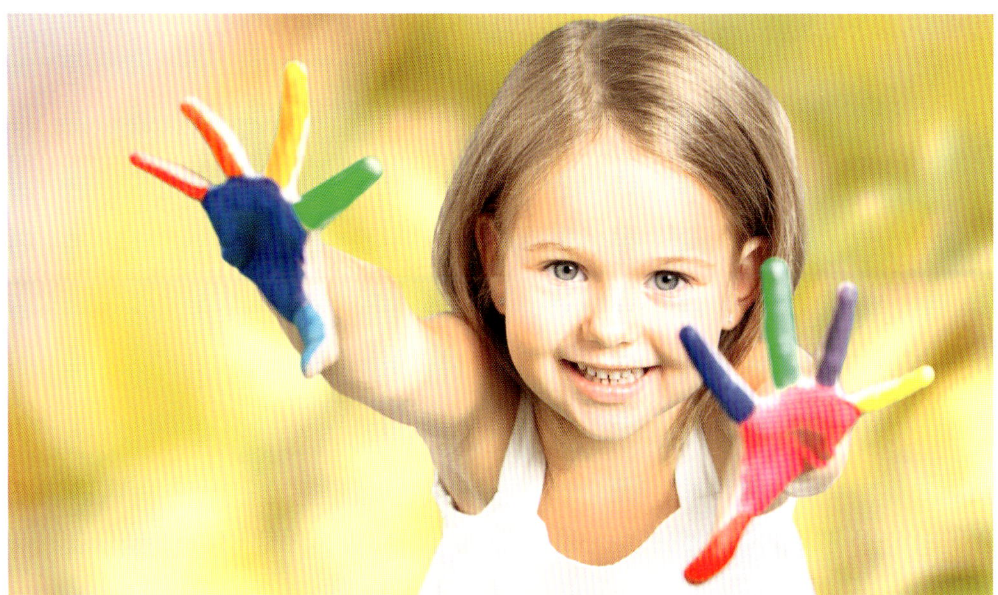

Unser authentischer lebendiger Selbstausdruck ist die größte Lust, die wir erleben, das dringlichste Bedürfnis, das wir verfolgen. Als Erwachsene rufen wir uns oft Alkohol zur Seite, um in diesem etwas gelösten Zustand uns endlich freier erfahren zu können. Künstlich, aber ein Notbehelf eines geschundenen und in seiner grauen Erwachsenenwelt eingesperrten Menschen. Als Kinder sprudelten wir über vor Schaffenskraft. Singend und tanzend liefen wir durch die Welt. Die Kreativität unserer Spiele kannte keine Grenzen, ebensowenig unsere Vorstellungskraft. Wozu braucht es da Alkohol? Stellen wir uns die Frage, warum Jugendliche und Erwachsene ihn „brauchen", wirklich intensiv genug? Was ist uns abhandengekommen, wo ist etwas schiefgelaufen, dass es uns nicht mehr gelingt vom Leben an sich berauscht zu sein? Was haben wir auf unserem Weg verloren?

Doch wenn Sie einmal einen Blick in Ihre Kindheit zurückwerfen – durften sie sich ungehemmt ausleben, reden, soviel Sie wollten, kuscheln, spielen, lachen, singen tanzen, musizieren, ihren Körper erkunden, mit Tieren spielen, im Dreck wühlen, in Bewegung sein, aufbleiben, wenn sie nun einmal einfach nicht müde waren? In der Regel wurden wir alle irgendwie ausgebremst, was an sich auch nicht immer schlecht ist und, wenn es in geschicktem Maße geschieht, auch Teil einer sinnvollen Erziehung sein kann. Wie sieht es jedoch mit den Momenten aus, in denen wir in unseren kindlichen Äußerungen, die nichts anderes waren als das Aufleuchten unserer Seele, nicht ernstgenommen wurden, verlacht oder gar abgelehnt wurden. Wurden diese authentischen Impulse in der Kindheit eines Menschen wiederholt lächerlich gemacht oder gar verboten, führte diese Unterdrückung genau zu der Problematik, unter der so viele erwachsene Menschen leiden – sich nicht mehr frei ausdrücken zu können. Alle aufkeimende Lebendigkeit und Spontanität wird sofort erstickt, mittlerweile tun wir uns das selber an. Wir brauchen niemand anderen mehr, der dies für uns tut, wir haben unsere Lektion gelernt. Die Konditionierung ist *erfolgreich* eingebrannt.

Dieses Fehlverhalten, denn nichts anderes ist es, hat nichts mit Gesundheit zu tun. Im Gegenteil, ich stelle immer wieder fest, wie sehr solche Menschen leiden, sich wie eingesperrt hinter einer matten Glasscheibe empfinden, durch die das belebende bunte Licht der Sonne nicht durchzudringen vermag. Ein Patient sagte einmal, *er fühle sich wie gedeckelt, außerstande, lebendig am Leben teilzunehmen.* Obwohl er sich nichts sehnlichster wünschte, als endlich diese trübe Scheibe zwischen sich und dem Leben loszuwerden. Wir würden vielleicht Depression dazu sagen. Doch was nützt diese Bezeichnung dem Menschen oder uns? Er kann sich bestenfalls hinter seiner „Diagnose" verstecken und die Umwelt beginnt das fatale Spiel der Stigmatisierung und verschärft die Situation, brennt den Krankheitsgedanken noch tiefer in die Psyche des Betroffenen ein. Dies stellt in meinen Augen keine Hilfe dar. Lassen Sie uns lieber auf eine offene Art die wahren Bedürfnisse unserer Patienten erkennen. Bei jedem Menschen aufs Neue! Wir können eine menschliche Gesellschaft bauen. Es ist immer wieder eine frische, ganz einmalige Herausforderung. Sie begegnen keiner Diagnose, sondern einem Individuum mit einem ganz einzigartig verschlungenen Lebensweg, der ihn hierher geführt hat. Da helfen keine null acht fünfzehn Diagnosen. Aber weiter. Wie unter einem Zwang weichen die meisten Menschen ihren inneren gesunden Impulsen, die sie wohl wahrnehmen, aus, unfähig sie leicht und spontan zu äußern. Sie haben verlernt, laut zu lachen und offen aufeinander zuzugehen. Sie leben nur zu einem Teil und wissen dies auch. Das schmerzt.

Dem Ganzen liegt ein großes Misstrauen in uns zugrunde, nämlich der Verdacht, dass diese authentischen Impulse, aus unserem Inneren aufsteigend, womöglich irgendwie gefährlich, schlecht oder dumm sein könnten. Wir übersehen dabei, dass wir erst zur Deformierung der reinen Lebensenergie beitragen, durch unsere Ängste, Urteile und die Unfähigkeit spontane Kreativität als gesunden Selbstausdruck sinnvoll zu kanalisieren, anstatt sie per se zu unterdrücken.

Aus Angst vor Ablehnung oder sich lächerlich zu machen, verharren Menschen, wenn es richtig schlecht läuft, mit zunehmenden Alter in einer Art intellektueller Todesstarre, von welcher sie sich dann vermeintlichen Respekt in der Außenwelt erhoffen, was nun aber leider nichts mehr mit einem erfüllten und glücklichen Leben gemein hat und schon gar nichts mit Lebensweisheit. Diese grausamen Missverständnisse in unserer Gesellschaft, wie wir beurteilen, was Erwachsensein zu bedeuten hat, müssen ausgeräumt werden.

Es gäbe innerhalb kürzester Zeit weniger leidende Menschen auf diesem Planeten, davon bin ich überzeugt! Uns künstlerisch auszudrücken ist ein wunderbares Betätigungsfeld für uns und unsere Kinder, um auf nonverbaler Ebene mehr über uns selbst und die Welt erfahren zu können. Die Kunst ist eine Brücke zu der kreativen Schöpferkraft, die uns mit unserer Seelenenergie verbindet. Wir befinden uns praktisch in jedem Moment in einem kreativen Prozess. Manche Menschen sind z. B. überaus kreativ, was ihre Kleidung, ihr äußeres Erscheinungsbild angeht, darunter auch wahre Paradiesvögel. Wunderbar! Warum nicht? Sie bringen Farbe und Leben in die triste Landschaft der Bekleidungsindustrie. Lassen Sie uns Mut zum Selbstausdruck haben, Spaß am Leben, solange wir uns darüber einig sind, dabei niemand anderem willentlich Schaden zuzufügen.

Säule II: Liebesfähigkeit

„Die wirkungsvollste Energiequelle unseres Lebens ist und bleibt die menschliche Wärme"
(Ernst Ferstl, österreichischer Lehrer und Schriftsteller)

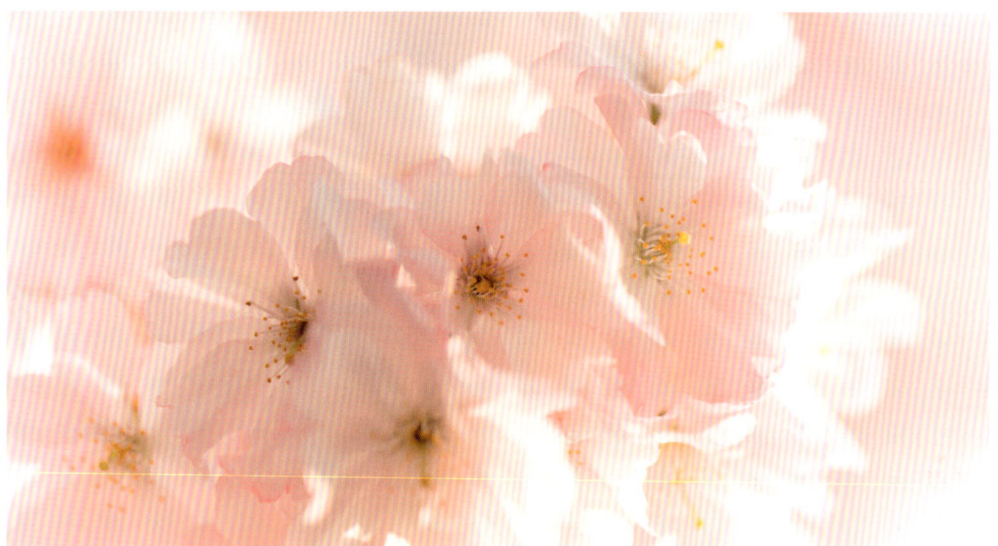

Es scheint, als stelle dieser Lebensbereich unsere größte Herausforderung dar. Liebe als solches ist nicht fassbar, nicht direkt sichtbar. Sie bleibt ohne finanziellen Lohn und entbehrt in der Regel jeglicher gesellschaftlicher Anerkennung. Liebe bringt uns scheinbar in unserer Karriere nicht weiter und scheint auch sonst keinen praktischen Nutzen für uns zu haben. Macht Liebe Sinn? Müssen wir die Frage nach ihrem Wert stellen, ihre Auswirkungen über das Individuum hinaus auf die Gesellschaft allgemein analysieren? Wenn ja – welchen Stellenwert geben wir Liebesfähigkeit in unserer Gesellschaft? Unabhängig von Religion! Herzensqualitäten haben nichts mit verordneter Nächstenliebe zu tun! Wahre Liebe macht uns glücklich, wärmt unsere Herzen, sie taut ein kaltes Herz auf und lenkt einen heilsamen Strom liebevoller Energie in unser Sein.

Ihre Kehrseite erklärt sich aus ihrem Mangel im Leben eines einzelnen Menschen. Ihre Verheißung alleine kann großen Schmerz verursachen, wenn wir sie vermeintlich irgendwo außerhalb von uns gesichtet zu haben glauben, ihren Versprechen blind hinterher laufen, jedoch am Ende verirrt, von ihrer schönen Schwester – der Illusion – getäuscht, in einen bodenlosen Abgrund stürzen und schmerzhaft erkennen müssen, dass wir einer inhaltslosen *Fata Morgana* gefolgt sind. Viele von uns kennen dieses böse Erwachen.

Nichts auf dieser Welt verursacht soviel Schmerz und Leid wie die Abwesenheit von Liebe! Es ist ganz einfach. Da wo Liebe ist – ist kein Krieg! Da wo Liebe ist – ist keine Isolation! Da wo Liebe ist – ist kein Platz für menschenverachtendes Verhalten! Da wo Liebe ist – wird Fauna und Flora geachtet!

Wir sind ständig auf der Suche nach Liebe, auch unter dem Deckmäntelchen der Suche nach Anerkennung, da es unserem Empfinden entspricht, immer zu wenig von ihr zu bekommen, weil wir uns zum Beispiel nie genügend von unseren Eltern geliebt gefühlt haben, oder wir unglücklich verliebt sind, aber vor allem – **weil wir noch nicht bedingungslos geliebt worden sind**.

Liebe, dieses *Wesen* sanfter Schönheit, das uns dazu bringt uns zu erniedrigen, zu Bittstellern zu werden, solange wir sie nicht selbst in uns tragen.

Was ist Liebe? Immer mal wieder, scheinbar von außen kommend, wiederkehrend in unserem Leben – periodenhaft? Oder eine Konstante? Es heißt, es gibt viele verschiedene Formen von Liebe. Die Liebe zu unseren Eltern, zu unserem Lebenspartner, zu unseren Kindern. Es gibt die Tierliebe, die Liebe zur Natur und zu *Gott*. Aber wir sagen zum Beispiel auch – wir lieben Bücher, Filme, guten Wein und Musik. Wenn wir davon sprechen, etwas zu lieben, meinen wir damit nicht eher, dass wir eine bestimmte Sache besonders gerne mögen und davon nicht genug bekommen können, dass wir den Wein oder die Musik genießen, uns wohl damit fühlen? Aber mit Liebe hat das nicht zu tun. Liebe gibt uns ein Gefühl von Selbstvergessenheit, existiert aber auch als Selbstverliebtheit. Wir meinen, unsere „Idole" zu lieben und himmeln sie an. Hat Liebe die Eigenschaft, Menschen in den „Himmel" zu heben? Als jemand ganz besonderen, eben nicht banal und alltäglich.

Was heißt es, zu lieben?
Lieben wir unsere Eltern wirklich, oder fühlen wir uns ihnen auf anderer Ebene verbunden? Lieben wir unseren Partner wirklich, oder bleibt nach der Verliebtheit einfach das Arrangement, die bewusste Entscheidung, die Lasten und lauwarmen Freuden des Lebens zu teilen, übrig? Beruht unsere Beziehung vielleicht lediglich auf Abhängigkeit? Durchaus auf gegenseitiger? Wir lieben manche uns nahen Menschen sehr, aber wer kann von sich behaupten – bedingungslos?

Aber zurück zu dem was nicht so gut gelingt in unserer Gesellschaft. Wie viele Partnerschaften und Ehen, wenn wir sie mit dem eiskalten Skalpell der Analyse sezieren,sind lediglich Übereinkünfte gegenseitiger Abhängigkeiten und Vermeidungsstrategien gegen schmerzhaft empfundene Einsamkeit, für die wir nur zu gerne den Preis der Freiheit zahlen? Lieben wir – oder brauchen wir? Lieben wir *Gott* oder brauchen wir *Gott*? Was wir brauchen, können wir nicht in letzter Konsequenz und Anmut lieben, denn es raubt uns unsere Freiheit und irgendwann, in diesem unfreien Zustand, wird sich die Energie umkehren und wir werden beginnen, zu hassen, was wir brauchen. Hass ist nicht das Gegenteil von Liebe. Die Liebe hat keinen Gegenpol, sie steht für sich – ist einzigartig. Das, was wir gemeinhin Liebe nennen, ist nichts Beständiges. Einmal ist dieses Gefühl da und dann scheint es wie vom Erdboden verschluckt – durch eine, scheinbar aus dem Nichts auftauchende, dunkle Kraft in Hass, Angst oder Sorge verwandelt. Das *In der Liebe Sein* bleibt uns nicht 24 Stunden am Tag erhalten.

Wir lieben unsere Kinder. Es gibt aber auch Familien, in denen das nicht so selbstverständlich klappt. Wie ist es zu erklären, dass es Eltern gibt, die ihre Kinder eigenhändig umbringen? Ist Liebe immer eine bewusste Entscheidung? Kann ich mich ebenso bewusst entscheiden nicht zu lieben? Kann ich mich entscheiden zu lieben und dann ist das so? Kann Liebe gelernt werden?

Von Müttern erwarten wir Mutterliebe, von Vätern Vaterliebe. Es wäre wünschenswert, wenn diese Form von Liebe jederzeit für alle kleinen Erdenmenschen zugegen wäre und sie tragen würde, aber viel zu häufig schlägt auch dieser *Instinkt* fehl. Gibt es darüber hinaus noch Liebe, außer der Mutterliebe? Wo befindet sich die Liebe? Irgendwo in uns? Oder in dem uns umgebenden Energie- und Quantenfeld? Bei dem, was wir *Gott* nennen, der/die eben diese wie einen Segen auf uns herabregnen lässt? Trifft uns die Liebe wie eine himmlische Macht, die wir als soviel größer erfahren als uns selbst? Bleibt uns nichts zu tun, als uns der Liebe zu öffnen, sie hereinfließen zu lassen in unsere Herzen? Gibt es die Liebe in unserem Inneren, ohne Beziehung zur Außenwelt? Oder kann sie sich vielmehr erst durch das Gegenstück einer Außenwelt entwickeln? Sind wir überhaupt in der Lage wirklich zu lieben? Tief und unerschütterlich. Über die Grenzen unseres kleinen Nestes, das wir vielleicht hegen und pflegen hinaus. Sind wir zu einer die Gesamtheit einbeziehenden liebevollen Haltung fähig? Schauen wir uns die Welt einmal an, unseren Alltag, unser Umfeld, die Nachbarschaft, den Arbeitsplatz...

Neben vielen schönen Dingen begegnet uns sehr wahrscheinlichnoch viel mehr Zwietracht, Neid, Kampf, Ablehnung, Ausgrenzung und Aggression, von den zahlreichen kleinen und großen Kriegen, die unsagbares Leid über die Menschen bringen, ganz zu schweigen. Wären wir wirklich liebevoll – also voll von Liebe – wären Kriege undenkbar! Herzensbildung ist leider kein Lehrfach an unseren Schulen. Liebevoller Umgang miteinander bringt wenig Lohn ein, wohl aber wird seit jeher Niedertracht und Hinterhältigkeit scheinbar belohnt. Sehr schnell lernen Kinder, wie sie durch Rücksichtslosigkeit und Egoismus schneller an ihr Ziel kommen. Sie meinen, ich zeichne ein zu düsteres Bild? Nun dies entspricht nicht meinem Weltbild, aber einem Teil der zu beobachtenden psychischen Realität vieler Menschen. Korruption beginnt schon im Kindergarten, in der Schule, bei Eltern die ihren Kindern diese Verhaltensweisen vorleben. Liebe ist nicht unsere täglich erfahrbare Realität, diese besteht eher aus Kampf, Sorge, Neid, Angst, Hass, Unaufrichtigkeit, Hinterhältigkeit, Ablehnung, Schuldzuweisungen und Konkurrenzgehabe. Das diese Atmosphäre auf Dauer unserer Gesundheit abträglich ist, dürfte einleuchten.

Wieso weichen wir der Liebe aus? Haben wir sie zu wenig selber erfahren, sie nicht wirklich verstanden? Solange wir die Liebe nicht tief in uns tragen, scheint sie uns unberechenbar. Lassen Sie uns etwas ketzerisch werden und uns fragen: Was haben wir denn auch davon zu lieben? Liebe scheint uns wenig Nutzen zu bringen. Als liebevoller Mensch wird man eher noch belächelt. Achtung und Respekt entgehen einem auf diese Weise in unserer Gesellschaft, so wie sie strukturiert ist. Sollten wir nicht besser hart und zielorientiert und rational unsere Interessen verfolgen und alles daran setzen, unsere Macht und unser Geld zu vermehren? Liebe steht dem einfach nur im Weg. (Oder?) Wo kämen wir denn auch hin, wenn wir mit allem und jedermann liebevoll umgehen würden? Liebe stört die reibungslosen Abläufe der freien Marktwirtschaft, die des Kapitalismus. Sie könnte Menschen Skrupel lehren, sodass sie am Ende gar ihre Kundschaft oder Mitarbeiter nicht länger übers Ohr hauen würden wollen.

Sie fühlen sich (ein Glück) nicht wirklich angesprochen, aber denken Sie an Ihre Klienten, die genau aus solchen Arbeitsverhältnissen, von Stress und Angst um den Job gezeichnet vor Ihnen sitzen, oder von Gewissensbissen und Schuldgefühlen geplagt und sie um Hilfe bitten. Was, außer Medikamenten, haben wir dann zu bieten?!

Denn alles, was wir in Liebe tun, erhält einen besonderen Glanz und eine ganz eigene Schönheit.

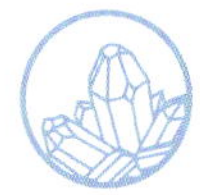

Wir Menschen besitzen scheinbar wenig Wertschätzung für die Liebe an sich, wir tun uns wirklich schwer mit einem liebevollen Umgang. Sie scheint ein zu großer Schuh für uns zu sein – ein Wunsch, ein Traum, verbannt in die Welt der Literatur und Poesie, sehnsuchtsvoll besungen in tausenden von Liedern in allen Nationen dieser Welt, die sie zu einer unerreichbaren Gottheit empor stilisiert haben – unserem Alltag entrückt – bis wir, und das ist dann ein Glücksfall, lernen, sie selbst in unseren Herzen zu verwirklichen. Liebe, so scheint es im Großen und Ganzen, ist leider nicht unsere Stärke. Noch nicht! Vielleicht ist Liebe die einzig wahre Tugend. Aber was ist Liebe, wo kommt sie her, wie können wir sie in uns verwirklichen und was würde dies für uns als Menschheit im Ganzen bedeuten? Wie würden wir leben, wie einander begegnen? Was für eine Welt würden wir erschaffen im Gegensatz zu der heutigen? Ist Liebe überhaupt ein Gefühl? Ist sie eine (Lebens-)Einstellung? Oder lediglich ein romantisches Phantom? Oder vielleicht ein spirituelles Phänomen?

Wohlwollende Anerkennung, die uns in unserem Sein und Tun bekräftigt? Ansporn und Lebensimpuls, vielleicht DER Grundbaustein des Lebens. Ur-Grund, Ursprung allen Lebens. DIE existentielle Macht im Universum, die unsere Herzen schlagen lässt und Leben, wie wir es kennen, erst möglich macht. Ich denke, Liebe ist der einzige Grund, der Seelen dazu bewegen kann, als Menschen auf dieser Erde zu inkarnieren.

Selbst, wenn wir das irdische Leben aus einer jenseitigen vorgeburtlichen Perspektive in noch so schönem Licht sähen, gespickt mit freudigen Ereignissen, Spaß und Genuss, die Kehrseite des Angenehmen holt jedes Leben auf die ein oder andere Weise ein und Krankheit, Leid, Schmerzen, Tod, Verlust und Abschied sind keine Erfahrungen, nach denen wir uns bei klarem Verstand sehnen würden, oder? Da kommt die Liebe ins Spiel. Von ihrer Warte aus sind wir bereit zu erdulden, in Kauf zu nehmen – um uns und auch anderen auf dem Lebensweg weiterzuhelfen, uns gegenseitig zu dienen, auch und gerade in Leid und Schmerz – alles aus Liebe. Es ist *ihre* Weisheit, die das *Ganze* versteht. Die Weisheit des Herzens. Eine allumfassende Bewusstheit, ein Ton im All, der auf der Frequenz des Herzens in tiefer Liebe schwingt. Einer Liebe, die das Universum zusammenhält. Eine allumfassende Liebe, an die wir uns dummerweise nicht erinnern können. Dies führt dazu, dass wir uns ab und an fragen, wie verrückt man eigentlich sein muss, auf diesem Planeten mit einem grobstofflichen Körper herumzulaufen, ob freiwillig oder gezwungen (je nach Sichtweise) und neben dem Schönen und Angenehmen nun mal eben auch diesen unsäglichen Schmerz und Unsinn ertragen zu müssen?

Dieses oder Ähnliches muss sich auch Gautama Buddha gefragt haben, als er sich auf den Weg machte, in dem Wunsch, Menschen von ewig wiederkehrendem Leid zu befreien. Ist dies nicht immer das Bestreben von spirituellen Menschen, wie auch dasjenige von Jesus Christus? Alle haben eines gemeinsam: Sie wollen Menschen von Leid befreien und dieser Antrieb lässt sie entsprechende Wege finden.

Liebe ist der Schlüssel zur Freiheit.

Man kann das Eine nicht ohne das Andere haben. Sie sind wie Geschwister, wie zwei Seiten derselben Münze. Wenn wir die Liebe *kultivieren,* folgt ihr die Freiheit nach. Es besteht eine natürliche Anziehungskraft, es fließt ein natürlicher Strom von Informationen zwischen beiden, wie zwischen zwei Polen. Freiheit ohne Liebe ist schal, führt zu Isolation und Einsamkeit. Wenn wir uns aber geistig in Freiheit hinein entwickeln, neue mentale Türen aufstoßen, und das „Oberstübchen" in neuem, hellem Licht erstrahlt ruft dies sofort die Liebe auf den Plan. Sie taucht auf, als Möglichkeit, als Verlockung, als Gesang, als Melodie und plötzlich wird unser Herz anfangen zu tanzen. Und diese Energiespirale aus Freiheit und Liebe wird uns immer höher tragen, bis wir schließlich eine Erfahrung des Einsseins mit dem Kosmos machen werden, mit der Existenz verschmolzen sein werden und erleben, wie die Polaritäten sich auflösen.

Dies aber ist eine geistige Erfahrung. Wir bleiben trotz alledem den irdischen Gesetzen von plus und minus unterstellt. Aber unseren Geist haben wir befreit. Unser Herz ist zur Feder geworden. Somit wird es uns möglich sein, nach dem Ablegen unseres irdischen Kleides, wie von selbst in die jenseitige Welt zu gleiten, weil wir es geschafft haben, schon zu irdischen Lebzeiten wiedergeboren zu werden. Wir tragen das Jenseits schon längst in unseren Herzen – in Form von Licht und Liebe. Liebe ist soviel mehr als ein Gefühl. Sie ist heilsamer Nektar – Ambrosia – Trank der Götter.

Wie ein Energiefeld umfängt sie uns – verändert unsere Schwingung, erwärmt unsere Herzen, ohne auf ein Objekt ausgerichtet zu sein. Wahre Liebe bezieht sich nicht mehr auf irgendetwas oder irgendwen. Fließt aber wie von selbst zu allem und jedem. Es heißt, das Herz entscheidet sich nur dann für einen Infarkt, wenn es nicht mehr in der Lage ist, in der natürlichen Schwingung des Organismus, diesem Rhythmus der Lebensenergie, mitzuschwingen. Spüren Sie dem einmal nach. Was macht diese Aussage mit Ihnen? Gibt es einen Widerhall in ihrem Inneren?

Liebe ist reines Sein. Liebe ist Heilung.

Ist unser Herzenskelch gefüllt mit Liebe, wird er irgendwann überlaufen und Liebe wird sich ganz von selbst im Außen verströmen. Liebe existiert völlig unabhängig von unserer Welt der Begierden und Verhaftungen. Im Gegenteil, dieser Ebene unserer Bindungen bleibt sie sogar fern. Wir können sie zu uns einladen. Wir haben immer wieder die Wahl, unsere Herzen zu öffnen und uns an ihr satt zu trinken. Sie wird unser Leben bereichern, uns helfen auf unserem Weg zur Ganzheit und Heilung unserer selbst. Liebe ist neben dem Licht die höchste Heilkraft im Universum.

Es gibt einen Weg, wahre und beständige Liebe zu erfahren. Dieser führt über unsere Spiritualität. Nur das spirituelle Feld mit seinen spezifischen Energien hat direkten Zugriff auf unser Emotionalfeld und damit auf unsere Gefühle. Wenn wir unser „Emotionalfeld" klären, es von alten Wunden und Verletzungen befreien, über den Prozess der Dekonditionierung seiner Gewohnheiten und automatische Süchte nach bestimmten für uns leidvollen, aber nunmal vertrauten Gefühlen, gelangen wir auf eine Ebene des Fühlens in der unser Herz offen ist und es uns möglich wird wahrhaft bedingungslose Liebe, warm, in unseren Herzen zu erfahren. Liebe verurteilt nicht, Liebe trennt nicht, Liebe verlangt nicht. Wahre Liebe kann nicht verletzen. Wahre Liebe ist ein spiritueller Wert.

Liebe ist ein Gebet zwischen dir und Gott,
das zur Einheit führt – zur Kommunion!
In ihrer wahren Bedeutung, lat. communio = Gemeinschaft.

Liebe ist der höchste und reinste Ausdruck unseres erleuchteten, oder sagen wir einfach, befreiten „Emotionalfeldes"; seine Sehnsucht, ein Leben lang. Diese zu verwirklichen wird uns, solange wir in unserer Selbstgerechtigkeit verharren, nicht gelingen.

Wohl aber können wir erfahren, wie diese Liebe aus geistigen Welten, aus geprägten, energetischen Feldern, in unser Herzchakra fließt, wenn wir unser Herz in der Meditation weit öffnen. Wir sehen uns dann aber der Herausforderung gegenüber gestellt, diese zutiefst in uns selbst erfahrene Liebe aus der „Einsiedelei“ hinaus in die Welt zu tragen. Hier beginnen zugegebenermaßen die größten Probleme, denn hier wird unsere Liebesfähigkeit immer wieder am Schauplatz unserer irdischen Realität geprüft. Und wir alle wissen, wie sich das Scheitern anfühlt. Wir üben und können uns jeden Moment wieder neu entscheiden. Es ist wichtig zu verstehen, dass wir nichts müssen. Wir *müssen* nicht in Situationen versuchen zu lieben, in denen es uns zurzeit unmöglich ist. Das wäre der völlig fehlgeleitete Ansatz. Aber uns zu üben in Situationen, die es uns leichter machen zu lieben, statt in Konkurrenz zu treten, den anderen zu stärken und die eigene Freude darüber zu erfahren, ist ein guter Schritt. Den Alltag mit einer Schwingung der Liebe zu begehen und diese allen Menschen, Tieren, der gesamten Natur zuströmen zu lassen, das ist wahrlich eine gute Übung.

Oftmals aber können wir die Erfahrung machen, dass Liebe in der alltäglichen Kommunikationsschiene nicht verstanden wird, gleich einer Fremdsprache, die man nicht beherrscht. Manchmal könnte man meinen, Menschen besäßen kein *Organ*, dass sie die Liebe begreifen ließe, sie nicht einmal erkennen lässt.

Haben Sie schon mal die Erfahrung gemacht, dass Sie liebevoll auf Menschen zugegangen sind, was aber deren Misstrauen hervorgerufen hat? Wir Menschen sind die verwirrenden Energien einer mindestens in Doppeldeutigkeit gefangenen Ausstrahlung in der Begegnung mit anderen gewöhnt. Der Tenor menschlicher Begegnungen lässt immer mehrere Ebenen der Wahrnehmung, häufig sich widersprechender Signale zu, – verwirrend und zunächst niemals authentisch. Eigentlich sind wir so programmiert, eher der Lüge zu vertrauen und dem, der es nicht gut mit uns meint, als dem Licht und der aufrichtig-liebevollen Anteilnahme einer anderen Person. Treffen wir auf letztere, reichen unsere Reaktionen von *der will doch irgendwas von mir* über *der will mich irgendwie reinlegen* bis zu *„da kann doch was nicht stimmen, so freundlich kann doch niemand (zu mir) sein“*.

Ich habe mich gefragt, ob durch Liebe auch Gefühle von Erniedrigung ausgelöst werden können. Weil der Liebende, als Gebender so mächtig erscheint, von einem Glanz umgeben ist, den wir sonst nur bei frisch Verliebten beobachten können, der es aber dem „normalen“ Beschenkten unmöglich macht, etwas zurückzugeben und sich selber dadurch klein vorkommt. In seine Kindheit zurückversetzt, sich vielleicht sogar nicht ernst genommen fühlt.

Denken Sie nur einmal daran, wohin Jesus es mit seiner Lehre der Liebe gebracht hat. Es stimmt mich traurig, dass wir Liebe noch nicht wirklich verstanden haben und als anerkannte Kommunikationsform in unser gesamtes Leben übernommen haben. Und doch – lassen Sie es uns zulassen, dass die Liebe durch unsere Herzen hindurch zu anderen Lebewesen, zur gesamten Existenz fließen kann, von Tag zu Tag, immer mehr und mehr. Charlie Chaplin sagte einmal sinngemäß: „Es gab noch nie genügend Liebe auf diesem Planeten“. Lassen Sie uns dies gemeinsam verändern.

Ich habe im Laufe der Jahre meiner therapeutischen Arbeit immer wieder beobachten können, wie erwachsene Menschen regelrecht vor der Schwingung der Liebe davon laufen. Um dies nochmal zu verdeutlichen, ich spreche hier nicht von Beziehung und Partnerschaft. Es geht um reine Liebe als Grundschwingung des Lebens, eine selbstlose Liebe, die ubiquitär auch und gerade in der Natur vorhanden ist. Menschen ergreifen eher die Flucht vor der geballten Wärme und Macht der Liebe. Instinktiv wissen sie, dass sie ihre Schwingung auf diese Weise konzentriert nicht aushalten könnten. Häufig rührt es daher, dass sie in ihrem Innersten davon überzeugt sind, nicht liebenswert zu sein. Sie glauben tatsächlich, sie hätten es nicht verdient geliebt zu werden, sie wären der Liebe nicht wert, warum auch immer. Wir sollten uns schleunigst daran machen, diese Mitmenschen eines Besseren zu belehren. Sie misstrauen der Liebe und wollen sich gar nicht erst auf ihre Frequenz einlassen. Außerdem geht sie ja auch nah, sie berührt uns zutiefst, unmittelbar und authentisch. Das ist eine sehr kraftvolle Erfahrung, die erst einmal an unseren Schmerzen und Wunden rühren wird und das kann als beängstigend wahrgenommen werden, aber auch als erleichternd. Manch einer seufzt vielleicht tief auf, wenn er von einer reinen, therapeutisch wirksamen Liebe berührt wird und nimmt diese Energie eher wie ein Streicheln wahr. Dies sind Erfahrungen, die ich in meiner nunmehr jahrzehntelangen Arbeit immer wieder machen kann. Sie auch? Wie sehr sehnen sich Menschen nach Liebe und wie sehr misstrauen sie ihr auch.

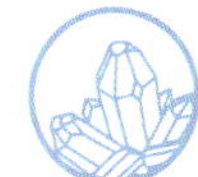

Aus diesem Grunde ist es so enorm wichtig, vor jeder weiteren therapeutischen Intervention mit dem Patienten eine intensive, heilsame Rosenquarzsitzung abzuhalten. Mein Wunsch an Sie, liebe Leser/-innen und Kollegen/-innen, wäre, dass Sie dies erst einmal bei sich selbst erfahren, sozusagen *„am eigenen Leib"*.

Anders verhält es sich mit den allermeisten Kindern. Sie fühlen sich von einem Menschen mit Liebe im Herzen geradezu magnetisch angezogen. Es gibt aber auch hier Ausnahmen, wenn das kindliche Gemüt zum Beispiel schon frühzeitig mannigfaltigen traumatisierenden Störungen ausgesetzt war.

Liebe ist das Phänomen, unser menschliches Sein betreffend, welches für uns am schwierigsten zu fassen ist, zumal sie völlig irrational daherkommt, reinen Selbstzweck verkörpert und im höchsten Maße irritierend auf unser Ego einwirkt und wir spüren intuitiv, dass sie die Macht besäße unser Ego vollkommen aufzulösen. Genau davor haben wir aber Angst. Warum?

Liebe, auch im Kleinen, raubt uns den Verstand, alle vertrauten Reaktionsmuster, die wir im Alltag erfolgreich zur Anwendung bringen, entgleiten uns. Wir haben Sorge, unter ihrem Einfluss die Kontrolle zu verlieren (über wen oder was?), unser Ansehen (in wessen Augen?) aufs Spiel zu setzen. Liebe untergräbt Autorität, alle patriarchalen Strukturen.

Liebe lässt sich nicht befehlen, nicht erbeuten und konservieren, um sie anschließend in Museen auszustellen. Liebe lässt sich auch nicht mit Gold aufwiegen. Sie ist selbst der goldene Topf, der heilige Gral! Liebe stellt die größte „Bedrohung" für unser aufgeblähtes Ego, unsere Personamaske, dar und so laufen wir reflexartig und unbewusst vor ihr davon.

Liebe lässt uns machtlos, und zugleich machtvoller denn je, staunend zurück.

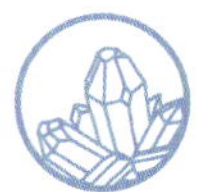

Wir fürchten uns davor, uns ins Meer zu ergießen, uns in etwas Größerem als unserer kleinen Scheinpersönlichkeit zu verlieren. Die Ahnung von Zuständen wie Liebe, Freiheit und Transzendenz, die uns mit universellen Weiten verbinden, jenseits unseres kleinen Ichs, flößen uns manchmal Furcht ein. Mag sein, dass diese Werte deswegen noch nicht so weit verbreitet begehrt sind. Dem müsste ein gesellschaftlicher Wandel vorausgehen, zu dem wir immer die Chance haben. Wir haben es in den Händen. Wir können als BürgerInnen entscheiden, wie wir miteinander umgehen, welche Solidarität wir bekunden, jenseits von Klassenkämpfen und monetären Forderungen. So könnten wir die Welt verändern, indem wir uns allen menschen- und lebensverachtenden Strömungen verweigern und beginnen, als MENSCHEN mit Herz zusammenzustehen.

Liebe ist kein Gefühl – Liebe ist ein Zustand!
Liebe ist Sein.

Wenn wir diesen *bliss*, dieses fließende Glück, erleben, schwingen wir auf einer sehr hohen, kraftvoll tragenden Frequenz. Wir sprechen nun auf dieser Ebene von einer transpersonalen, eher dem „Göttlichen" zugeschriebenen Liebe. Einer fühlbaren Kraft, die uns überwältigen kann, sich wie eine riesige Flutwelle vor den Wällen der Festung unseres Egos aufbaut und uns zu überrollen droht. Wir haben Angst, dabei könnten wir einfach loslassen und sehen, was geschieht. Wir wären überrascht, wie schön das wäre.

Sie ist nichts, für das wir aktiv etwas tun, aber sie ist schließlich alles, was wir wollen.

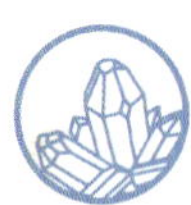

Nirgends ist die Liebe so rein, so vollkommen, wie wenn wir sie über unser spirituelles Feld erleben. Die höheren Oktaven der Gefühlswelt, die wir über unseren spirituellen Körper kanalisieren können, heben unseren bebenden *Leib* auf eine höhere Ebene der Erfahrung und Wahrnehmung. Wenn es uns gelingt zu vertrauen, erschaffen wir uns neu im Licht. Liebe ist etwas ganz und gar Einzigartiges in unserem Leben, in der Existenz. Lassen wir es zu, dass sie uns erfüllt, hat sie die Kraft, uns die Tränen ob unserer eigenen Härte in die Augen zu treiben.

Fertigen Sie ruhig einmal eine Liste an, mit all den Bemühungen, die sie in die Dinge ihres Lebens stecken. Wie viel Energie investieren Sie für Ihre verschiedenen Ziele, welche Projekte laufen? Wie schneiden im Vergleich ihre Bemühungen ihre Liebesfähigkeit zu mehren ab?

Wir alle wollen geliebt werden und versuchen über Leistung an Liebe heranzukommen, über gutes Aussehen, Erotik und Selbstaufgabe. Wir erwarten, dass man uns liebt, weil wir viel Geld haben, exzellent singen oder grandios Fußball spielen. Den wahren Punkt, um den es geht, die Mitte der Zielscheibe, die der Meisterbogenschütze zu treffen sucht, verfehlen wir zielstrebig. Wir achten nicht genügend auf unsere Mitte unseres zur Liebe fähigen Herzens, sondern fordern über das dritte Chakra ein, was wir glauben bekommen zu müssen. In der Regel Macht, Besitz und Prestige.

Ja, Liebe steht uns zu, nur leider suchen wir sie auf falschen Wegen, meist so, wie wir es von klein auf von unseren Eltern gelehrt worden sind – mit brav sein und Leistung bringen zum Beispiel. Wir glauben wirklich, etwas tun zu müssen, um geliebt zu werden, um der Liebe wert zu sein. Was für ein Unsinn!

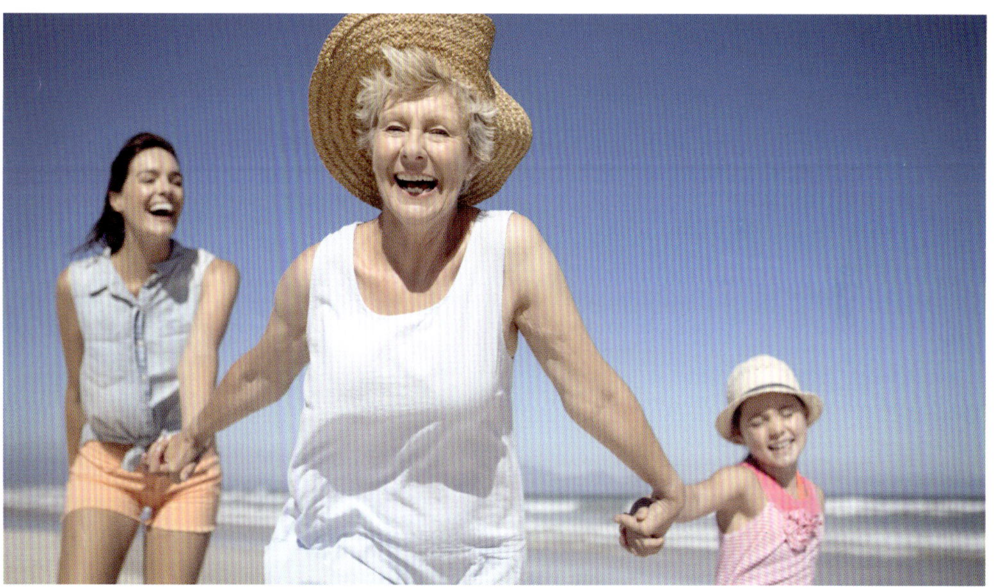

Alles, was wir tun müssen, um unser Ziel zu erreichen ist loslassen, und Liebe geschieht und damit Heilung auf vielen verschiedenen Ebenen, die wir uns jetzt noch gar nicht alle vorstellen können. Lieben Sie, soviel Sie können. Denn ich frage immer, – wer kann uns denn daran hindern zu lieben? Kann uns dies irgendwer verbieten? Es liegt ganz alleine in unserer Entscheidungshoheit. Entscheiden sie sich bitte so oft wie möglich für die Liebe. Dankbarkeit wird Ihr Echo sein.

Die folgenden Sätze können Sie sich jeden Morgen und jeden Abend vor dem Einschlafen sagen. Sprechen Sie sie laut und voller Überzeugung. Fühlen Sie die Liebe dabei in ihrem Herzen.

Ich bin Liebe. Liebe ist Leben.
Mein gesamtes Leben ist erfüllt von Liebe.
Ich bedenke alles und jeden, der mir begegnet, mit Liebe.
Liebe ist meine Entscheidung.
Liebe ist!

Säule III: Kommunikation mit allem Lebendigen

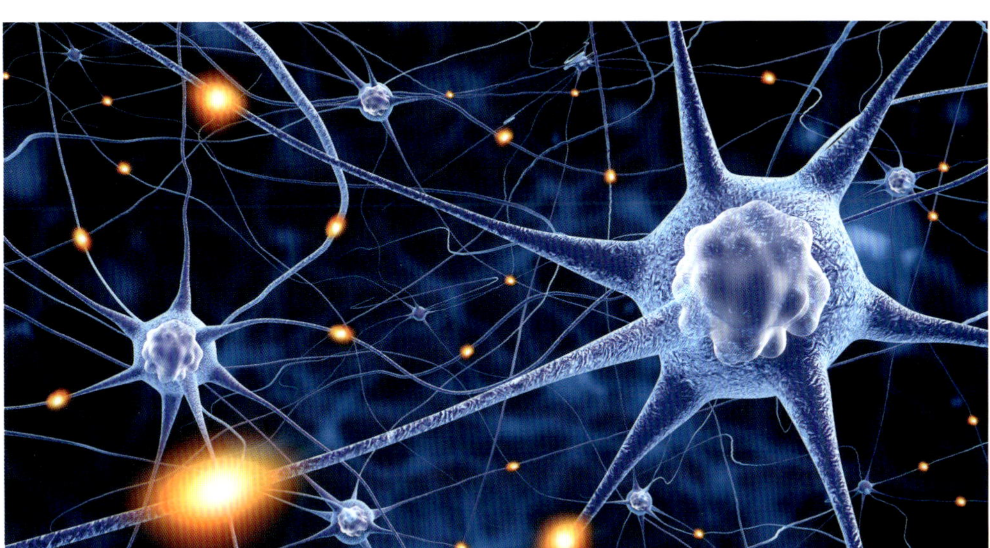

Wir reden miteinander, darüber sind wir uns alle einig. Wir sind irgendwie im Kontakt mit unserer Mitwelt. Sind mehr oder weniger verbunden mit unseren Mitmenschen. Aber auch nur mehr oder weniger mit uns selbst verbunden. Zum größten Teil beschränkt sich unser bewusster Austausch auf leicht abzuhandelnde Oberflächlichkeiten. Sogar im Umgang mit Freunden, was mich verwundert. Mir erscheinen Begegnungen von Menschen heutzutage mehr denn je in einen Schlagabtausch kopflastiger Erwartungen abgedriftet zu sein. Vielleicht muss man dies auch differenzieren und der Jugend hier eindeutige Pluspunkte zusprechen, die sehr viel persönlicher und anteilnehmender miteinander kommuniziert. Vieles, was hier den älteren Generationen noch fremd ist oder war, leben die jungen Menschen heute ganz selbstverständlich. Das ist gut, solange es im privaten Rahmen, im persönlichen Gespräch und Miteinander stattfindet und nicht entäußert über Facebook & Co geschieht.

Die Älteren unter uns, die vom Aussterben bedrohten Dinosaurier, tun sich immer noch schwer, sich zu verbinden. Sie sind es gewohnt, bestimmte Grenzen aufrechtzuerhalten und geraten leicht in Panik, wenn man Ihnen zu nahe kommt. Warum? Wir gleichen Wissen ab, benehmen uns anderen Menschen, auch innerhalb der Familie, wie Hochschullehrer, streifen belangloses Tagesgeschehen. Mit wahrer Kommunikation hat dies nichts zu tun, wie wir sehen werden, weil ein ganz wichtiger Faktor dabei fehlt, die bewusste Bezugnahme auf unser Selbst.

Wahre Kommunikation setzt voraus, dass ich **jemandem** begegne, dass jemand *zu Hause* ist, mit sich selbst verbunden ist. Dies realisiert sich aber nur, wenn ich zu bewusster (Selbst-)Reflektion fähig bin – in jedem Moment!

Doch was, wenn niemand da ist, wenn sich die Persona in den Vordergrund schiebt, diese seifenblasengefüllte Scheinidentität, deren mangelnde Essenz im Raum förmlich greifbar ist. Es wäre sinnlos. Irritierender Weise würden mir lediglich Worthülsen begegnen, es käme mir vor, als würde ich auf die Tageszeitung treffen, die ich selbst schon gelesen habe, ich brauche keine Wiederholung. Vielleicht begegnet mir mit manchen Menschen schale Angst oder hartes verletzendes Machtgehabe, welches sich hinter kalter Rationalität verschanzt hat, sprich viel Lärm um Nichts erzeugt. Den Menschen dahinter kann ich nicht greifen, er bleibt mir fremd. Solch ein Aufeinandertreffen lässt sich vortrefflich mit dem Adjektiv *befremdlich* umschreiben. Es liegt etwas Irritierendes in dieser Art Begegnungen, unpersönlich und meist auch noch von Zeitmangel gepeitscht, eine unangenehme Hektik verbreitend, die enorme Importanz und anpackende Dynamik suggerieren will. Wenn sich Menschen auf dieser Ebene eine Zeitlang aneinander abgearbeitet haben entsteht mit einem Male dieses Vakuum – diese deprimierende Leere, dieser Moment, wenn es nichts mehr zu sagen gibt. Das ist meist der Punkt, wo die Begegnung, der Abend, das Gemeinsame beendet ist, man auseinander geht und jeder seiner Wege geht. Was wäre, wenn wir uns bewusst entscheiden würden, nun gerade erst weiterhin zusammenzubleiben? Wenn wir uns von dem spiralartigen Sog nach innen mitreißen lassen würden und verbunden bleiben würden? Genau ab diesem Moment würde wahre Kommunikation ihren Beginn nehmen. Nun kann Begegnung stattfinden, die zutiefst berührt, verbindet und auch heilsam sein kann. Denn auf dieser authentischen Ebene setzen wir echte Impulse in unser Gegenüber und empfangen unsererseits wirkliche Anregungen in unserer Psyche.

Es hat schon eine ungewollte Komik – der durch die Straßen hetzende, sich selbst entfremdete „Erdling“, die Technik die ihm das Leben erleichtern sollte hält ihn versklavt, als geschäftige Drohne, der Gefräßigkeit der Zahlen ratternden Informationsbeschaffungsmaschine preisgegeben. Menschliche Interaktion kommt ganz lapidar als Nebensache via SMS, Mail, Twitter, usw. daher. Auch ich nutze vieles davon, aber mir ist die Illusion der Verbundenheit, die darin als Gefahr lauert, bewusst und ich bleibe weiterhin hungrig nach wahrer menschlicher Begegnung.

Die neue technische Kommunikationswelt

Das Verrückte an diesen technischen Kommunikationsmöglichkeiten ist, dass wir über sie meist Banales wie „ich bin gleich da“ oder „ich gehe noch kurz was einkaufen, kommst du nachher mit ins Kino?“ – austauschen, aber ist Ihnen schon einmal aufgefallen, dass Sie jedesmal, wenn Sie von einem Menschen, den Sie kennen, solch eine Nachricht bekommen, gleich Ihr gesamtes Wahrnehmungsspektrum bezüglich dieser Person in Ihrem Gehirn aufrufen. Jede „message" triggert den Bereich in Ihrem Gedächtnis, in dem alle Informationen über eben diesen Menschen gespeichert sind. Sie sehen ihn förmlich vor sich, sie fühlen sich tatsächlich berührt und verbunden.

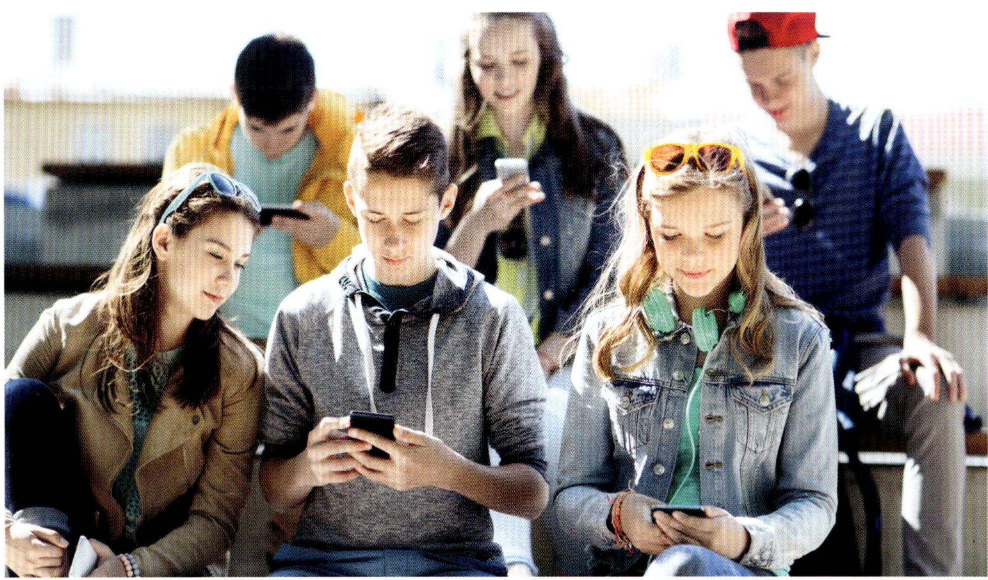

Sie lächeln vor sich hin, während Sie auf die Tasten Ihrer Maschine hämmern, um zu antworten. Trügerisch aber ist, es findet alles über Zeichen statt, Displays, Maschinchen, die eine enorme Macht über uns bekommen haben. Es erzeugt ein Gefühl von Verbundenheit, das ist unbestreitbar und hat Gutes, wie auch Fehlerhaftes. Letzteres, weil wir unsere geistigen Möglichkeiten zu fühlen, wahrzunehmen und in uns selbst zu suchen und zu finden langsam abgeben, an wen und was auch immer. Unsere Gehirne verändern sich, derweil wir lernen, unseren Fokus auf geschriebene Buchstaben, statt auf das gesprochene Wort, ohne direkt erfahrbaren, spürbaren Tenor der Stimme und im Verborgenen weilender Mimik, zu richten. Wir reagieren alle gut konditioniert auf Schlagworte und Emojis, sind leicht zu führen, derweil unsere Aufmerksamkeit ständig gefordert und fokussiert wird, wodurch unser Wahrnehmungsradius auf das Schändlichste verringert wird, geradezu zusammengezurrt wird. Gleichzeitig geben wir Dinge von uns preis, die wir früher nur einem uns sehr nahe stehenden Menschen anvertraut hätten. Es ist eine neue Welt der Symbolsprache. Und Symbole haben Macht, durch die Energie, mit der wir sie aufladen. Dies kann gefährlich sein.

Logischerweise verändert dies unsere gesamte Lebenseinstellung, Lebensausrichtung und vor allem unsere Fähigkeit zu ganzheitlicher Kommunikation. Mehr denn je sind wir heutzutage aufgefordert, zwei Welten säuberlich zu unterscheiden, zu trennen und für eine Ausgewogenheit – ein Gleichgewicht von *natürlich* und *künstlich* zu sorgen – um weiterhin eine ganzheitliche gesunde Entwicklung der menschlichen Spezies zu gewährleisten und Entfremdung mit folgender Abhängigkeit und verführbarer Suggerierbarkeit zu unterbinden.

Möchten Sie das wirklich in Zukunft missen – den individuellen Klang der Stimme ihres Gegenübers, den einzigartigen Ausdruck der Augen, Spiegel der Seele, das bezaubernde Zusammenspiel der Gesichtsmuskeln, die Gesten, die Art, wie jemand seinen Körper bewegt, Geruch und Aura eines Menschen? Die Zeit, die wir uns für eine solche Begegnung nehmen? Oder einen Waldspaziergang, den bezaubernden Anblick der wildlebenden Tiere in unserer Natur. Die Nähe zu allem Natürlichen? Wollen wir wirklich den Bezug zu unserer Wirklichkeit, der Existenz, Flora und Fauna, den Elementen, den Kräften der Natur verlieren und nur noch zu Hause sitzen und uns die gleichen „Dinge" virtuell einverleiben? Was für ein Unsinn! Wenn wir doch echte Kontakte haben können und uns auf dieser wunderbaren Erde in jeder natürlichen Erscheinung wiederfinden können.

Doch ich befürchte, vielen Menschen kommt dies heute sehr entgegen, ohne größeren persönlichen Einsatz, mittels eines geringen Wortschatzes ihrem Alltag zu frönen. Dieser Lebensstil spielt denjenigen in die Hände, die generell schon Kommunikationsprobleme im ganzheitlichen Sinne haben und von Haus aus der Meinung sind, dass andere ihr Innenleben nichts angeht, die sich im Gespräch hinter Sonnenbrillen verschanzen und ihre Gefühle zur Privatsache machen. Sie können sich nun weiterhin einer wahren Kommunikation verweigern und jetzt auch noch mit voller Legitimation, denn Sie kommen ja den gesellschaftlich geforderten Bedingungen unserer modernen Kommunikationsgesellschaft in vollem Umfang nach, arbeiten brav ihre Mails ab, usw.

Aber genau dies ist doch ein uraltes, nicht gerade erfolgreiches Konzept der Vergangenheit und hat niemals und zu keinem Zeitpunkt zu guter und konstruktiver Kommunikation beigetragen. Wo dies möglich ist (und wir sollten viel dafür tun), muss Kommunikation Menschen zusammenführen und nicht auf Abstand halten. Wir können heute viel lernen, auch durch die Auseinandersetzung mit den neuen Medien, nicht beliebig, nicht entblößend, nicht verletzend, aber tiefer zu kommunizieren – auch offener, um zu erkennen, wie ähnlich wir uns eigentlich sind.

Wir sind alle eins

Ich glaube nicht, dass das Innenleben eines Menschen alleine seine Sache ist, nicht in dem Sinne, dass wir uns einmischen sollten, belehren sollten, wenn wir nicht ausdrücklich darum gebeten wurden, nein – eher aus der Perspektive der ganzheitlichen Verbundenheit und *Nichtherauslösbarkeit* jedes einzelnen Lebewesens aus dem Gesamten.

Was wäre so schlimm daran, wenn wir uns näher kämen? Wie sonst sollen wir jemals emotional intelligente, gemeinsame Bewusstseinsfelder aufbauen und echte Evolution erschaffen und bewerkstelligen, wenn sich jeder einzelne zurückhält und seine psychischen Schätze, die den eigentlichen Wandel in der Gesellschaft herbeiführen könnten, unter Verschluss hält. Ich denke, dieses Verhalten stellt eine Art Verweigerung dar, eine Halbherzigkeit und unnötige Feigheit, nichts Echtes und wirklich Eigenes zur kollektiven Menschheitsentwicklung beizutragen.

Wenn Gefühle, Lebenskrisen immer nur Privatsache bleiben, leben wir an einer positiven Vision von Gesellschaft vorbei. Es führt Menschen nicht zueinander, wenn wir ständig Angst voreinander haben, Angst vor dem Urteil des anderen oder Scham, vermeintliche Schwäche zu offenbaren. Wäre unsere Kommunikation echter, mehr aus der Tiefe kommend, von Herzensqualitäten geprägt, wären wir im Stande Mauern einzureißen, die zu lange schon uns Menschen voneinander trennen. Im selben Moment würden wir erkennen, dass der andere gar nicht so anders ist und wir uns mit den gleichen Herausforderungen und Themen, die das Menschsein mit sich bringt, herumschlagen, eben nur auf unsere ganz einzigartige Weise, die als Versuch auf dem Weg der Evolution der Menschheit als Kollektiv zusteht.

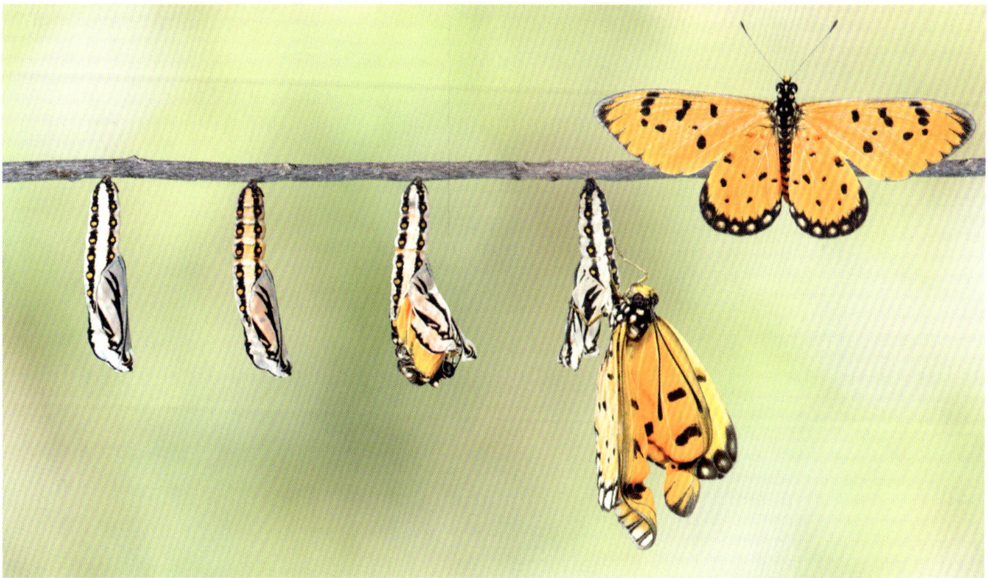

Was ist denn schon eine Kommunikation wert, die sich außerhalb bestimmter Disziplinen, die das ausdrücklich wollen, nur auf den Verstand stützt? Sie hinterlässt einen Geschmack von schalem Bier. Wie sollen wir das Leben kennenlernen, wenn alle über ihr wahres Leben schweigen? Es ist ja am Ende nicht nur unser eigenes Erleben, welches uns das Leben begreiflich machen kann, sondern auch die Erfahrungen des anderen, wenn wir uns ihm mit echter Anteilnahme zuwenden. Ich nenne diese „second-hand"-Erfahrungen.

Wo stehen wir denn als menschliches (Zell-)Kollektiv, wenn wir am Leben des anderen nicht mehr teilnehmen können? Wie eine Raupe in ihrem Kokon, die sich nicht traut ein Schmetterling zu werden, der es an Mut mangelt, die sie umgebende Hülle zu zerbrechen, ihre Flügel vollkommen zu entfalten und zu fliegen. Wir alle scheuen uns seltsamer Weise vor Veränderungen, vor Neuem, vor Bewusstseinserweiterung. Lieber halten wir an Altem fest, auch wenn es offensichtlich keinen Sinn mehr bringt für unser Zusammenleben und verhindern dadurch gesunden psychischen Fortschritt. Hinter all diesem Misstrauen steckt blanke Angst und wenn wir es nicht aushalten, diese zu fühlen, wird daraus Wut und Zorn und die kriegerische Spirale wird von neuem bedient. Der Mensch ist ein Gewohnheitstier, oder wie *G. I. Gurdjieff* sagt, *eine Maschine – ein Automat*. Wir verlassen uns lieber auf Altbekanntes, selbst wenn es uns weh tut und Entzweiung und im schlimmsten Fall Zerstörung nach sich zieht, als uns einfach mal locker, spielerisch und begeistert neue Pfade zu erschließen. Dies betrifft auch unser menschliches Miteinander.

Wir könnten entdecken, welch ungeheure Freiheit es bedeutet, authentisch zu sein. Alle Energie, die wir aufbringen mussten, um unsere Masken aufrechtzuerhalten, steht uns nun zur Verfügung, um ein lebendiges und freies Leben voller Freude und Vertrauen zu leben. Vor allem ein verbundenes Leben. Wir müssen nicht dazu verdammt sein, ein Leben in Angst davor zu führen, dass uns jemand die Tarnkappe raubt. Es ist alles gut!

Authentische Kommunikation kostet uns wenig Energie und spendet viel Gehalt.

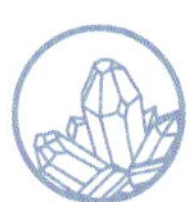

Empathie

Erweiterte Sinne hinzuzuziehen, ist unumgänglich, insbesondere auch für das Weiterbestehen dieses Planeten, wie wir ihn kennen und wie er uns, scheinbar stoisch, nährt. Ohne das Gefühl, das Empfinden, einer offenen Zuwendung, die der Grundhaltung, zu heilen und zu helfen zugrunde liegt, werden wir die Kurve nicht kriegen. *Innovatives Bewusstsein* auf das zu lenken, was in Unordnung geraten ist, um es wieder in den Zustand der Ordnung zu überführen, muss Grundverhaltensmuster unserer Psyche werden, dies muss uns in Fleisch und Blut übergehen, als emotionale Logik das selbstgerechte Ego überschwemmen und in allen Bereichen oberste Maxime sein, sei es in der Familie, im Zwischenmenschlichen überhaupt, im Umgang mit der *Mitwelt*, in Politik, Gesundheitswesen, Wirtschaft, als eben auch zuallererst seinen Ausgang nehmend in der Psyche jedes Individuums. Nur, wenn es uns allen gelingt umzudenken und mit anzupacken, unsere Gesellschaft, unser Land zu verändern, mit Visionen von Menschlichkeit und diese gemeinsam in eine neue Zeit tragen, haben wir eine Chance. Haben wir da, wo wir jetzt stehen, überhaupt noch die Wahl, eine andere Entscheidung zu treffen, als die der Empathie und Menschlichkeit?

Aber auch hier gilt immer, mit Maß und Vernunft. Es gibt Grenzen guter Visionen, so begrüßenswert sie auch sein mögen. Empathie darf niemals in Dummheit ausarten, zu leicht wird sie von Ego-gesteuertem Machtgehabe als Schwäche gesehen und als Einladung zur Überwältigung und Einverleibung missdeutet und überrollt. Mitgefühl alleine bringt uns auch nicht weiter, es ist aber eine Komponente, die in unserem menschlichen Gebaren nicht genügend Raum einnimmt und zu wenig mitbestimmend wirkt. Wir haben die Achtung vor unseren Wurzeln verloren.

Die Verbundenheit von allem

Ich verstehe diesen Kosmos, diese Erde mit all ihrem Leben als eine interagierende – sich gegenseitig unterstützende Einheit. Deswegen halte ich Gesundheit für ein globales – kosmisches „Ereignis". Wenn es dem Ganzen gut gehen kann, wenn eine natürliche Ordnung – ein Gleichgewicht gewahrt bleibt oder widerhergestellt wird, beginnt auch unsere Heilung. In dem Maße, wie wir die Erde zerstören, den Weltraum vermüllen, die Elemente radioaktiv kontaminieren, ob im Meer, der Erde oder der Luft, in genau dem gleichen Maße schaden wir uns selbst.

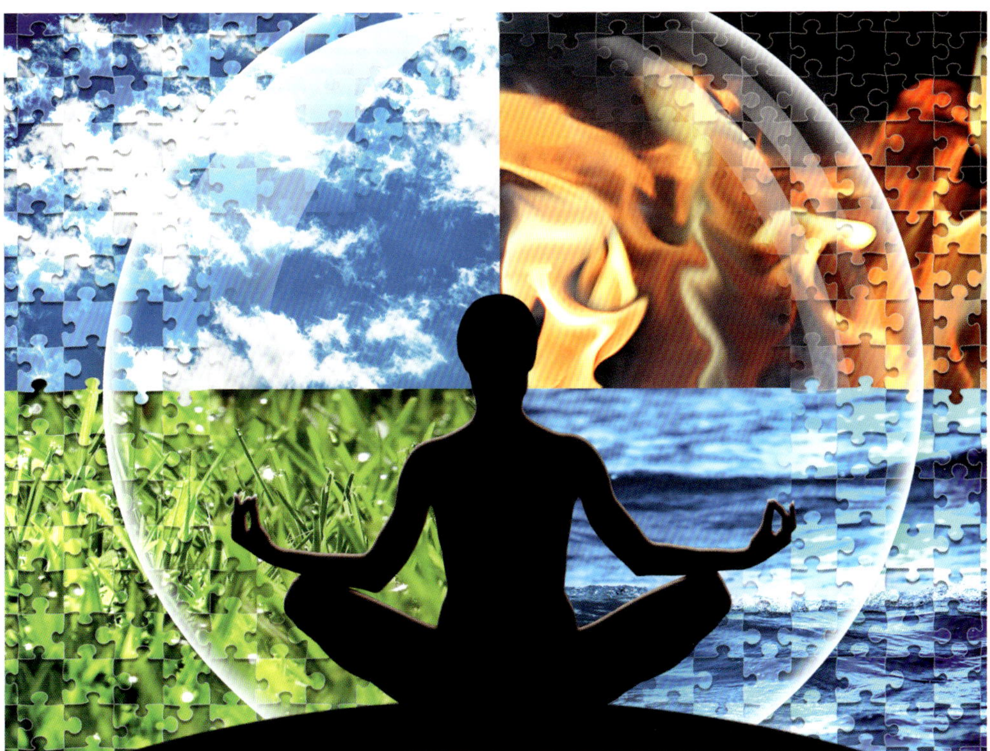

Jede unserer Handlungen zeitigt eine Wirkung in UNS! Sie verpufft nicht irgendwo da draußen, im Abstrakten. Das sollte uns zu denken geben und als Überlegung vor unserem Handeln, Erfinden, Zusammenschustern und Eingreifen in die natürlich bestehende Ordnung der Naturgesetze stehen.

Aber interessant ist zu sehen, dass wir in diesen Fragen erst dann wirklich aktiv werden, wenn wir selbst quasi mit dem Rücken zur Wand stehen und auch dies nur sehr schleppend. Unser Verhalten hat den Planeten fast an die Wand gefahren, dadurch haben wir ihn zu einer Gefahr für unser eigenes (gesundes) Leben gemacht.

Alles, was wir tun, ist für immer wie durch einen seidenen Faden mit uns rückwirkend verbunden!

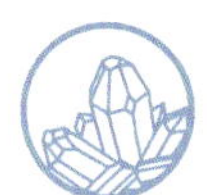

Wie nun ist es aber um unsere Wachsamkeit, unser Mitgefühl bestellt, wenn es ausnahmsweise einmal um andere Lebensformen, als die unsrige geht. Wie weit geht hier unsere Fürsorge? Wir waren zu einem Großteil nie in der Lage, einer Pflanze, einem Tier, einer Bergkette oder dem Meer und seinen Bewohnern eine Lebensberechtigung zuzusprechen. Einfach so. Ohne Nutzen für uns, außer unserer ehrlichen Herzensfreude an diesen, getragen von einer Hochachtung vor der Natur.

Warum haben wir nicht von Anfang an das Wohlbefinden allen Lebens in unsere Überlegungen miteinbezogen, in dem klaren Wissen um dessen Wichtigkeit. Wie konnten wir diesen Fehler machen? Sind wir wieder einmal den Allmachtsphantasien der menschlichen Hybris verfallen? Denn „wissen" müssten wir es eigentlich besser. Es ist alles vorhanden, alles gesagt, alles zu erspüren und nachzulesen. Doch wir wüten heute schlimmer denn je – konträr zu allen Naturgesetzen und damit alles andere als nachhaltig. Klar – wir brauchen nicht lange darüber nachzudenken, es geht um Geld.

Was mich sehr wundert, ist das menschliche Abwägen, ob und wann etwas wertvoll zu sein hat, ausgehend von der Überlegung, ob es mir nutzt oder eben nicht. Wir sind eine Gesellschaft von *Ge-brauchern* und *Be-nutzern* geworden, deren Denken unablässig um die Frage von Konsum und Dingen kreist. Durch dieses Verhalten verbrauchen wir Ressourcen, verspielen wir Vertrauen und verlieren unsere Möglichkeit, uns als menschliche Menschen zu *designen.*

Wissenschaft forscht mehrheitlich dort, wo Profit winkt, wo die Kasse klingelt. Das ist nicht intelligent, sondern gierig. Der dunkle Schatten des verdrängten Emotionalfeldes schlägt zu. Wie scheinbar einfach und logisch wäre es, mit den besten Mitteln ausgestattet, in Bereichen zu forschen, die wirklich wertvoll und wertschöpfend sind, getragen durch Motive, die lebenszugewandt sind und in ihrer Forschung, ihren Auswirkungen, Ergebnissen und Zielen weder Leid bei Mensch, noch Tier, noch Natur verursachen würden, und somit das Gegenteil, nämlich alles umfassende Lebensqualitätsverbesserung und -bewahrung, zutage fördern würden. Wäre doch eigentlich naheliegend, solch ein Bestreben, oder, wie sehen Sie das?

Wenn es denn stimmt, dass *wir uns die Erde Untertan machen sollen*, wäre es dann nicht königlich von uns, für das Wohl unserer Untertanen gut zu sorgen, statt sie auszunehmen, bis auf den letzten Tropfen „Blut" auszupressen, sie sodann, wenn sie ihren Zweck erfüllt haben, mit Füßen zu treten und sie zu halten wie Sklaven, um unsere egoistische Gier zu befriedigen? Menschen, in diesem *Reich,* mit perfiden Versprechungen zu locken, die nie eingelöst werden und mit beständiger Unterhaltungsindustrie dafür zu sorgen, dass sie permanent aus ihrer Mitte, ihrem Inneren nach außen gezerrt werden. Ihr Bewusstsein zu binden an Dinge und sie wie Gefangene ihrer eigenen Schwäche in der Umlaufbahn ihrer Peripherie kreisen zu lassen und sie es dabei nicht einmal merken zu lassen und tatsächlich in dem Glauben zu halten, sie hätten dieses Leben freiwillig gewählt.

Das Mutterprinzip

Wir verlangen, wir fordern, wir haben gelernt, zu erwarten, dass unsere Gier gestillt wird. Stillen – das Wort, welches wir nutzen, wenn wir das Ernähren eines Babys durch seine Mutter, die Mutterbrust, meinen, das „Land", in dem Milch und Honig fließt. Mutter Erde, für die sich nicht die Frage stellt, ob sie uns trägt und nährt, sie tut es – ausdauernd, bis zur Erschöpfung. Aktuell leben wir in einer Zeit eines aus den Fugen geratenen Mutterprinzips, welches seiner ursprünglichen Schönheit – nämlich der ausgewogenen Freiwilligkeit des Gebens, des Nährens und Beschützens beraubt, schamlos fordernd (überfordernd) ausgenutzt und missbraucht, erpresst und ausgebeutet sich folglich in sein Gegenteil – den Pol der Lebensfeindlichkeit, der Zerstörung verkehrt hat. Es läuft zu lange schon *verkehrt.*

Ein Baby nimmt soviel es braucht, meist soviel, wie die Mutter in der Lage ist, aus ihrem eigenen Körper zu erschaffen. Nachhaltigkeit pur. Keiner leidet. Beide erfahren große Liebe, Erfüllung und Wachstum. Die Missachtung dieser wunderbaren Fähigkeit des ausgewogenen Nährens richtet großen Schaden in unserer Körper/Geist – Einheit an. Zuviel ist nun mal zu viel – Punkt!

Die Mitwelt

Es ist der Egoismus des Menschen, der das Problem darstellt. Solchermaßen bedürftig geblieben, werden erst durch ihn per Gesetz befohlene Maßnahmen zum Umweltschutz nötig. *Es kann erst mir wirklich gut gehen, wenn es allen gut geht.* Dieser Satz drückt keinen überschießenden, abgehobenen Idealismus, keine religiös-altruistisch motivierte Berechnung aus, sondern eine energetische Tatsache. Wenn wir alle daran mitwirken, diese Welt zu einem heileren, liebevolleren Ort zu machen, kommen wir kollektiv, als auch individuell echter Heilung näher. Es bedingt sich wechselseitig.

Vorgaben zur artgerechten Tierhaltung, (was denn bitteschön sonst, wenn überhaupt!), Gen-food Diskussion, der Wahnsinn der Milchwirtschaft, Haifischflossen und Hörner von Rhinozerossen, angeblich zur Potenzsteigerung, und anderer egozentrischer Unsinn, alles zur Zufriedenstellung des gefräßigen Monsters *homo sapiens*, der sein ganzes Glück daran zu hängen scheint, billigend die desaströse Abholzung riesiger Gebiete des Regenwaldes hinzunehmen, um ein Stück Fleisch, geschnitten aus einem gequälten und kranken Tier, herunterzuschlingen. Das Raubtier Mensch. Wir bauen unsere gedankenlose Befriedigung auf dem Unglück der uns umgebenden Existenz auf und das bitteschön möglichst billig. In solch einer Gesinnung können wir nicht im Sinne der Psychosomatik heil sein. Im Gegenteil – Ausbeutung stellt für sich genommen eine Pathologie dar. Denn sie konsumiert ins Nichts hinein, verschwendet Energie, außerstande, Neues, Produktives, im Sinne des Gemeinwohls, hervorzubringen.

Der bedürftige Anteil unserer Psyche holt sich, notfalls mit Gewalt, alles aus seiner Umwelt, was ihm vor die Nase kommt, was er zum Stopfen seiner Liebe entbehrenden Leere glaubt zu brauchen.

Begehren ist Nicht-Lieben!

In mir regt sich unverändert ein Staunen ob der Worte: *Naturschutz, Gesetze zum Schutze von Frauen vor Gewalt, Kinderschutz, Tierschutz, Artenschutz, Maßnahmen zum Schutz der Meere, Umweltschutz.* Du liebe Güte – vor was und vor wem muss denn alles Leben geschützt werden? Unsere heutige Welt mutet wie ein einziges Zeugenschutzprogramm an, in dem der Planet Erde das Pech hatte, Zeuge unserer Unvollkommenheit zu werden. Dafür strafen wir ihn, in besonderem Ausmaße seit der Industrialisierung, und sehen uns heute gezwungen, sie, die Erde, nun vor uns selbst zu bewahren.

Mir liegt es sehr am Herzen, mit meiner Edelsteinenergetik einen praktischen Beitrag zur Bewusstseinserweiterung und Achtsamkeit im Umgang mit allem Lebendigen beizusteuern. Alleine die in diesem Buch dargestellte Oktave führt in ihrer Multidimensionalität behutsam zu einem Beginn der Erlösung unseres Schattens und schließt dabei alle Ebenen unseres Seins mit ein. Diese acht Steine bilden zusammen sozusagen die erste Runde der Selbsterkenntnis und Selbstheilung. Weitere Runden schließen sich an, in gleichen Lebensbereichen, aber in jeweils tieferen oder höheren Dimensionen, mit folgenden anderen Steinen. So kann es uns mit den Edelsteinen, anhand ihrer Bedeutung und Wirkung auf uns, gelingen, in die verborgensten Tiefen unserer Psyche, als auch in die weitesten Höhen unseres Selbst aufzusteigen. Jedesmal kommen wir mit einer neuen, frischen Weltsicht zurück, gewinnen einen Aspekt der Wirklichkeit dazu. Auf dieser seelischen Klettertour werden wir uns immer mehr der vollkommenen Ganzheit, der vernetzten Verbundenheit von allem bewusst, verstehen immer mehr die Interaktionen und Zusammenhänge und sehen unseren Platz und angeborenen Sinn darin.

Zielgerichtet und umfassend zeigt diese Edelsteinenergetik einen Weg auf, uns systematisch, wenn wir ihn ehrlich und ernsthaft gehen, von Leid und schädlichen Programmen zu befreien, wodurch unsere reine Matrix, das Potenzial unserer Anlagen, offengelegt wird und uns damit in ein erweitertes Menschsein führt. Wo diese erwachten Menschen leben, braucht es keinen Naturschutz, da braucht es gar keinen Schutz vor uns, weil ein wacher Mensch solches Leid, wie bisher, gar nicht verursachen würde.

Wir könnten dann das Missverständnis der uns bedrohenden Natur, dieses Programm aus Urzeiten, das in unseren Gehirnen gespeichert ist, in dem wir uns den Kräften der Natur ausgeliefert fühlten, löschen und würden mit dem heutigen Verständnis, mit allem, was wir gelernt haben und über die Natur wissen, uns selbst verantwortungsvoll den Schutz zukommen lassen, der unser Überleben sichert und zudem folgerichtig daran arbeiten, in Harmonie mit der Natur, gleichberechtigt, sozusagen auf Augenhöhe, zusammenzuarbeiten. Nicht als Opfer, nicht als Täter. Zusammen ist hier das Zauberwort, das „Sesam öffne dich", welches die Pforten zu den Schätzen eines guten Miteinanderlebens öffnet.

Sie ahnen natürlich, dass dies eine große Portion an Rücksicht und tiefem Mitgefühl voraussetzt, doch ich denke, wir sind nun in der Lage, dieses jetzt auch *„zu bringen"*.

Authentische Kommunikation

Diesen Entwicklungsschritt aber auch wirklich zu meistern, bedarf es mehr als nur intellektueller Einsicht. Wir brauchen authentische Kommunikation. Der Mensch, der lernt, mit seinen Mitmenschen und allem Lebendigen, offen und wahrhaft, auf allen Ebenen, also ganzheitlich, zu kommunizieren, findet sich im Feld der Verbundenheit, wie ich es nenne, wieder. Er wird nach und nach in der Lage sein, dieses Energiefeld des nonverbalen Austausches zu erspüren, die starken Energien der wechselseitigen Bedingtheit allen Lebens zu erfahren. Erst dieses unmittelbare Erleben ist es, welches dazu führt, so etwas wie Liebe in uns aufkeimen zu lassen. Achtung und Respekt vor dem Leben. Es braucht eine unmittelbare Erfahrung, die durch Übung, durch Meditation (wir kommen später noch darauf zu sprechen) erwachsen kann.

Auf unserem Weg helfen uns die Edelsteine ganz wesentlich, *sie öffnen uns*, kanalisieren Licht in unsere Zellen hinein und aktivieren unsere großartigsten Möglichkeiten des wahren Menschseins.

Das Feld der Verbundenheit

Wir sprechen heutzutage von unserem „Netzwerk", von „Vernetzt-Sein", Networking, und meinen damit ersteinmal Leute zu kennen, die uns irgendwie von Nutzen sein können. Das ist heute die alles entscheidende Frage. Regelrecht unangenehm ist mir der Ausdruck „Multiplikatoren" für Menschen. Wir sprechen über uns wie über Maschinen, abstrakte Dinge, die zum Gebrauch bereitstehen. Sicherlich kann man auch ein schöneres Szenario entwerfen, jedoch solange der Mensch an sich derselbe bleibt, sich nicht entfaltet, wird er mit jeder neuen Technologie, die er ersinnt, das gleiche grausame Spiel von Gier und Rücksichtslosigkeit, von Egoismus und Spaltung mit eben nur immer wieder „modernen" Mitteln fortführen.

Beschreiten wir jedoch den Weg nach innen, nehmen uns bewusst die Zeit dazu, gelangen wir unweigerlich auch in den Genuss eines Netzwerkes, eines, das schon viel länger existiert, vibriert, verknüpft und kommuniziert, als es uns überhaupt gibt. Ich nenne es das *Feld der Verbundenheit*. Wie schon erwähnt, ist es dieses energetische Netzwerk, das alles Leben fein miteinander verwebt und auf natürliche Harmonie achtet und wir weben eifrig daran mit, mit unseren Gefühlen und Gedankenformen. Dieses Energiegewebe lehrt uns, wenn wir uns bewusst in ihm bewegen, in der Lage zu sein, mit allem Lebendigen, jeder Blume, jedem Stein, jedem Tier, einem Bach, einem Berg, jedem Stückchen Erde, ja, jedem Grashalm zu kommunizieren.

Es versetzt uns ebenfalls in die Lage, die tiefsten Beweggründe und die tatsächliche emotionale Verfasstheit unserer Mitmenschen zu erfassen. Gehabe prallt ab, das Schauspiel verpufft, da inhaltslos, und der innere Kern, die wahre Essenz des Menschen, ist aufgefordert, ans Licht zu treten.

Grenzenlose Kommunikation

Wie der Name schon sagt, geht diese weit über verbale und zwischenmenschliche Kommunikation hinaus. Vor allem speist sie sich aus der Quelle der unmittelbaren Authentizität. Sie hat so gar nichts gemein mit dem üblichen Lavieren, Konkurrieren, dem Machtgehabe, oder gar dem Lügen unserer achtlosen Alltagsbegegnungen.

Echte Kommunikation setzt ersteinmal ein sich selbst bewusstes, im Moment anwesendes Bewusstsein voraus. Als Weiteres eine ungeheure Offenheit auf alles Lebendige, alles, was einem begegnet, zuzugehen. Sich einzulassen. Anders ausgedrückt, eine gesunde Neugierde, Entdeckergeist, Toleranz, Lust am Lernen und Sich-Verbinden. Dieses *Sich-Verbinden-Können* und *Sich-Verbunden-Fühlen* ist ein unerlässlicher Baustein für Gesundheit. Nur im Austausch, im Geben und Nehmen, kann Reinigung, Aufnahme und Erneuerung stattfinden. Auf zellulärer, wie auf psychischer Ebene. Ein physikalisches Phänomen – ständiger Austausch, ein Abgeben und Aufnehmen, die Bereitschaft zu lebendigem, auch spontanem Austausch. Ein Merkmal von Gesundheit. Grenzenlose Kommunikation führt geradewegs in die Feldverbundenheit hinein, welche alles Existierende umschließt und miteinander verbindet – dieses Feld hält das Universum zusammen. Wir alle, Sie und ich, sind unherauslösbar ein Teil davon.

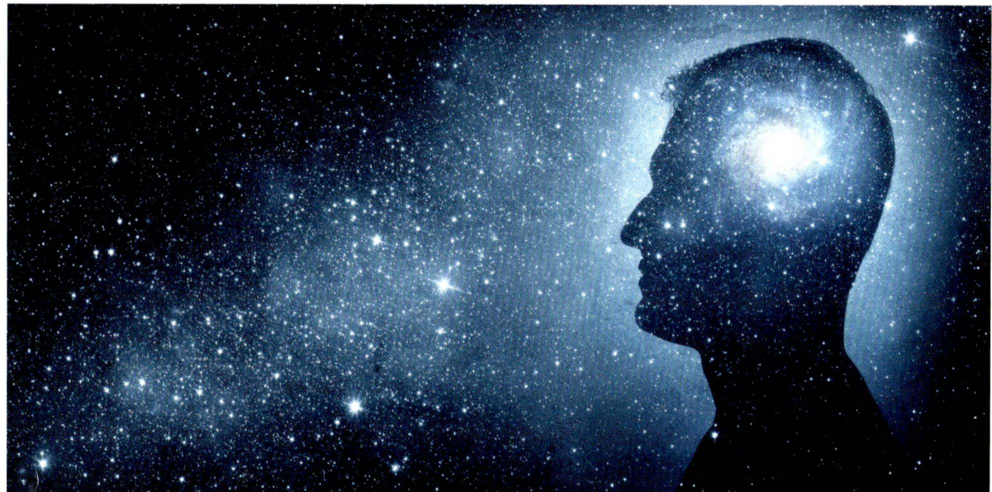

In der Regel sind wir aber alles andere als bewusst verbunden und damit auch nicht wirklich kommunikativ – in letzter Instanz. Unser Bewusstseinspotenzial wird die meiste Zeit von unserem Ego gefangengehalten, dem Kreisen um unsere eigene kleine Welt mit ihrem Wollen und Streben, der uns einengenden Angst und Ungewissheit. Wer wirklich verstehen will, muss zuhören lernen.

Wenn wir jedoch mit Lebewesen in Verbindung treten wollen, die keine Menschen sind, wird von uns mehr verlangt. Dann kommen wir nicht umhin, andere Kanäle unserer Wahrnehmung zu mobilisieren. Dazu müssen wir unser Bewusstsein auf eine andere Ebene verlagern, den Empfänger, also uns, neu justieren, denn unsere *Mit-Natur* sendet und lebt auf anderen Frequenzen, und trägt dabei ganz wesentlich zum Erhalt unseres Lebens bei.

Uns diese bewusst zu erschließen, heißt für mich ganzheitlich zu leben.

Wie kann ich mich denn überhaupt in einer lebendigen und außerordentlich facettenreichen Welt bewegen und dabei so tun, als ginge mich das alles gar nichts an? Wie konnte es dem Menschen gelingen, ein solch fatales Muster von Isolation und arroganter Selbstherrlichkeit zu entwickeln? Solange wir in dem Glauben sind, wir alleine seien existenzberechtigt, was den Schwanz des sich Kümmerns um das eigene Wohl unter Ausschluss der Öffentlichkeit nach sich zieht, zerläuft das Bild einer gerechten und gesunden Welt vor unseren und unserer Kinder Augen. Schlimmer noch, die Zeit rinnt uns unaufhaltsam durch die Finger, statt konstruktiv anzupacken, warten wir ab, den Kopf in den rieselnden Sand des gigantischen Zeitmessers gesteckt, der uns wie ein Wüstensandsturm auch komplett unter sich begraben kann. *So sehe ich nicht, was ich nicht sehen möchte, was ich fürchte, nicht aushalten zu können, weil ich keine Verantwortung übernehmen möchte, weder für mich noch für andere oder gar den Planeten.*

Ein solcher Mensch wird auch eher Sie fragen, was Sie zu seiner Heilung tun können, als zu fragen, was er selbst tun kann, um gesund zu werden.

Naturkommunikation

Ich habe in meinem bisherigen Leben eine Fülle an Erfahrungen im Bereich Naturkommunikation machen dürfen. Schritt für Schritt führten einzelne Begegnungen zu einem Ganzen, in dem ich mich heute gut aufgehoben und geborgen fühle. *Ich habe mich vertraut gemacht.*

Wenn wir nun diesen Weg beschreiten wollen, müssen wir tatsächlich zunächst lernen, uns total hinzugeben. Praktisch bedeutet dies, zur Ruhe zu kommen, das Herz zu öffnen, mit den inneren Sinnen wahrzunehmen, sich Zeit zu nehmen. Wir müssen lernen loszulassen und bereit zu sein, uns mit unserem gesamten Sein in etwas Umfassenderes fallen zu lassen. Dies ist ein Prozess, der auch den physischen Körper mit einschließt, mit „Haut und Haaren".

Es wird nun deutlich, dass dies kein Weg der Halbherzigkeit ist. In dem Bemühen, mitfühlend zu verstehen, beginnt ein Abenteuer, immer wieder aufs Neue spannend,– ja berauschend, in dem wir in eine vollkommen neue und andersartige Welt eintauchen, um die Welt mit anderen Augen zu sehen, das Leben aus einer neuen Perspektive zu erfahren. „Eine Zeit lang in den Mokassins der anderen zu gehen, um sie wirklich zu verstehen.", wie die Indianer sagen.

Heilendes Politisches Bewusstsein

Auf politischer Ebene suchen wir das im besten Falle umzusetzen, indem wir uns unterschiedlichen Bevölkerungsgruppen, alten wie auch jungen Menschen nähern, wissen wollen, wie es sich in Ländern, Kommunen, einzelnen Stadtteilen leben lässt, wo die Bedürfnisse liegen, was verbessert werden kann, wir fragen nach Wünschen von Schülern, Vereinen, öffentlichen Einrichtungen, Arbeitnehmern und Arbeitgebern, Mietern und Vermietern, Müttern, Vätern und ihren Kindern. Wir versuchen, verschiedene Blickwinkel nachzuvollziehen. Auch dies ist viel Arbeit, aber ungeheuer bereichernd, jedes Mal, wenn wir wieder die Gelegenheit haben, einen Blick hinter die Kulissen einer bestimmten Berufsgruppe zu werfen. Feuerwehr, Klinikalltag, Pflege, Kindergärten, Polizei und viele andere mehr. Wir verschaffen uns somit ein umfassenderes Bild von der Gesellschaft, in der wir leben. Die Bedürfnisse und Nöte der unterschiedlichen Menschen zu verstehen und nicht aus den Augen zu verlieren, geht in die richtige Richtung der Ganzheitlichkeit.

Ebenso können wir von ihrem Wissen, Fachwissen und ihren Vorschlägen zur Verbesserung der Situationen vor Ort profitieren. Genau diese Bemühungen müssen wir auf die Erkundung der inneren Welten und der Kommunikation mit der Natur und dem Kosmos ausweiten. Somit wären wir imstande, die Kluft zwischen Innen und Außen zu überwinden, die psychische Spaltung zu heilen, an der wir kranken, wir könnten endlich die beiden Welten, unterschiedlich und ähnlich wie sie einander sind, zusammenführen und ihre Gemeinsamkeiten beginnen herauszuarbeiten. Wenn beide „Welten" berücksichtigt und geschätzt würden, darüberhinaus gleichberechtigten Einzug in unser menschliches Denken, Planen und Handeln finden würden, könnten wir auf eine ganzheitlich agierende Gesellschaft sich selbst bewusster Individuen zusteuern. Alles andere ist kurzsichtiges Stückwerk ohne Aussicht auf wahren Erfolg. Es ist immer nur unsere eigene Arroganz, die uns davon abhält, andere zu verstehen und zugleich auch unsere Angst, womöglich „weniger" zu sein, wenn wir anderen *„zu viel"* Energie und Lebensberechtigung zugestehen. Als wäre nicht genug für alle da. Es ist ein einfaches Prinzip, welches wir auf alles anwenden können: *was wir mit Energie und Aufmerksamkeit bedenken, was wir in diesem Sinne fördern, wird wachsen und gedeihen und was wir ignorieren oder hemmen, wird stagnieren.*

Für jeden Menschen bedeutet Wachstum: Reifen, Lebensfreude, Selbstverwirklichung, Evolution. Dagegen Hemmung: Unerfülltheit, Zorn, Furcht, Depression, Krankheit. Es wäre wünschenswert, wir würden unsere Angst vor Konkurrenz überwinden, denn ich bin überzeugt davon, ohne diese ewig alten Spiele der Hemmung und Blockade, würde, angefangen bei der Wirtschaft – bis zum Zusammenleben der Menschen in Gemeinschaften von Familie, Stadt, Nation und als Weltbürger, alles, aber auch wirklich alles, produktiver, gesünder, glücklicher und einfach besser laufen. Wir können umschwenken auf ein neidloses Fördern des Anderen, in dem guten Wissen um die Einzigartigkeit eines jeden Wesens, um ihm oder ihr ohne Zögern dabei zu helfen, in das eigene volle Potenzial zu kommen.

Körperreisen

Heute haben wir dafür den Begriff „bodyscan" übernommen. Früher haben wir einfach von Reisen in den Körper gesprochen und dieses innere Abtasten und Ausleuchten mit mentalen „Reparaturmaßnahmen", Visualisationen, Farbatmung usw. verbunden. Dies alles sind Möglichkeiten der Kommunikation mit unserem Körper, seinen inneren Organen und Strukturen und unseren inneren Bildern. Zu lernen, mit dem gesamten Körper in Kontakt zu treten und durch Visualisierung in Kommunikation mit sogar einer einzelnen Blutzelle zu treten, ist eine altbewährte Methode der Selbstheilung, die ich auch in meiner Praxis anwende.

Beispiel für eine Naturkommunikation

Wenn ich nun zum Beispiel mit einem Baum in Kontakt treten möchte, setze oder stelle ich mich zu ihm, meist so, dass ich ihn wenigstens in Teilen, oder einem mich besonders inspirierenden Teil, sehen kann. Als nächstes öffne ich meine Sinne und lasse mein Alltagsbewusstsein hinter mir und beginne mit allem, was mir möglich ist, wahrzunehmen. Dieser Vorgang entspricht einem vorsichtigen Herantasten, er dient mir, die entsprechende Frequenz zu suchen, mit der dieser Baum schwingt. So taste ich mich langsam näher, mache mich vertraut. Währenddessen vergesse ich mich selbst als Person immer mehr, tauche mit meinem Bewusstsein in das energetische Feld des Baumes und seiner Umgebung ein. Diese Momente sind charakteristischerweise immer begleitet von einer Empfindung tiefer Liebe, die ich dem Baum auch ganz bewusst zukommen lasse, oder, wer weiß, zurückgebe. Hierbei drücke ich geistig meine ganze Bewunderung für seine majestätische Schönheit, seine Kraft und Seele aus – spüre dem Rauschen des Wassers in seinem Stamm nach, höre auf die Geräusche, die der Wind in seinen Blättern verursacht. Die Verbindung wird immer stärker und ich fange an, ihm im Geiste Fragen zu stellen. Meist beginnen ich mit der Frage: „Wie geht es dir?".

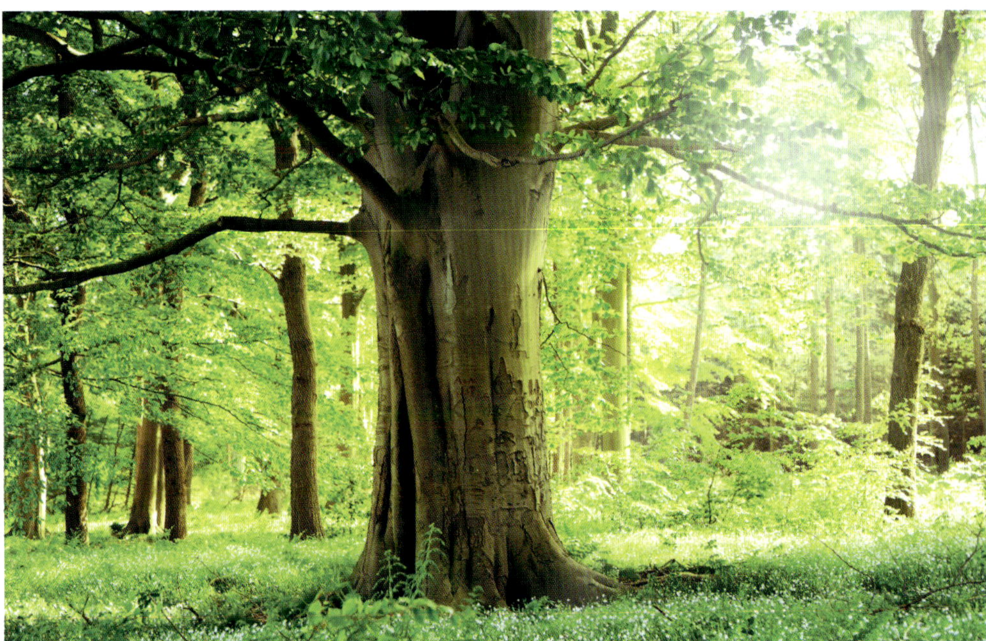

Dann schalte ich wieder auf Empfang und nehme einfach nur wahr, was geschieht. Ich spüre deutlich seine aufkeimende Aktivität, sehe seinem Bewusstsein förmlich zu, wie es von der Krone über den Stamm bis über das Wurzelwerk alle Informationen zusammenzieht, um sie mir mitzuteilen. Ich versinke ganz tief in seinem Wesen und durch diese

Öffnung gleichsam mit der gesamten Existenz. Alles in der Umgebung wird zu einer einzigen Symphonie – die Vögel, die singen, die Insekten, die fliegen, der Bach, der rauscht, die Hunde, die spielen, die Bewegungen am Himmel, mein Blutkreislauf, meine Füße, die Erde, die Baumkrone, in deren Grün sanft das Licht der Sonne spielt. Ich schließe die Augen und lausche auf die Botschaften, die mein Bewusstsein empfängt.

Woher auch immer diese mentalen Impulse kommen. Meine Erfahrung ist, sie machen Sinn und sind oft von ganz persönlicher Natur und wichtig für mein Leben. Ich lasse weiter los. Es geschieht einfach – ich werde eins mit dem Baum. Wir verschmelzen, sind Geschwister und ich erfahre, wie es ist, er zu sein, hier zu stehen, wahrzunehmen, was er wahrnimmt, ansonsten ist mein Kopf total leer – ganz still. In diesen Momenten hebt sich die Welt, die ich sehen kann, auf eine andere Ebene. Es ist schwierig, dies zu beschreiben, weil es eine Erfahrung ist. Einerseits geschieht nicht viel und andererseits ist es das intensivste Gefühl von Leben, von Lebendigkeit, von Dasein, das ich kenne. Eine Frequenz des Glücks.

Einmal, ich erinnere mich genau, stand ich mit dem Rücken an einen Baum gelehnt, ziemlich zu Beginn eines Waldweges. Ich weiß noch, dass die Erfahrung des Verschmelzens sehr tief gewesen ist. Es war ein Erlebnis, das mich innerlich leuchten ließ. Wir waren vollkommen eins, der Baum war ich und ich war der Baum, es gab keine Trennung. Reinstes Glück durchströmte uns. Was nun aber tatsächlich bemerkenswert war und mich irritierte, folgte dann. Der Baum stand nicht weit weg von dem Wanderweg, auf dem zahlreiche Spaziergänger vorbeigingen. Aber genau das war es – sie gingen einfach vorbei. Niemand schien die Frau da an den Baum gelehnt wahrzunehmen. Nicht ein Blick ging in unsere Richtung. Nichts. Nun bin ich, wie alle Menschen, die draußen in der Natur mit Bäumen kommunizieren wollen und sich auch mal an sie lehnen wollen, sehr sensibel in Bezug auf Beobachtung durch andere und versuche dies lieber unauffällig und alleine zu machen, was sich allerdings manchmal als schwierig gestaltet.

Aber in diesem Moment war ich offensichtlich aus dem Gesichtsfeld der Menschen und scheinbar in dem Energiefeld des Baumes verschwunden. Es war unglaublich, auch das Erlebnis, auf diese Weise die Wahrnehmung des Baumes zu teilen, dort zu stehen, Menschen ziehen vorüber als gäbe es mich gar nicht, sie schenken mir keine Beachtung. Ein seltsames Gefühl, als würde ich nicht dazu gehören und wäre ausgeschlossen aus der Menschenwelt. Die Spaziergänger konnten mich tatsächlich nicht mehr wahrnehmen, obwohl ich doch in Fleisch und Blut dort stand. Ich kann mir das nur so erklären, dass ich komplett in dieser anderen Frequenz aufgegangen sein muss, die den vorbeigehenden Menschen eben einfach als Baum erschien – völlig unspektakulär in einem Wald – natürlich.

Kennen Sie auch solche Erfahrungen? Welche Naturerlebnisse haben sie zutiefst berührt? Wo hatten Sie schon einmal das Gefühl des völligen Einsseins mit der Natur? Auf einem Berggipfel? Am Meer? Je mehr wir darüber reden, uns unsere Erfahrungen mitteilen, desto stärker kann unsere Anbindung an unsere natürlichen Wurzeln schließlich wieder werden und das bedeutet Heilung – für uns und die gesamte Erde. Es sind Erlebnisse, die mich glücklich machen und die schon alleine ein ganzes Buch füllen könnten. Ich finde es äußerst spannend, mich in Parallelwelten zu bewegen und darüber hinaus, Ihnen diese nahebringen zu dürfen.

Wenn Sie mich also nun fragen: „Wie kann ich mit anderen Seinsebenen, wie Pflanzen, Steinen, Himmelskörpern, Bäumen, Tieren – allem Leben in diesem Universum und auch mit allem in mir, vom kleinsten Atom und Molekül, bis zu Organen oder dem Skelett, kommunizieren?". „Auf welchen Ebenen treffe ich das Bewusstsein an?" „Wo und wann soll ich das üben?" Dann sage ich – überall und jederzeit. Wir müssen lernen, dieses Potenzial unseres Bewusstseins, das in uns allen latent vorhanden und ausbaubar ist, aus der exotischen „Ecke" herauszuholen und in unsere alltägliche Welt zu integrieren. Dann kommen wir in unserer Evolution weiter. Schulen Sie ihre Empfänglichkeit, bleiben Sie offen in ihrer Wahrnehmung. Folgen Sie den eingehenden Impulsen, Empfindungen, Gefühlen, Ideen oder Bildern. Lernen Sie Ihrer erweiterten Wahrnehmungsfähigkeit zu vertrauen.

Überprüfen Sie aber immer wieder auch Ihre eigenen Motive. Denn „Spielchen", wie wir Menschen sie leider auch im üblen Sinne miteinander treiben, durchschauen die Bewusstseinskräfte der Natur sofort.

* Elexier des Lebens *

Ist es Ihnen eigentlich bewusst, dass Sie jedesmal, wenn Sie schwimmen gehen in eine intensive Kommunikation mit dem Wasser eintreten? Es findet sofort ein lebendiger Austausch mit den Wassermolekülen und ihrem Körper statt. Die Information des Wassers geht in Resonanz mit Ihrem Energiefeld und bewirkt eine energetische Bewegung. Es ist ein beständiges Austauschen von Informationen, von dem Moment an, indem sie sich ins Wasser gleiten lassen.

Sie atmen? Natürlich, mit großer Begeisterung, sagen Sie. Sie nehmen Luft auf, kleine Sauerstoffatome gleiten bis in Ihr feinstes Lungengewebe vor, von außen in das Innerste Ihres Körpers und dabei tauscht das Blut Kohlendioxid gegen Sauerstoff aus, welcher lebensspendend durch ihre Lungen strömt. Es folgt Ihr Ausatmen. Die von Ihnen geprägte Luft entströmt Ihren Atemwegen und findet ihren Weg ins Kollektiv, nach draußen. Jemand anderes atmet vielleicht gerade „Ihre" Luft ein und umgekehrt. Dies sind feine Berührungen, Verbindungen und es findet Informationsaustausch statt.

Gehen Sie gerne? Worüber oder worauf? Auf einem wasserstoff- und sauerstoffhaltigem Ball, der sich im Weltall um die eigene Achse dreht und nur durch die Interaktion mit anderen Planeten entstehen konnte und durch exakte Kräfte in Feinabstimmung stabil auf seiner Bahn gehalten wird. In präziser Ausrichtung, sodass Sie als Mensch hier lebensfreundliche Bedingungen vorfinden. Jeder Schritt, den Sie tun, ist eine Berührung dieses Erdballs, und der ihn belebenden Kräfte, die auf ihn einwirken. Durch Ihre Fortbewegung interagieren Sie mit der Erde. Sie sind recht kontaktfreudig, wie man sieht.

Sie können gar nicht *„nicht kommunizieren"*. Das ist unmöglich. Kommunikation ist Leben. Überprüfen Sie einmal, wie bewusst Sie dieses Prinzip in Ihrem Leben wahrnehmen.

* Wir sind Licht *

Nehmen Sie die Sonne, die auf ihre Haut trifft, das Licht, das durch all Ihre Poren dringt und bis in Ihr Gehirn hinein Einfluss nimmt auf hormonelles Geschehen, auf Enzymausschüttung und andere biologische Funktionen. Lediglich 20 Prozent des über die Augen aufgenommen Lichtes wird für den eigentlichen Sehvorgang verwendet, die restlichen immerhin 80 Prozent fließen in die Aktivierung biologischer Prozesse. Was für ein Lichtspektakel, welch eifrige Kommunikation. Ihr Körper versteht die „Lichtsprache". Verstehen Sie sie auch? Ich möchte Sie auch hier ermuntern, in Verbindung mit Farben zu treten, mit den verschiedenen Frequenzen, dem Lichtspektrum zu experimentieren. Achten Sie dabei sensibel darauf, was jede einzelne Farbe in Ihnen auslöst, welche Empfindungen und Gefühle. Welcher Körperbereich fühlt sich angeregt und angesprochen? Lernen Sie die Farben kennen. Es sind handfeste Energien, die unser Sein und unsere Gesundheit prägen, uns im alltäglichen Leben beeinflussen und unterstützen können.

Auch Edelsteine nutzen Farben und drücken sich durch die jeweilige Farbfrequenz aus und verraten uns so etwas über ihr Wesen und ihre Wirkung.

* Das Wesen der Informationsmedizin *

Es setzt erstaunliche Veränderung in uns selbst in Gange, wenn wir auf diese bewusste Weise unsere Bewegungen in Zeit und Raum wahrnehmen. Wir werden dabei tiefer in das Mysterium von Kommunikation, Verbundenheit und auch Ganzheit eintauchen. Jede Berührung – JEDE – ist Kommunikation. Ihre Füße, die die Erde berühren, ihre Beine, die den Pferderücken umschließen, der Wind, der zärtlich ihr Gesicht streichelt, weiterwandert und seine Botschaft an den nächsten weiterträgt, gleich Hermes, dem Götterboten. Luftiges Genie der Kommunikation. Flügel sind sein Symbol, mühelos überwindet er die Grenzen zwischen Menschheit und Götterwelt. Das merkurialische Prinzip kann auch uns helfen, die vermeintlichen Grenzen der Kommunikation zu sprengen und wieder in Kontakt zu gelangen mit den leisen Stimmen der unserem Bewusstsein verloren gegangenen Einheit allen Seins. Luft ist das Element Merkurs und an der Luft können wir am besten ersehen und erfahren, dass wir alle verbunden und aus derselben Quelle genährt sind. Luft lässt sich nicht aufhalten, dringt in jede noch so kleine Ritze ein, umgibt und durchzieht uns beständig, verbindlich, solange wir atmen. Ihr Thema ist Verbindung, – Verbindung ist Kommunikation und diese findet in jeder Sekunde statt.

Somit können wir uns mit jeder formgewordenen geistigen Energie, sei es eine Pflanze oder ein Edelstein, bewusst verbinden. Geschieht dies im Rahmen einer Meditation, potenziert sich die Intensität und Tiefe des Austausches. Ich habe schon früher oft gedacht, eigentlich brauchen wir uns nur zu einer Heilpflanze, die uns gerade gut tut, setzen, unser Bewusstsein öffnen und Sie ahnen es bereits, einfach kommunizieren. Es ist die Energie der Pflanze, die unser Energiefeld wieder ausgleicht. Es ist die von ihr getragene Information, die uns wieder auf den richtigen Weg bringt. Wir müssen sie deswegen nicht pflücken, nicht verarbeiten, vorausgesetzt wir sind zu direkter Kommunikation fähig. Informationsmedizin ist die Interaktion von Energiefeld zu Energiefeld.

Auf diese Art und Weise habe ich die Kräfte der Edelsteine kennengelernt, durch direkte Kommunikation und das Verstehen der in ihnen gespeicherten Informationen, soweit ich sie ablesen konnte und kann. Ein Zeitalter der Energiemedizin würde die Welt verändern! Einen Paradigmenwechsel herbeiführen. Einen Quantensprung menschlichen Bewusstseins.

* Müssen wir unseren Begriff von Sexualität neu definieren? *

Stellen Sie sich vor, Sie liegen an einem warmen Sandstrand, geradeso, dass ihre Füße und Waden von den sich kräuselnden Wellen des Meeres rhythmisch wiederkehrend umspült werden, eine sanfte Brise streichelt über ihr Gesicht und sucht sich ihren Weg durch ihr Haar, die Sonne küsst ihren ganzen Körper und der warme Sand hält sie fest und sicher in seinen Armen. Ein Liebesspiel?

Erwidern Sie es, mit bewusster Liebe und Achtung vor den Elementen. Geben Sie sich hin, lassen Sie alle Empfindungen zu höchster Intensität anschwellen, lassen Sie es zu, dass ihr gesamter Körper ergriffen wird von diesem Wohlgefühl, dem Prickeln der Energie, verlieren Sie sich in reiner Glückseligkeit. Über Ihnen der blaue Himmel, in dessen Weite sich ihr Geist verliert. Dies kommt der spirituellen Ekstase sehr nah. Lernen Sie, sich hinzugeben. Sich zu verbinden mit der „Erotik" des Lebens an sich.

Unsere Sinne sind so abgestumpft, sodass wir leider die härtesten Stimuli benötigen, um etwas zu fühlen, um erregt zu sein. Aber wissen Sie, die feinen Energien haben es in sich, und wenn wir wieder lernen wollen unseren gesamten Körper als Sensor zu erfahren, können wir Orgasmen mit dem Universum erleben, im Verschmelzen mit der Existenz. Je feiner die Empfindungen werden, desto intensiver wird unser Erleben. Die bewusste Ausrichtung auf ein sensibleres Empfinden in unserem Leben verleiht unserem Leben eine neue Lebendigkeit, die Flügel verleiht, womit wir wieder bei Merkur, dem Götterboten, angekommen sind. Durch die Verfeinerung und Sensibilisierung unserer Sinne öffnen wir uns dem Leben, entdecken eine neue Liebe zur Natur und schleudern den erkennenden Teil unserer Seele ins Weltall hinaus, holen Sternenstaub ein, der, mit dem Flug unserer Seele zurück zur Erde, auf fruchtbaren Boden trifft und das kollektive Bewusstsein bereichert.

Das gesamte Universum ist Kommunikation, Ihr Körper, Ihr Gehirn, jedes Atom befindet sich in regem Austausch mit seinem Umfeld, mit anderen Partikeln. Alleine mehr auf die Empfindungen ihrer Haut zu achten, einen ganzen Tag lang, wird Sie in Staunen versetzten, wie viel Sie eigentlich tagtäglich an Reizen, an Berührung, ob schön oder weniger schön, erfahren. Wenn Sie mit der Zeit ein Gespür für Bewusstseinsenergien entwickeln, werden Sie eine Art sexuelles Erlebnis haben, wenn ihr Geist auf den Geist eines anderen trifft. Es ist alles als Geschenk, als Möglichkeit auf dem Weg der Selbstwerdung vorhanden. Wir müssen lediglich den Weg gehen, aufmerksam, ehrlich und mutig zugreifen und uns nicht von einschränkenden Lebensmustern aufhalten lassen. Machen Sie sich auf den Weg, selbst Erfahrungen zu sammeln, erweitern Sie die Möglichkeiten Ihrer Wahrnehmung. Das ist es, worum es geht.

Tatsächlich besteht die ganze Existenz aus sexueller Energie, alle Begegnung, aller Austausch basiert auf der gleichen Energie, wie die für uns als so überwältigend zu erfahrende Energie der körperlichen Sexualität. Wir haben uns sozusagen lediglich in den Genitalien festgefahren. Unterliegen einer Fixierung und ekstatischen Eindimensionalität. Wir berauben uns dadurch leider einer viel weiteren Erlebnisfähigkeit. Diese führt uns geradewegs in die Ganzheit. In die Erfahrung des Einsseins mit allem. Sexualität, wie wir sie verstehen, hält uns in Polaritäten, in Abhängigkeit und letztlich Trennung gefangen.

Stellen Sie sich vor, zwei Menschen begegnen sich. Sie tauschen sich aus. Vereinigen sich für kurze Zeit, so gut es eben gelingt. Dem vollkommenen Verschmelzen, welches wir uns oftmals ersehnen, steht der sperrige und ungelenke Körper im Wege. Es geht immer um die Begegnung zweier Pole, einer Verbindung, die Neues hervorbringen kann. Glück, Zufriedenheit, Nachkommen, Entspannung, Liebe und Akzeptanz. Doch jedes Mal werden sie, jeder für sich, erneut auf sich selbst zurückgeworfen. Bis zur nächsten Begegnung.

Erweitern wir den Radius dessen, was wir sexuelle Energie nennen, auf den Fluss, der im Austausch von mindestens zwei Polen (Menschen) stattfindet, kann es sich aber auch um ein tiefes und erfüllendes Gespräch zwischen zwei Menschen handeln, welches Befriedigung und neue Erkenntnisse hervorbringt. Es ist das gleiche Prinzip, mindestens zwei Energiefelder treffen aufeinander und kreieren etwas Neues. Es geht um Austausch, mit Körper, Geist und Seele, ob verbal oder nonverbal. Was folgen könnte, wäre Verschmelzung, Aufhebung der Polarität, Kommunikation als höchste Steigerung und Erfüllung des sich mitteilenden Universums, von dem ein Teil wir sind.

Kommunikation ist immer verbindend, sich beziehend auf etwas oder jemanden. Im Guten wie im Schlechten. Denn auch Streit und Gewalt ist Kommunikation. Sie folgt dem Gesetz des Wechselspiels von Polaritäten, dem Rhythmus von Ebbe und Flut, dem Prinzip des physikalischen Ausgleichs, bestrebt Energiegefälle zu beheben. Kollidierende Galaxien im Kosmos, die wenn sie zerbersten enorme Staub- und Gaswolken erzeugen, aus denen wiederum neue Sterne geboren werden. Polaritäten und deren Aufeinandertreffen erzeugen Materie, (Energiefelder), weitere physische Lebensformen. Das zeichnet die ungeheure Artenvielfalt dieser Erde aus, die wir gerade dabei sind aufs Dramatischste zu reduzieren.

Jedoch erst durch die Überwindung der Polaritäten erfahren wir reines Sein und verlassen geistig für einen Moment die Welt. Auf dieser Ebene weitet sich unser Blick in andere reale Dimensionen hinein. Unsere körperlich erfahrbare Sexualität stellt ohne Wertung, rein faktisch, den gröbsten Austausch dieser einen Lebensenergie dar. Von hier ausgehend kann sie unsere Wahrnehmung in feinere Bereiche hinein ausdehnen. Still-liebevoll und in dem Bewusstsein, dass alles Liebe ist.

Es kommt lediglich darauf an, durch welche energetischen Kanäle wir die Lebensenergie wahrnehmen und fließen lassen. Es liegt bei uns. Es gibt soviel zu entdecken. Über die intensive Erfahrung der körperlichen Sexualität kann es uns gelingen, die Türe zu einem neuen Bewusstsein aufzustoßen, also genießen Sie bewusst, alles andere kommt, wenn sie auch hier einfach *für möglich halten*, von alleine. Unsere körperliche Orgasmusfähigkeit ist eine wunderbare Energie, sie ist nur nicht alles, nicht das Ende „der Fahnenstange“. Das ist, was ich sagen kann.

Sie können für sich erforschen, wie es sich anfühlt und was geschieht, wenn Sie sich sinnlich mit dem Universum verbinden, der Sonne, dem Mond, der Erde, dem Moment.

Säule IV: Ganzheitlichkeit

Soweit so gut. Kommen wir nun zu der vierten wichtigen Verwirklichungsebene. Vielleicht die schwierigste für uns und damit, wie kann es anders sein, auch jene, die die größten Heilungspotenziale in sich bindet und uns herausfordert, diese aus der samtenen Umarmung der dunklen Seite unserer Psyche zu befreien.

Allzu gerne legen wir uns auf bestimmte Kommunikationsschienen fest, die ihr Gewicht je nach Vorliebe eher auf Emotion und Empfinden legen oder auf Intellekt und Ratio. Entsprechend erleben wir diese Welt und uns in ihr primär und mit starker Betonung genau auf diese Weise. Die Welt ist nicht zwingendermaßen so, wie wir sie erleben, aber wir erschaffen diesen Ausschnitt durch unsere eigene psychische Färbung. Das funktioniert, denn auf dieser Welt ist für jeden etwas dabei. Jedoch neigen wir fataler Weise dazu, alles andere, den ganzen *Rest* auszublenden, es abzutun und manches auch ins Lächerliche zu ziehen.

Gehen wir mal von einem sehr körperlich geprägten Menschen aus. Er wird vielleicht stark auf sexuelle Reize ansprechen und Sex allgemein sehr viel Zeit in seinem Leben einräumen. Er mag auch an sportlichen Betätigungen, bis hin zu extremen Forderungen an seinen Körper Gefallen finden. Essen und Geselligkeit werden als Notwendigkeit, als Muss für das eigene Wohlbefinden genutzt. Oftmals fühlt sich dieser Menschentypus den Abläufen von Leben und Sterben in der Natur stark und wie selbstverständlich verbunden.

Stellen wir uns vor, dieser Mensch trifft auf einen Mitmenschen von der anderen Seite des Regenbogens. Ein Typus der Feinsinnigkeit, der mit Tieren geistig kommuniziert, sich ihnen emotional zutiefst verbunden fühlt. Ein Mensch, der eine Zeiteinteilung zugunsten regelmäßiger Meditation pflegt, vegetarisch lebt, seinen Körper als Gefährt der Seele betrachtet und zur notwendigen Reflexion eine Menge Zeit alleine in Ruhe und Abgeschiedenheit verbringt. Die Realität der rauen, dichteren Energien schrickt und stößt ihn ab.

Was nun? Werden diese beiden miteinander klarkommen, eine Ebene der Kommunikation finden, auf der sie sich gegenseitig verstehen können? Begreifen, wie der jeweils andere „tickt" und empfindet? Was glauben Sie?

Oder ein anderes Paar. Der klassische „Denker", kühler Rationalist, Zahlenmensch, Faktenjäger, Wissenschaftsjünger. Permanent auf dem Weg, seinen Körper zu vernachlässigen, evtl. Fast-Food-*Junkie,* da er gesunder und ausgewogener Ernährung keine große Bedeutung zumisst. Sex wird vornehmlich zum Abbau von Spannungen genutzt, weniger zum Genuss, einfach um einmal aus dem *Kopf* herauszukommen, was aber kaum gelingt. Der wenig moralische Verpflichtungen sieht gegenüber anderen Menschen oder der Natur. Lassen Sie es uns ruhig auf die Spitze treiben, vielleicht auch ein eiskalter Zyniker, der jegliche Emotion, aus der eigenen Hilflosigkeit heraus, als albern und minderwertig abtut. Da ohne Bezug zum eigenen Herzen, selbst starr und engstirnig geworden. Ein Mensch, der schnell urteilt, dem Empathie ein Fremdwort ist, trifft auf: Den klassischen Gefühlsmenschen. Immer nah am Wasser gebaut, durch ein Auf und Ab unterschiedlichster, auch widerstreitender Gefühle, in Bewegung gehalten. Scheinbar unberechenbar, unlogisch, so sieht es jedenfalls der Verstandesmensch, aber spontan und mitfühlend, hilfsbereit, dem Leben zugewandt. Leidensfähig, liebevoll, wütend, traurig und gotterbärmlich niedergeschlagen – aber auf der anderen Seite euphorisch, übersprudelnd. Ein Mensch warmen Blutes, voll Farbe und Lebendigkeit. Jederzeit bereit, das Leben ganz und gar mit hoher Emotionalität zu erfahren, dadurch natürlich auch entsprechend auf Ereignisse und Menschen reagierend. Leicht verletzt durch Worte – Sprache, da sie nicht sein bevorzugtes Medium darstellt. Kommuniziert auf der Gefühlsebene und daher niemals auch nur annähernd neutral. Unfähig zu abstrahieren. Glaubt an die romantische Liebe, verliert sich im anderen, sucht durch Sex sein Bedürfnis nach emotionaler Nähe und Liebe zu befriedigen.

Das ideale Paar? Stellen Sie sich nur die verheerenden Missverständnisse in der Begegnung dieser beiden Menschen vor. Wie viel Unverständnis und auch Ablehnung wird das hervorzaubern und wie viel Schmerz und Verletzung, wenn sie nur genügend Zeit miteinander verbringen.

Diese Charakterisierungen sind überzeichnet – mit Absicht. So kann es uns leichter klar werden, innerhalb welch unterschiedlicher Ebenen der Lebenswahrnehmung wir uns bewegen, mit ganz unterschiedlicher „Couleur".

An dieser Stelle ist mir nun ganz wichtig, dass wir uns nicht im Sinne eines Trainings die Wahrnehmungswelt des anderen zu eigen machen, um dann letztendlich nur *gespielt* und gekünstelt besser miteinander kommunizieren zu können. Sei es aus therapeutischen oder manipulativ geschäftlichen oder sonstigen Gründen, mit denen wir versuchen, unsere Ziele zu erreichen. Dies sind oberflächliche Tricksereien – auch im therapeutischen Gespräch. Der Patient/Klient merkt sehr wohl, ob Sie wahrhaft mitfühlen und auf einer selbstverwirklichten Ebene mitgehen, oder ob Sie lediglich ein geschultes, kopflastiges Wissen anwenden. Entsprechend wird auch die Qualität Ihrer Arbeit ausfallen. Trauen Sie sich ruhig, den vorsichtigen, eng gesteckten Rahmen Ihres therapeutischen Verhaltens auszuweiten, seien Sie echt! Umgehen Sie zu großes Gefälle, in dem Sinne von du bist schwach und ich stark. Du brauchst Hilfe und ich kann sie dir geben. Stärken Sie lieber die Kraft des Menschen, der Ihnen gegenübersitzt. Helfen Sie ihm, in sein Potenzial zu kommen.

Wie viel Segen darin liegt, wenn wir alle unsere Ganzheitlichkeit anfangen zu erkunden und zu leben, lässt sich kaum ermessen. Die Erkenntnisse, die wir auf diesem Weg über uns selbst gewinnen, sollen uns befreien, dazu beitragen, dass wir eine insgesamt freiere und selbstsichere Gemeinschaft werden. Wir alle haben einen Körper und durch ihn bestimmte sinnliche Empfindungen, wir sind Gefühlswesen und verfügen über verschiedenste mentale Fähigkeiten, sind *vernünftige* Lebewesen. Wir alle besitzen auch spirituelle Bedürfnisse und Sehnsüchte, die, wenn wir ihnen folgen, uns in die Bereiche feinerer geistiger Wahrnehmung führen können. Wir sprechen in dem Zusammenhang von höherer *Erkenntnisfähigkeit.* Leid, ob psychisch oder physisch, bleibt bestehen, solange wie wir uns weigern, bestimmte Bereiche unseres vielschichtigen Lebens als Mensch anzunehmen, bewusst oder auch unbewusst Teile unserer Selbst und die damit verbundenen Fähigkeiten und Wachstumspotenziale als Mensch auszuklammern. Dadurch wird es weder Verstehen untereinander, noch tiefes Glück im Individuum geben. Aber auch keine wirklich gelungene wissenschaftliche Innovation. Denn es werden auf diesem Weg der Einseitigkeit immer Einzelheiten dessen, was das ganze Leben ausmacht, außer Acht gelassen und damit Stückwerk geschaffen.

Hier stehen sich nun ganzheitliche Ansätze (wie ich sie verfolge) denen des materiellen *Transhumanismus* gegenüber. Im Ziel geeint, menschliches Leben zu verbessern, aber mit diametral gegenüberliegenden Ansichten, die unterschiedlichen Blickwinkeln entspringen. Uns wird eine Zeit prognostiziert, in der wir zwar von vielen Krankheiten befreit sein werden, ewig unser irdisch/materielles Dasein in diesem einen Körper leben werden, aber alle miteinander unglücklich sein werden. Wenn wir den Menschen technisch tunen und optimieren wollen und damit erhoffen, soziale Gleichheit zu erlangen, in diesem Ansinnen aber völlig seine Seele, seine Freude am Finden von Lösungen vergessen, ihn am Einsatz von Fantasie hindern, was vereitelt, dass er sich selbst den Herausforderungen seines Lebens stellt, indem er zum Beispiel die Erfahrung machen kann, eine Krankheit in einem bewussten, ganz persönlichen Prozess zu überwinden, dann machen wir aus Menschen seelenlose, sinnentleerte Körperbesitzer, die, ihrer Individualität beraubt, keine Freude, und Kreativität mehr empfinden und leben können. Bisher denke und fühle ich, dass wir gerade auch unsere Schwierigkeiten im Leben als bewusstseinsfördernden Wachstumsprozess benötigen, ebenso wie das Wissen um die Endlichkeit unseres irdischen Daseins. Ich gehe von Ganzheitlichkeit aus, die darauf abzielt, jeden Menschen zu ermuntern, in eigener Anstrengung sein Potenzial auszuschöpfen und sein Leben, als auch das der anderen zu verbessern. Ich mag den Gedanken der reinen „Reparaturwerkstatt Mensch"nicht. Und ich glaube, wir begehen einen großen Fehler, wenn wir derartige Trennungen zwischen Materie und Geist/Seele schaffen. Manchen Wissenschaftlern bleibt die Ganzheit des Lebens in ihren verschlungenen Informationsenergien und Ursachen verborgen, deswegen sollten sie Vorsicht walten lassen in dem, was sie tun.

Ihre Bemühungen entspringen einer einseitigen, auf den puren Materialismus ausgerichteten Weltsicht. Wir sollten sie im Auge behalten und uns auch gegen menschenfeindliche Entwicklungen wehren, die man uns als Menschenliebe verkaufen will. Regeln aufstellen, deren Einhaltung regelmäßig und genau überprüft werden. Kritisch bleiben. Der Wissenschaft Grenzen setzen. Das Maß nicht aus den Augen verlieren und vor allem nicht die Ganzheitlichkeit! Wenn wir meinen, wir könnten es besser als die Natur und unsere Hoffnungen auf Robotik setzen, geschieht nichts anderes, als dass wir „Leben" nach unserem Ebenbilde versuchen zu erschaffen, dessen dunkle Seite darin bestehen wird, dass ihre künstlichen Gehirne lediglich mit dem eingeschränkten Wissensradius unseres (wissenschaftlichen) Egos gespickt sein werden, bar jeglicher höherer Vernunft und Intuition, flexiblen und wandelbaren Gefühlen, von echter Spiritualität ganz zu schweigen!

„Wissenschaft ohne Gewissen bedeutet den Untergang der Seele".
(François Rabelais, franz. Schriftsteller und Geistlicher, gest. 9.4.1553)

Im Laufe meines Lebens und meiner Arbeit hat sich immer wieder die enorme Wichtigkeit des Auslotens aller menschlicher Erfahrungsebenen gezeigt, für jeden Menschen. Berührungsängste helfen hier nicht weiter, da sollten wir unsere Scheu ablegen, in unserem Tempo unsere eigenen Entwicklungsschritte setzen und unsere Unsicherheiten und Ängste konfrontieren.

Ich hielte es zum Beispiel für hilfreich, wenn katholische Priester und Ordensfrauen sich mit ihren sexuellen Empfindungen auseinandersetzen würden, mit den Bildern in ihren Köpfen und bevor sie sich in den Dienst Gottes begeben, vielleicht auch erst einmal am eigenen Leib erlebt hätten, was Sexualität bedeutet. Sie sollten es erfahren haben, um dann eine ganz bewusste Entscheidung zu treffen, die aber einen Reifungsprozess innerhalb dieser Energien in Gang gesetzt haben sollte und nicht in purer Verdrängung münden darf. Das ist in vielen Fällen sicherlich unnötige Kasteiung, die wieder weitere psychische Störungen nach sich zieht, bzw. schon vorhandene vertieft, die sich irgendwann ungesund Bahn brechen. *Drum prüfe, wer sich ewig bindet.*

Zu diesem ganzheitlichen Lebensprinzip gehört meiner Ansicht nach auch ganz dringend die bewusst gewollte Möglichkeit, mich in das andere Geschlecht einzufühlen, die gegengeschlechtliche Erfahrung zu machen, umzusetzen. Als Mann zu erforschen, wie es sich anfühlt, die inneren weiblichen Eigenschaften zu leben und als Frau den inneren Mann mit seinen Attributen zu erfahren. Diese Übung wird Ihr Leben bereichern und verändern, ohne Frage. Ebenso dem sexuellen Zusammensein täte es gut, wenn jeder sich einmal mit Haut und Haaren an die Stelle des anderen versetzten würde und versuchen würde, sich in den Geliebten, die Geliebte hineinzuversetzen. Probieren Sie es aus.

Als Wegbegleiter, um sich diese Ebene Ihres Potenzials zu erschließen, empfehle ich Ihnen ***Karneol.***

Die Befreiung des Emotionalkörpers

Ich möchte Sie nun an dieser Stelle einladen, gemeinsam mit mir zu erkunden, was es bedeutet, nichts auszuklammern, „in eine Erfahrung hineinzugehen", ein ganzheitliches Leben zu leben. Es meint nicht, alles auf einmal und für immer mitzumachen. Wir lernen nur, dem mehr oder weniger dezenten Stupsen unserer Seele in anstehende Erlebnisbereiche zu folgen, uns nicht zu drücken und wegzuducken.

Kennen Sie das? Eine übermächtige Emotion durchflutet Sie auf einmal – wilde Wut oder vielleicht panische Angst, es kann sich aber auch um schmerzhafteste Traurigkeit handeln. Sie haben kein Interesse daran, dies jetzt zu fühlen. Sie fühlen sich unbehaglich, verspüren einfach Angst, von dieser Welle an Intensität und deren Folgen überrollt zu werden. Sie fürchten die Kontrolle, den Verstand zu verlieren. Sie schrecken vor dem Fühlen der Emotion an sich zurück, versuchen sich und ihren Körper von der „gefährlichen" Situation fortzubewegen, lenken sich ab, stürzen sich in Arbeit, nutzen die üblichen Vermeidungsstrategien, wie auch körperliche Betätigung jeder Art und Essen und Trinken, oder fangen an wie von der Tarantel gestochen die Wohnung aufzuräumen und zu putzen, rasen mit Tempo 80 km/h durch geschlossene Ortschaften, kurzum: stürzen sich in beliebige Aktivitäten und Ablenkungen, in der Annahme, auf diese Weise vor Ihren eigenen inneren Regungen in Sicherheit zu sein. Alles ist gut, reden Sie sich ein. Alles im Griff.

Ja, im Würgegriff! Es ist, als hielten wir einen voll aufgedrehten Gartenschlauch umklammert, in dem Versuch, das unter hohem Druck stehende Wasser am Heraussprudeln zu hindern. Wie lange halten wir das durch? Es wird uns schließlich nicht gelingen und die vorwärtsdrängende Kraft wird sich mit Gewalt Bahn brechen, selbst wenn zu diesem Zweck der Schlauch reißen müsste. Soweit müssen wir es aber nicht kommen lassen.

Erinnern Sie sich jetzt mal, wann Sie zuletzt von einer solch starken Emotion erfasst wurden. Einem Moment, der so stark war, dass Ihnen angst und bange wurde, den Sie mit aller Macht verdrängt haben, oder von dem Sie sich hilflos überwältigt selbst nicht wiedererkannt haben. Nun atmen Sie tief und ruhig durch. Nehmen Sie dieses Gefühl einfach nur wahr. Halten Sie es aus – besser noch – halten Sie sich aus. Dies ist Ihre innere Stimme, die Sprache Ihrer Seele, die Ihnen psychische Bewegungen mitteilen möchte, wichtige noch dazu, sonst käme die Emotion nicht so geballt daher. Nicht fortzulaufen, bei sich zu bleiben, zeugt von großem Mut, der erlernt, eben geübt werden kann. Oft bringen wir die Kraft dazu alleine nicht auf und dann brauchen wir einen Menschen an unserer Seite, der sich mit diesen „Nachtfahrten" auskennt. Sich innerhalb dieses reinigenden und klärenden Vorgangs nicht nur auf einige wenige Regungen einzulassen, sondern auch und gerade auf diejenigen Energien, die uns die größte Angst einjagen, die wir partout nicht fühlen wollen, nicht in unserem Leben, in unserer Nähe haben wollen, ist die entscheidende Herausforderung.

Die Sprache der Emotionen

Die entsprechenden Edelsteine der emotionalen Ebene helfen uns hier, uns zurechtzufinden, durch die tiefen Gewässer unseres Emotionalfeldes zu navigieren und es in seiner Heilung und Entwicklung zu unterstützen. In erster Linie Rosenquarz und Aventurin, aber auch Malachit und Smaragd sind hier die wissenden Begleiter.

Das es Sinn macht, unsere negativen Gefühle anzunehmen, mit ihnen zu arbeiten, wissen wir. Doch wagen wir uns wirklich in die brodelnde „Hölle" unserer abscheulichsten Möglichkeiten vor? Werden wir standhaft bleiben, wenn wir auf unserem Weg nach Innen plötzlich unserem eignen potenziellen inneren Mörder begegnen? Werden wir es schaffen, diesem furchterregenden Anteil unserer selbst in die Augen zu blicken, unserer Fähigkeit zu hassen? Gelingt es uns wirklich, bewegt zu sein, von „emotion" (engl.) – „motion" = Bewegung? Wollen wir uns ernsthaft unseren psychischen Tiefen öffnen und die Prägungen unseres Emotionalfeldes erfahren, die es vielleicht schon über viele Inkarnationen hinweg angesammelt hat? Oder entscheiden wir uns für ein lauwarmes Leben, emotional feige und oberflächlich und unaufrichtig?

Diese tiefe Arbeit ist sehr anstrengend und kann uns tief erschüttern, ohne Zweifel, doch birgt sie die Kraft in sich, die bösen Zauber, die wir aus Märchen kennen, zu beheben, zu entzaubern, die uns schließlich zu einem befreiten und glücklichen – erlösten Leben führen. In dem Maße, wie wir unsere Emotionen beachten und ihre Herkunft verstehen, verändern sie sich, wandeln sich in ihre erlöste Ausdrucksform um und setzen Energien der Lebendigkeit in uns frei, die uns verlässlich durch unser Leben als ganzheitlicher Mensch tragen.

Die Geburt des Pegasus

Ob Traurigkeit oder Freude, Emotionen sind das Wildpferd, der Mustang, auf dem der menschliche Verstand reitet, die Triebfeder für jedwedes forschende Denken. Doch erst wer ohne Zaumzeug und Sattel reitet hat den Mustang gezähmt. Den Mustang zähmen heißt ihn zu verstehen, mit jeder seiner Regungen vertraut zu werden, seine *Muskelkraft* zu nutzen und sich getragen von dieser Kraft auf höhere Ebenen aufzuschwingen, ihm, und damit uns, Flügel zu verleihen. Dann werden wir Zeuge der Verwandlung vom erdgebundenen, an die Erde gefesselten Tier zum geflügelten Wesen sein, frei von Hemmnissen, der Erdenschwere enthoben, strebt es dem Licht der Sterne entgegen – dies ist, in meinem Verständnis, sinnbildlich die Geburt des Pegasus.

Das Wildpferd steht für den Emotionalkörper, mit Muskelkraft ist die enorme, unseren Emotionen innewohnende, Dynamik gemeint, die uns entweder in ihrem Fluss blockiert und an die Erde kettet oder uns fließend zu helfen vermag, uns in höhere Ebenen des

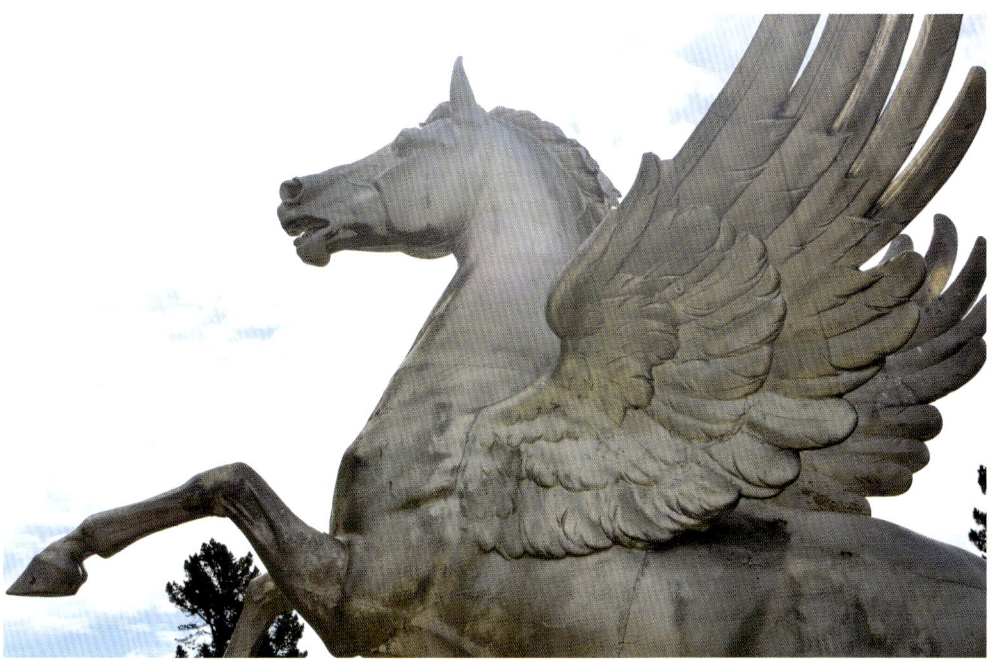

Erkennens zu katapultieren. Es ist unser menschliches Erbe, unser Potenzial, uns aufzuschwingen auf höhere Frequenzen. Dies entspricht dem mythischen Bild des Pegasus, dem geflügelten Pferd.

Sagen Sie „Ja" zu Ihren Gefühlen

Oftmals werde ich mit Aussagen von Menschen konfrontiert, die der Überzeugung sind, ihre jeweiligen Gefühle würden sie krank machen und die, darauf folgernd, Gefühle generell für gesundheitsschädlich halten. Dies ist nur bedingt richtig. Der Trugschluss besteht im Generalverdacht der Krankheit und Unglück verursachenden Emotionen. Sie sind alles andere als schlecht. Zuerst *sind* sie einfach mal! Wenn wir uns den Emotionen, die aus unserem Inneren aufsteigen, verweigern, sie verdrängen, setzen wir damit den Beginn für eine lange Zeit der Frustration und blockieren unsere Lebensenergie.

Unser Leben wird besser gelingen, wenn wir die Sprache unserer Gefühle miteinbeziehen und die in ihnen wohnende verborgene Kraft befreien. Diese ist es, die dann unser Leben bereichern wird und uns lehren kann, Glück zu erfahren. Das Geheimnis ist, dass sich hinter jeder negativen starken Emotion ein ekstatisches, lebensbejahendes Potenzial verbirgt. Es lohnt sich also in jedem Falle, den Pfad in die Tiefe unseres fühlenden Wesens zu gehen. Links und rechts von uns lauern diese scheinbar mächtigen Gestalten, Meeresungeheuer und Rasselketten schwingende Spukgestalten, mit Namen Wut und Hass. Ein großer Schatten ragt vor uns auf, er heißt Angst. Um uns herum schwirren Neid, Eifersucht,

Trauer und Furcht und haben die Party ihres Lebens und wir stehen verschreckt mittendrin und wissen nicht mehr, wo oben und wo unten ist. Wir haben keine andere Wahl. Wenn wir dieses Chaos ins Reine bringen wollen, müssen wir jeder einzelnen Gestalt in unserer Psyche die Hand geben und anfangen sie kennenzulernen. Das verändert Herrn Wut und Frau Furcht. Sie können uns nun ausgiebig erzählen, warum sie so penetrant an unser Ich appellieren. Was haben sie uns zu sagen? Hören Sie gut zu. Mit der Zeit (und das kann Jahre dauern) verwandeln sich die „Gestalten", werden lichter, drehen sich spiralförmig und geben den Blick auf eine weite und warme innere Landschaft frei, in der alles zu blühen und zu gedeihen scheint. Plötzlich ist es hell und selbst wenn wir uns umschauen, die dunklen Schatten sind verschwunden. Wir können eine Form der psychischen Ekstase erleben, überschäumend vor Glück und Liebe, allein aus der Befreiung unserer Gefühle heraus – heil und glücklich. Aber Eines nach dem Anderen.

Ein Beispiel, an dem ich gut illustrieren kann, wie wir mit emotionalem Schmerz umgehen können, ist Liebesschmerz. Werden Gefühle nicht erwidert, steht er da, der Liebende, mit vollem Herzen, einer brennenden Sehnsucht und seiner ehrlichen Verletzlichkeit. Selten fühlen wir uns so verwundbar wie nach einer schmerzhaften Zurückweisung oder Trennung von einer geliebten Person. Statt der erhofften Liebe und Nähe, bekommen wir die kalte Schulter gezeigt. Unglückliches Verlieben und *Entlieben* deutet immer auf die archetypische Projektion der Vater- oder Mutterenergie hin. Dies sind Meilensteine in unserer Entwicklung, aber letztlichendlich nicht das Ziel, sondern der Weg, wie es so schön heißt. Der Archetypus des wahren inneren Mannes oder der inneren Frau, des inneren Geliebten, der inneren Geliebten ist im Kern die Sache, um die es geht, bei allem Verlieben und Zusammensein, bei allen Reizen und Sympathien.

So weh es auch tun mag, wir können andere Menschen nicht zwingen, uns zu lieben. Es gibt nur eines, was wir selbst in der Hand haben, uns für die Liebe zu entscheiden. Lieben Sie! Lassen Sie Ihre Liebe einfach fließen, wie einen Kelch überfließen, wenn nicht zu dem Menschen, den wir erfolglos für uns auserwählt haben, dann doch in das Leben hinaus. Blockieren Sie Ihr Bedürfnis zu lieben nicht. Leiten Sie diese schöne Energie um, öffnen Sie Ihr Herz jedem Tier und jeder Blume, die Ihnen begegnet und nicht zuletzt den Menschen, die dies dankbar annehmen. Beschenken Sie sich selbst mit Liebe, es wird Ihnen helfen, ihren Schmerz, den Verlust in ihrem Herzen zu heilen, denn Sie sind nicht *unliebenswert* nur weil ein bestimmter Mensch nicht das Gleiche für Sie empfinden kann. Lassen Sie es nicht zu, dass die Gefühle der Liebe sich in ihrem Herzen anstauen, dies würde ihr Herz vergiften und es auch physisch in seiner Funktion einschränken. Das einzige, was Sie dazu tun müssen ist Ihren Fokus verändern, es liegt bei Ihnen. Ich bitte Sie, von ganzem Herzen, lieben Sie.

Wahre Liebe ist nicht an eine Person gebunden, sondern ist eine Chance für uns, zu lernen, unser Herz weiter zu öffnen, so gesehen ist der klassische Liebeskummer eine einmalige Gelegenheit, unsere Liebe wirklich intensiv zu leben.

Und vielleicht führt diese Erfahrung sogar schnurgerade zu Bhakti, der Erfahrung der liebevollen Einheit auf einer transzendenten Ebene. Universelle Liebe. Bedingungslose Liebe.

Ganzheitlich zu leben bedeutet aus meiner Sicht, sich mit allen Themen, die das Leben an uns heranträgt, auseinanderzusetzen. Jetzt und hier, ohne auszuweichen. Es genügt offenbar nicht, einfach nur mitzubekommen, dass das Leben tödlich endet, um dann diese Tatsache unser Leben lang zu verdrängen und am Ende ganz überrascht zu tun ob der Härte, die uns nun so plötzlich und „unvorhersehbar" trifft. Besser wäre, wir würden uns schon bei Zeiten mit dem Thema Sterben und Tod befassen, um uns ein wenig vertraut zu machen mit der Ganzheitlichkeit unseres Lebensweges, zu dem unweigerlich der Tod dazu gehört.

Alles, was wir uns vertraut gemacht haben, tragen wir sozusagen in unserem geistigen Rucksack mit uns, was keinesfalls zu einer neuerlichen Schwere unseres Lebens führt, sondern vielmehr zu einer Erleichterung, da wir uns nun auskennen, nicht fortlaufen müssen, weil wir gelernt haben, uns auch mit unangenehmen Themen zu konfrontieren. Dies schenkt uns Vertrauen, eine neue Form von Geborgenheit. Auch das Gefühl der Geborgenheit, im Universum gut aufgehoben zu sein. Wir nehmen das Leben an, klammern nichts aus. Das ist zutiefst heilsam und erleichternd für unsere Seele.

In meiner Edelsteinenergetik wirkt das Prinzip des „zuerst einmal „Ja"-Sagens. Ja zu sagen, zu allem, was ich fühle, denke und darüber hinaus bin. Annehmen, was ist. Nur auf diese Weise kann ich mich wirklich selbst erkennen und stimmige Wege der Veränderung und des Wachstums für mich finden, entwickeln und verfolgen.

Fragen Sie einmal Ihre Patienten, wie aufmerksam und intensiv sie, ob Tag oder Nacht, auf ihre psychischen Regungen und Bedürfnisse achten. Wie bewusst sie sich in der Regel dem Ursprung ihrer Stimmungen, Gefühle und Gedanken sind, wie kreativ sie ihre Träume reflektieren, ihre Gefühle im Alltag berücksichtigen, ihr Denken – ihre Urteile hinterfragen und schließlich auch, welchen Platz echte Spiritualität in ihrem Leben einnimmt.

Für all diese Fragen können wir uns auch selbst einmal Zeit nehmen, sie in Ruhe zu beantworten. Wir werden herausfinden, dass wir alle, jeder auf seine Weise, vor etwas oder jemandem versuchen davonzulaufen. Jeder hat seine Angst besetzten Themen, denen er lieber ausweichen möchte, statt sich ihnen zu stellen. Nehmen wir noch all die unbequemen Fragen dazu, denen wir es nicht gestatten wollen, uns aus unserem unbekümmerten Leben in dieser an der Oberfläche treibenden Spaßgesellschaft zu reißen. Wir sollten uns nichts vormachen und besser zeitig lernen, Oberflächlichkeit gegen Tiefe einzutauschen. Unseren Alltag bewusster zu erleben und ganzheitlich zu gestalten, indem wir uns und unseren Lieben mehr Raum für alle Anteile unseres Menschseins einräumen. Es verlangt ein bisschen mehr Mühe von uns, aber belohnt uns mit umso größerem Genuss und anhaltender Befriedigung.

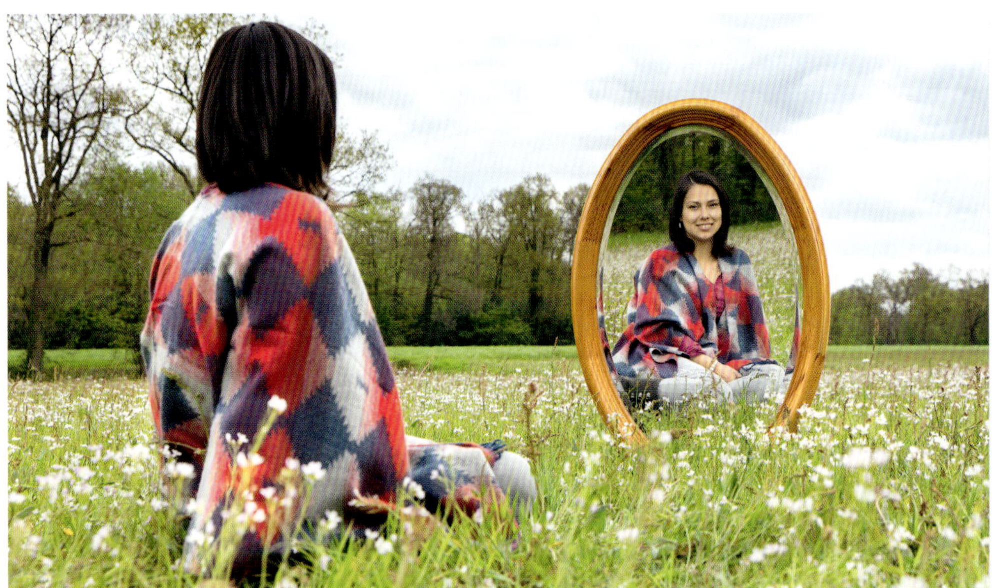

Das „Schaukel-Prinzip"

In meiner Arbeit gehe ich mit einer Art „Schaukel-Prinzip" vor, wie ich es nenne. Eigentlich greife ich nur die natürlich kommenden Pendelausschläge desjenigen Menschen auf, mit dem ich arbeite und gehe mit dem seelischen Schwingen seiner Psyche mit. Es lässt sich beschreiben in der Art eines „Hochschaukelns" der Thematik, um im weiteren Verlauf den Ausschlägen der Wogen zu folgen, wobei die Intensität von Mal zu Mal merklich abnimmt, bis sich ein gewisser Ausgleich einstellt. Wie die Bewegungen eines schwingenden Pendels, welches schließlich nach einer gewissen Zeit in der Mitte zur Ruhe kommt. Dabei geht es keinesfalls um ein endloses Widerkäuen der Problematik, welches zu nichts weiterem führen würde als dem kontinuierlichen Anschwellen und Vertiefen des Leids. Gezielt eingesetzte Edelsteine, wie ich sie in diesem Buch beschreibe, führen in die Klärung und Reinigung, in das notwendige Verstehen und Loslassen und damit zur Heilung.

Wir tun gut daran, die Emotionen und Gefühle, die mit schmerzlichen Themen in unserem Leben verbunden sind, in einem therapeutischen Rahmen, in ihrer ganzen Stärke zu erleben, sie zuzulassen. Wir wissen, dies kann uns erschrecken und ängstigen, bedrohlich mächtig anschwellen bis zu dem Punkt, wo wir meinen, vor Schmerz und Angst sterben zu müssen. Aber wir sollten auch wissen, dass dies NICHT geschieht. Das müssen Sie wissen und Ihren Patienten versichern können.

Selbstverständlich können Sie sich auch alleine und selbstständig auf die Reise machen, vorausgesetzt Sie fühlen sich stark genug dazu und/oder haben schon viel Erfahrung auf Ihrem Weg zu sich selbst und mit ihrem Innenleben. Der Zugang zu den inneren Bereichen, dem Unbewussten, sollte jedenfalls „gelegt" sein.

Gehen wir einmal von Wut als Thematik bei uns aus. Wenn Zorn uns erfasst und wir befürchten, wir könnten etwas Schreckliches tun, gar jemanden verletzen, tut es Not, sich der eigenen Wut im Inneren zu stellen, sie in sich brennen und rotieren zu lassen, ohne sie hinaus zu projizieren. Einfach wahrnehmen, wie sie in uns lodert, aufmerksam und wach. Sie werden staunen, zu erleben, wie sie sich wieder von ganz alleine verflüchtigt, wie von einem unsichtbarem Sog resorbiert, alleine dadurch, dass wir sie vorbehaltslos akzeptiert und sein haben lassen, was sie eben ist – Energie.

*** Energie ist wandelbar! ***

Nichts Fürchterliches ist geschehen, der Weltuntergang, das Drama, ist ausgeblieben, aber eine wunderbare Befreiung hat stattgefunden, in die sich ein Gefühl der Erleichterung mischt. Somit begeben wir uns auf einen äußerst effektiven Weg nach innen, der uns nach und nach erlauben wird, die wahren Ursachen unseres Leides zu erkennen. Die Türe in unser Innerstes öffnet sich und die vorab respektierte Emotion kann nun bereitwillig den Blick freigeben auf die Prägungen unserer psychischen Landschaft dahinter.

Nochmals, ich gehe immer wieder, gemeinsam mit dem Klienten, an die schmerzende Wunde, lege sanft den Finger hinein, um mit Hilfe der Edelsteine ganz klar und fokussiert das Ursprungserlebnis als Auslöser für die heutige Problematik aufzudecken und zu verstehen. Dadurch wird die Wut, die Angst, die Scham – und Schuldgefühle, der mangelnde Selbstwert, der Herzschmerz, die Trauer enttarnt. Wir nähern uns immer wieder an, konsequent und mit einer Offenheit für das, was geschehen mag, welche Überraschung uns dabei auch erwartet, bleiben lösungsorientiert mit der bewussten Ausrichtung auf Heilung und Ganzheit.

Mithilfe der Wirkungen der Edelsteine, durch ihre Informationen, die mit uns resonieren, können wir die alten Erlebnisse auflösen und die aktive Form des Traumas in eine geheilte inaktive Form der reinen Erinnerung überführen und somit zu den Akten legen.

Was uns auf der Seele brennt, was sich akut zeigt, ist genau das, was wir auch in der Lage sind zu verdauen, wir brauchen nur etwas Hilfe. Diese Hilfe bekommen wir verlässlich und mich immer wieder aufs Neue faszinierend durch die erstaunlichen Energien dieser Geschenke der Natur, der Edelsteine. Vielfältig und treffsicher ist ihre Stoßrichtung, wenn Sie sie gezielt nach den Empfehlungen in diesem Buch zur Anwendung bringen. Folgen

Sie einfach ihrer Sogwirkung, der Richtung, in die sie Sie führen. Seien Sie äußerst aufmerksam, dass Ihnen möglichst wenig entgeht und Sie werden Erfolg haben.

So gehen wir immer wieder an die zu bearbeitende Problematik heran, wobei wir bei jedem Mal neues Handwerkszeug, wachsende Vertrautheit und einen neuen Blickwinkel des Verstehens mitbringen werden. Wir tasten uns heran, je mehr Sinne wir dazu verwenden, umso besser. Lassen Sie das Trauma nicht nur fühlen, auch schmecken, sehen, hören und riechen. Irgendwann geschieht es, dass wir eine höhere Sicht, mit mehr Abstand, gegenüber unserem Erlebnis einnehmen und verschaffen uns damit den nötigen Überblick, um tiefgreifend und ganzheitlich zu verstehen und die Verletztheit unseres inneren Kindes zu heilen (siehe Rosenquarz Seite 114), welches irgendwie immer eine Rolle spielt. Der Ausschlag der Emotion wird immer sanfter und sie offenbart ihr wahres Gesicht, – eben ein Schaukelprinzip! Unser Thema wird im wahrsten Sinne des Wortes demaskiert, was einerseits zu einem tiefen Verstehen führt und inneres Potenzial freilegt und welches wir andererseits nutzen können, um unser Leben neu und nach unseren bewussten Wünschen zu gestalten.

Wir lernen unsere Emotionen besser kennen und fangen an, den Löwen zu reiten. Wunderbar dargestellt in der Tarotkarte Nr. 8, „Die Kraft", des „Rider Waite Decks". Schauen Sie sie sich bei Gelegenheit einmal an.

Wir lernen, Angst zu empfinden, ohne überwältigt zu werden, da wir nun wissen, wovor wir Angst haben und dass wir das, was wir nicht auflösen können, als Eigenschaft unseres Ichs bewusst und liebevoll zu integrieren gelernt haben, was heißt, diese psychischen Energien anzunehmen und immer wieder Schritte der Heilung zu finden, bis wir spüren, wir sind klar mit diesem Thema, wenn auch eine sanfte Angst noch da ist und unsere sinnvolle Begleiterin bleibt.

Vielleicht hilft es uns auch zu verstehen, dass wir uns tatsächlich am meisten vor unserer eigenen Lebendigkeit fürchten, vor unserem enormen menschlichen geistigen Potenzial und nicht vor der Welt „da draußen". Es ist vielmehr unsere eigene Psyche, unser ganzheitliches Ich, mit dem wir nie gelernt haben umzugehen. Wir kennen uns selbst nicht und das Zeitalter der medialen Ablenkung ist uns in diesem Bestreben keine große Hilfe. Wie wir wissen, folgt Energie dem Bewusstsein. Worauf lenken wir unsere Aufmerksamkeit, oder sollte ich sagen, worauf wird unser Bewusstsein gelenkt? Seien Sie aufmerksam und wachsam in dieser Welt.

Wenn ich von Ganzheitlichkeit rede, von ganzheitlichem Wachstum, habe ich den Menschen mit all seinen natürlichen Gegebenheiten vor Augen. Das, was ihn in seiner Gesamtheit ausmacht und was wir in Körperfeld, Emotionalfeld, Mentalfeld und spirituelles Feld „einteilen" können. Wenn jedem dieser vier „Körper" Tribut gezollt ist, lebt der Mensch ganzheitlich. Zudem stellt diese Art des Lebens eine tiefe Art der Liebe, Wertschätzung und Achtung für die lebendigen Kräfte der Natur, des Lebens an sich, dar.

Säule V: Meditation

Diese stellt nun die fünfte und damit letzte Säule innerhalb meines Systems dar, auf die sich ein glückliches und heiles Leben gründen kann.

Meditation an sich ist reinste Medizin.

Damals, als ich Ende der 70er Jahre anfing zu meditieren, galt ich als Exotin. Heute gibt es zahlreiche Bücher zu dem Thema, Meditationsgruppen sprießen wie Pilze aus dem Boden und wissenschaftliche Studien bestätigen ihre gesundheitlich regulierende und stabilisierende Wirkung auf Psyche und Nervensystem und belegen eindeutig ihre positive Wirkung auf körperliche Vorgänge. Meditation stärkt unsere Widerstandsfähigkeit, erhöht die Resilienz, führt zu erweitertem Bewusstsein und baut darüber hinaus graue Substanz im Gehirn auf, bzw. erhält sie, bis ins hohe Alter. Abbau und Alterungsprozesse werden verlangsamt. Menschen, die meditieren, wird eine höhere Konzentrationsfähigkeit nachgesagt, eine schnelle Auffassungsgabe, eine stabilere psychische Verfassung und die Fähigkeit, körperliche Beschwerden auf rein geistigem Wege zu beeinflussen. Sie sind insgesamt entspannter und ausgeglichener. Es lohnt sich in jedem Fall, der Meditation einen regelmäßigen Raum in Ihrem Alltag einzuräumen. Sie dient sowohl der Prophylaxe als auch der Beschleunigung des Heilungsprozesses.

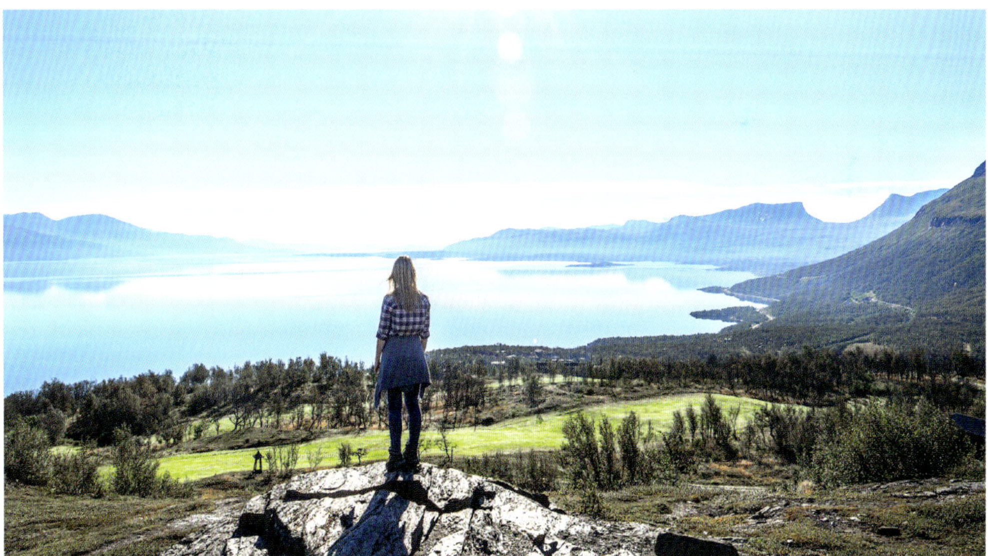

Es geht darum, eine Ebene, eine bestimmte Frequenz des Seins zu erreichen, auf der wir von meditativer Versenkung sprechen. Diese ganz spezielle Seinsenergie hat eine beruhigende, zentrierende und ausgleichende Wirkung auf uns. Wiederum sehen wir uns heute als Menschen den Herausforderungen einer beschleunigten Zeit gegenüber stehen. Diese wahrnehmbare Steigerung des Tempos ist ein vor langer Zeit initiierter Prozess, der von Jahrhundert zu Jahrhundert zunimmt. Kein Jahrzehnt lebt noch die gleiche Geschwindigkeit wie das vorherige, es scheint als würde das Tempo mittlerweile kontinuierlich zulegen. So lesen wir schon bei Goethe von einer viel zu schnellen und lauten Welt, die er in ihrer rasanten Hektik als Herausforderung seiner Zeit erkannte. Als die Eisenbahn aufkam, machte man sich Sorgen ob der „enormen" Geschwindigkeit und hatte Angst, dass es den mitfahrenden Menschen im Inneren des Waggons zerreißen würde, dass er seine waghalsige Reise mit dem Tod bezahlen müsste. Nun, wir haben mittlerweile ICEs, Düsenjets und bemannte Raumfahrt überstanden.

Wir erobern uns unvorstellbare Geschwindigkeiten, bei denen es uns schwindeln kann. Dies hat Vorzüge und Nachteile, wie alles auf unserem Planeten. Es gilt, die Mitte nicht aus den Augen zu verlieren. Wir fordern von uns gegenseitig mehr Leistung denn je und Aufmerksamkeit auf die Dinge dieser Welt, innerhalb immer kürzer werdender aufeinanderfolgender Zeitabschnitte. Wir sind gefordert. Aber unsere Seele möchte uns auffordern, die Zeit anzuhalten. Inmitten des Sturms das Zentrum unserer Selbst nicht zu verlieren.

In dem Maße, indem wir uns nur noch Kunstlicht aussetzen, uns mit unnatürlichen Gegenständen und denen von ihnen hervorgebrachten Geräuschen umgeben, energiearme Nahrungsmittel zu uns nehmen und schneller als die Zeit sein wollen, ohne je auf Ruhepausen zu achten, die auch wirklich welche sind, in denen wir uns regenerieren können und die uns Raum geben, zu uns selbst zu finden, Raum zur Reflektion, zum ungestörten „Mit-uns-selbst"-Sein", werden wir, gänzlich unbemerkt von uns selbst, in diese Falle des „Ausgebranntseins" stolpern, welche uns in eine Form der Entfremdung von uns selbst führt. Auch unsere Befürchtung, dieser unsagbar komplexen und immer vielfältiger sich uns offenbarenden Welt nicht mehr gewachsen sein zu können, all das treibt uns immer weiter an die Peripherie unseres Selbst, in das „Verlustig-Gehen" unserer eigenen Identität. Wir vertrauen uns selbst nicht mehr. Verlieren zunehmend ein Gefühl dafür, was ***wir*** wollen und was ***wir*** können. Wir wissen nicht mehr, wer wir sind! Somit sind unsere Kräfte im Außen gefangen, dienen „ jemand " anderem, was bedeutet, dass sie uns selbst, die wir sie am meisten bedürfen, nicht mehr zur Verfügung stehen. Dies ist nun das berühmte Hamsterrad. Wie da herausfinden? Für mich gibt es da nur eine Lösung, eine Medizin: Meditation.

Ich denke, dass viele unserer Probleme daher rühren, dass wir zunehmend unserem wahren Ich, unserem Selbst entfremdet sind, was parallel verläuft mit unserer Entfremdung von der Natur, in die wir allerdings untrennbar eingebettet sind, von der wir ein Teil sind.

Die heilsame und aufbauende Wirkung der Natur ist nun aber nichts nur für einige kleine Gruppen, wie Wandervereine oder Gartenbesitzer. Natur mit all ihren Erscheinungsformen, ihren Düften, ihren Energien und Elementen stellt unseren Lebenssaft dar, stärkt immer wieder unsere Regenerationsfähigkeit, klärt unsere Aura und zeigt uns, wer wir wirklich sind und woher wir kommen; sie symbolisiert das Leben an sich. Im Spiegel der Natur erkennen wir uns selbst! Wahrscheinlich ist Meditation unser natürlichster Zustand. Unsere Lernaufgabe besteht nun aus einer klaren Entscheidung zu bewusstem Verzicht. Nur weil „alles" verfügbar ist, müssen wir nicht auch alles nutzen!

Seit Jahren versuche ich in meiner Praxis zu vermitteln, wie immens wichtig Meditation für uns Menschen in der heutigen westlichen Welt ist. In diesem ungeheuren Potenzial des „Abgelenktwerdens", indem wir uns heute bewegen und das an unseren Nerven und auch an unserem Portemonnaie zerrt, verbunden mit dem ungefilterten Ansturm von Informationen, dem wir sogartig unterliegen, sind wir ohne spezielle geistige Fähigkeiten, zu der Meditation uns verhelfen kann, geradezu verloren. Meditation verhilft uns zu einer relativierten Sicht auf die „Dinge". Wenn wir lernen, den Moment, diesen Zustand des reinen Seins, zu erfahren, ganz in der Tiefe und Köstlichkeit des Moments präsent zu sein, uns auszudehnen und zu verbinden mit der unermesslichen Weite des Seins, uns umarmen zu lassen von der Mütterlichkeit des Weltalls, dann bringt uns das keinen materiellen Gewinn ein, keine Orden und Auszeichnungen, es beschert uns kein emotionales Theatererlebnis, keine geschwätzige Gemeinsamkeit, es vermag aber etwas viel Größeres, es schenkt uns den intensivsten Moment des „Bei-uns-selbst"-Seins.

DAS essentielle Gefühl des Lebens,
den Atem der eigenen Natur,
das helle Bewusstsein des Eins Seins,
der Freude,
der Liebe,
der Ekstase – Glück.
Meditation schenkt uns Frieden!
Eine wohltuende Weite.
ein tiefes Durchatmen.

Sie vermag uns an unsere innerste Lebensquelle anzuschließen, das sanfte Flackern des inneren Lichts zu entfachen. Meditation ist der Weg, der zu einem tiefen Empfinden unserer selbst führt, darüber hinaus zu einem Gefühl des „Einsseins", der Transzendenz und der Erfahrung des höheren Selbst. In der Meditation gelingt es uns, über unser kleines, eingeschränktes Ich hinauszugehen, aufzusteigen in andere Erlebniswelten, in denen unser wahres Selbst zu Hause ist. Dies ermöglicht es uns, immer wieder neue Blickwinkel auf unser Leben, auf uns selbst und unsere Mitmenschen einzunehmen. Der Moment der Stille, in der unsere Emotionen und Gedanken schweigen, ist die Chance für die reine, ursprüngliche Lebensenergie, ungehindert in uns einzuströmen, dabei auch unseren Körper zu erfassen und all seine Zellen mit heilsamer Lichtenergie zu durchfluten. Dies entspricht einer perfekten Heilsitzung. Somit öffnen wir uns auch höheren Bewusstseinsenergien. Dies initiiert den Prozess der Verfeinerung unserer Sinne.

**Meditation ist eine Einstellung.
Eine Lebenseinstellung – eine Stellungnahme adressiert
an die Existenz an sich, die gemäß dem Prinzip der Resonanz
unmittelbar darauf antworten wird.**

Dies schafft die Voraussetzung für ein tiefes und mitfühlendes Leben. Die innere Einkehr bereitet der Verfeinerung unseres Wesens den Boden, schenkt uns die Dimension der Tiefe, derer wir so dringend benötigen und hebt uns in ungeahnte Höhen hinauf, in denen wir immense Bereicherung und bewusstseinserweiternde Erkenntnisse für unser Leben gewinnen, was wiederum eine gänzlich neue, sinnstiftende Sichtweise auf das Leben, das Menschsein an sich, unsere Beziehungen und unsere Lebensaufgabe zulässt. Meditation bedeutet Verbindung zu höheren Ebenen. Sie verbindet unser Ich mit unserem Selbst, und über unser wahres Selbst haben wir Zugang zu höheren Bewusstseinsebenen. Durch regelmäßiges Üben erobern wir uns neue Energien und aufregende Erkenntnisse, die es uns erlauben, uns auf eine nächste Ebene des Wachstums zu schwingen, unseren Ausgangspunkt in unserem Leben auf einer immer wieder neuen Oktave zu beginnen. Die Gegebenheiten bleiben die gleichen, nur unsere Wahrnehmung hat sich verändert, unser Urteil bezüglich der Dinge.

Durch regelmäßige Meditation erlangen wir eine innere Kraft und Ruhe, die uns niemand nehmen kann. Unsere Bewusstheit wächst, ebenso wie unsere Bereitschaft zu lieben, als auch zu helfen. Unser Bewusstsein beginnt sich zu vernetzen und seinen Platz im großen Energiefeld einzunehmen. Immer mehr schärft sich unser Blick und wir unterscheiden Unechtes von Wirklichem, Konstruiertes von lebensdynamisch Gewachsenem.

Bestimmte Edelsteine verstärken unsere Meditation und führen uns gezielt an wichtige Punkte unseres Wachstumsprozesses, sodass uns nichts anderes zu tun bleibt, als uns einfach vertrauensvoll in diese Bereiche hineinfallen zu lassen und in die bewusste Erfahrung zu gehen. Amethyst ist hier ein sanfter Begleiter. Stürzen Sie sich in das Abenteuer Meditation! Denn das ist sie – ein Abenteuer, spannender als alles, was Sie bisher erlebt haben, und es wird Sie tiefgreifend und nachhaltig verändern, wenn Sie sich die Zeit geben, die unendliche Weite innerer Welten zu entdecken.Ich möchte sie auch einladen, die am Ende jeder Steinbeschreibung geführte Meditation zu erleben und diese auch ihren Patienten in einer Entspannungsphase vorzulesen.

Edelsteinsignaturen und Indikationen

Beschreibungen – Indikationen – Meditation

Rosenquarz

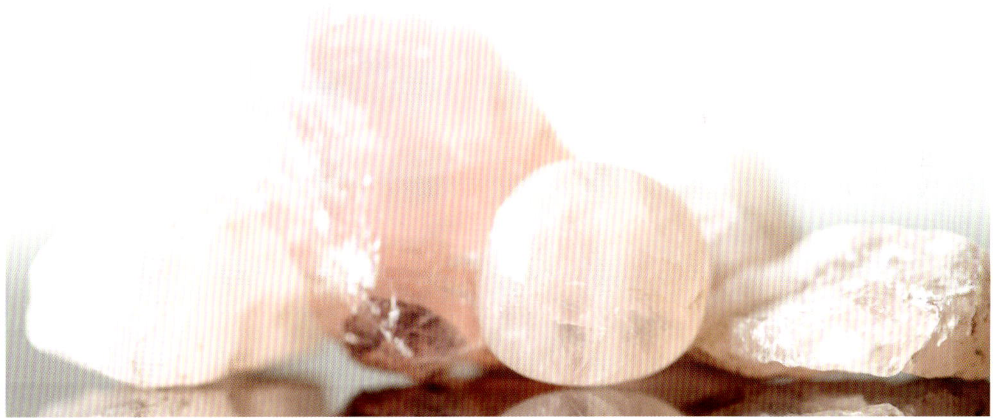

Rosenquarz ist der Stein, der das kindliche Gemüt in uns anspricht. Er bringt diese Seite von uns hervor, hebt sie ans Tageslicht, sodass sie Aufmerksamkeit und Heilung erfahren kann. Er offenbart zarteste Gefühle und stärkt das echte und unverfälschte Fühlen und dessen Ausdruck in uns, welches wir vielleicht seit unseren Kindheitstagen vermissen. Dieser Stein nimmt uns sanft an die Hand und ist in der Lage, uns fortzuführen von dem, oft harten, Erwachsensein und hilft uns nochmals, aber diesmal ganz bewusst, in die Unschuld und auch Naivität der Gefühlswelt unseres inneren Kindes einzutauchen. Es ist dieser Anteil in uns, der auch wenn wir schon lange „erwachsen" sind, was auch immer das heißen mag, immer bei uns ist, lebendig in uns ist und einen wichtigen Teil unserer Persönlichkeit darstellt.

Die Rosenquarzenergie ist in der Lage, uns ein Gefühl von Geborgenheit zu vermitteln, ein Gefühl von „Gewogen-Sein" in Liebe, ein Bad in Zärtlichkeit und „Angenommen-Sein". Hier können wir Offenheit für all unsere inneren, zarten Gefühle erfahren.

Am Anfang dieser Reise zu uns selbst steht die vollkommene Annahme und Bejahung unseres sensiblen, fühlenden Wesens, welches wir in seiner ganzen „Unschuld" als Kind repräsentierten, welches aber die Verletzungen, als auch die Bestärkung und obendrein die Liebe damals nicht realistisch einschätzen konnte.

Wenn wir mit Rosenquarz arbeiten, werden wir erleben, wie wir eine enorme gefühlsmäßige Öffnung erfahren, die uns mittlerweile wahrscheinlich fremd geworden ist. Wir können uns vermehrt anderen Menschen zuwenden, Liebe und Achtsamkeit teilen. Dabei handelt es sich nicht ausschließlich um unsere nächsten Lieben, sondern diese Form Liebe zu schenken und zu empfangen, kann sich ausdehnen auf jegliche zwischenmenschliche Begegnung, sich erstrecken auf jedes Lebewesen, mit dem wir in Kontakt treten. Eine neue Zärtlichkeit im fühlenden Wahrnehmen wird geboren und die Freude daran, sie auch zu leben, zu geben, steigt in dem Maße, wie wir bereit sind, unsere Herzen vorurteilsfrei zu öffnen.

Rosenquarz öffnet uns die Augen für unsere Fähigkeit zu lieben. Er hilft uns, in den Fluss der Gefühle zu vertrauen, sodass wir alles, auch und gerade unsere Verletzlichkeit, mit anderen teilen können.

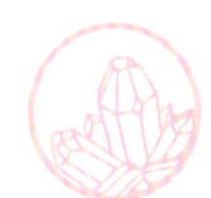

Es liegt eine unvorstellbare Offenheit der Herzensebene in diesem Stein als heilsame Information verborgen. Er heilt in uns sehr alte Wunden, massiert sanft die Narben einst erlittener Herzensverletzungen. Er schenkt uns eine so reine und tiefe Liebe zu uns selbst, die uns stark macht gegen gezielt verletzen sollende emotionale Pfeile, die andere aus ihrem Energiesystem auf uns abschießen. Die Herzensebene macht uns widerstandsfähiger, sodass wir diesen Attacken nicht länger in dem Maße erliegen, weil eine starke Selbstakzeptanz kein Angriffsziel mehr bietet. Die Tiefe unserer Liebesfähigkeit schützt uns vor emotionalen und verbalen Angriffen von außen. Auf der Rosenquarzebene erfahren wir in unserem Sein den tief in unserem kollektiven Erbe verwurzelten, uralten Wunsch nach Liebe und Geborgenheit. Bedingungslos. Wir müssen jetzt nichts leisten und vollbringen, um Zuwendung und Liebe zu erfahren. Die echte Liebe kommt zu uns, wenn wir uns ihr öffnen, wenn wir uns uns selbst achtsam zuwenden, ganz einfach so, um unser selbst willen, um der Liebe willen.

Im Heilstrom von Rosenquarz schmelzen sämtliche beklemmenden Schatten der Erwachsenenwelt dahin. Wir erlauben uns endlich, der Sehnsucht nach Liebe, den zarten Gefühlen des weisen Herzens den Stellenwert einzuräumen, den es braucht, damit eine liebende, aufrichtige Gesellschaft voll Empathie entstehen kann. Dies ist ein wunderbarer Wachstumsprozess, in dem alle Beteiligten nicht aufeinander herumhauen, sondern herzliche Offenheit den Ton angibt.

Diese Liebe, die Rosenquarz in uns aktiviert, die er in all unseren Atomen und Genen zum Schwingen bringt, ist absolut frei (nicht wollend, nicht fordernd) und warm (es fließt Energie) und existiert um ihrer selbst willen. Dieses Herz schlägt für das Leben an sich. Es ist die Frequenz des liebenden Seins, die alles einschließt und alles zu verstehen scheint. Nach dieser Erfahrung sehnen wir uns alle, ob unbewusst oder bewusst. Bedingungslose Liebe ist zutiefst heilsam, wenn nicht sogar überlebenswichtig. In ihrer Umgebung wirkt sie im besten Sinne wachstumsfördernd. Fehlt sie jedoch, verwelken Menschen zusehends. Sehr drastisch kann man dies an Kindern beobachten, denen Liebe entzogen oder gänzlich vorenthalten worden ist. Ihnen fehlt auf traurige Art der Lebenswille.

Rosenquarz weckt in uns bedingungslose Liebe und bringt die Weisheit und Klarheit des Herzens ans Licht.

Halten wir fest: Die Liebe, die dieser Heilstein zu schenken vermag, ist bedingungslos, einfach, klar, von unschätzbarer Bedeutung für unser aller Existenz. Diese Liebe ist existentiell! Und die gute Nachricht ist, dass wir sie alle in uns tragen, als Keim, als Anlage, als wunderbarste Möglichkeit unserer selbst, als Herzensqualität.

Wenn wir mit Rosenquarz arbeiten, werden wir bald die Erfahrung machen können, dass wir uns zutiefst angenommen fühlen in unserem innersten, liebenden Wesen. Wir können erleben, dass es ok ist, wenn wir einfach nur da sind. *Nur*, ist gut – es ist einfach wunderbar, dass wir da sind. Wir haben es leider zu keinem Zeitpunkt genügend gefeiert.

Wir sind in dieser heilsamen Energie vollkommen angenommen und geliebt, können uns fallen lassen in eine umfassende Geborgenheit, ohne – und das ist wichtig – *ohne irgendetwas Besonderes leisten zu müssen!* Diese Liebe existiert aus sich heraus, sie hat keinen Anfang und kein Ende. Sie nährt sich aus sich selbst heraus als ewig sprudelnde Quelle, in Form einer Energiespirale!

Auf dieser Erfahrungsebene gibt es keine Fragen und zweifelnde Gedanken. Hier gibt es nur Glück!

Ziel unserer Arbeit muss es auf dieser Ebene sein, möglichst viele Verletzungen, die sich im Herzen verankert haben, sichtbar zu machen und förmlich hinwegzuspülen. Dies hilft dem physischen Herzen zu heilen. Es kann entspannen, der Energiefluss nimmt zu, die Durchblutung verbessert sich. Der Herzmuskel wird glücklicher und kräftiger arbeiten. Freude stärkt das Herz. Harmonie kann sich einstellen, was einen positiven Einfluss auf den Herzrhythmus haben wird. Die Information dieses Heilsteines bringt uns in Kontakt mit unserem inneren Kind. Es sind dies unsere Gefühle, Eindrücke und spontanen Impulse, die sich unzensiert in Taten, Äußerungen, Handlungen, Gefühlsausdrücken und Wünschen materialisieren. Wir erleben die Welt noch einmal mit den Augen eines Kindes, die damaligen Erwartungen, erfüllt oder unerfüllt bis heute, die Hoffnungen, diese offene Verletzlichkeit und Gutgläubigkeit, mit der sich ein Kind vertrauensvoll in die Obhut Erwachsener begibt. Begeben muss. Was soll es denn anderes tun? Es bleibt dem Kind nichts, als zu vertrauen. Wunden, die in unserer Kindheit entstanden sind, können wir nun beginnen, mit Rosenquarzenergie zu heilen.

Dieser Prozess versetzt uns in die Lage, unser inneres Kind, das Mädchen oder den Jungen, der wir einmal waren, und die/der immer noch in uns lebt, anzunehmen. Wir verdrängen ihre/seine dynamischen Seelenimpulse nicht länger, weil wir ja ausschließlich so erwachsen sein müssen. Oder wollen? Lehnen wir insgeheim diese Seite unserer Persönlichkeit ab, verurteilen sie oder reden sie klein, halten sie für dumm, empfinden sie als störend, wie es uns vielleicht unsere Familie zu verstehen gab, als wir klein und schutzlos ihren Urteilen ausgeliefert waren?

Rosenquarz ist der Begleiter für die Arbeit mit dem inneren Kind

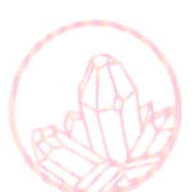

Niemand ist mit einer Natur hart wie Granit geboren. In uns allen schlägt das gleiche kindliche Herz, voll Offenheit, Vertrauen und Liebe und dem unbändigen Wunsch zu lachen, zu spielen und Freude zu empfinden, mit sich selbst, als auch mit anderen. Aus unser aller Augen schauen voller Offenheit die glitzernden, vor Lebenskraft funkelnden und auffällig neugierigen Kinderaugen.

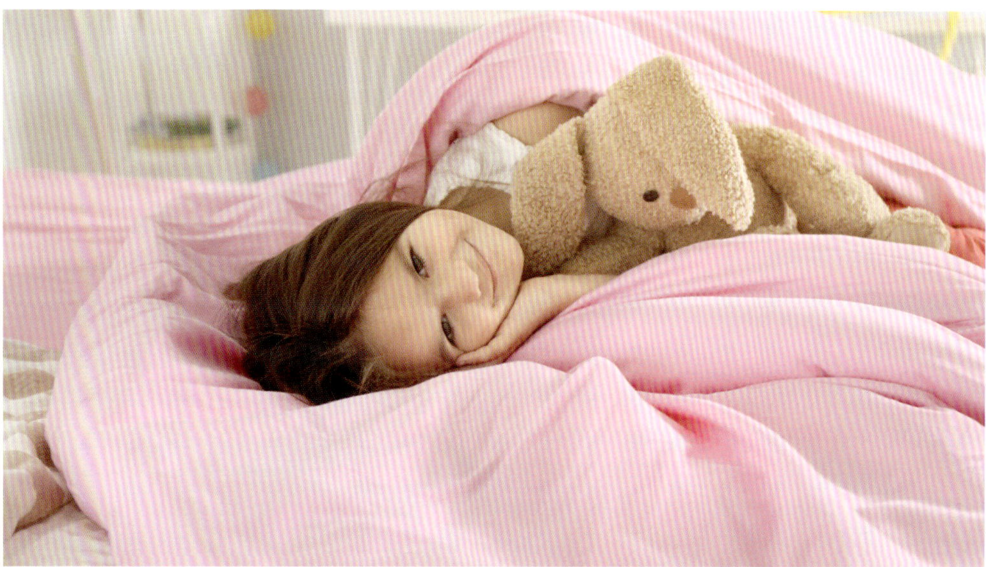

Und so spricht auch heute noch aus uns das Bedürfnis nach Liebe, Zärtlichkeit und Angenommen-Sein. In diesem Prozess wird alles für den Heilungsvorgang Wichtige wieder aufgedeckt. Es ist unsere Chance, die wir nutzen sollten, wieder ganz zu unserem wahren Wesen zu stehen, welches wir im Laufe eines stürmischen oder auch streng routinierten Lebens immer ein bisschen mehr versteckt haben und darunter bis heute leiden. Wir spüren, dass etwas fehlt. Dass wir einen wichtigen Teil unserer selbst ausgeklammert haben und sträflich ignorieren. Den Ernst, den wir dem Leben beimessen, führt nur allzu häufig dazu, dass wir das Leben als eine Bürde, als eine schwere Last erleben. Dadurch haben wir einen Großteil unserer Lebendigkeit eingebüßt. Schleichend haben sich die grauen Schleier der Erwachsenenwelt über unser Gesicht gelegt, ihm harte und missmutige Züge eingekerbt und unserem Körper starre Bewegungen verliehen.

Unter Rosenquarztherapie können wir nun ganz bewusst daran arbeiten, unser inneres Kind zu erlösen. Dies ist ein enorm wichtiger Vorgang auf dem Weg zur Ganzwerdung, der uns glücklicher machen wird. Es ist die Basis der Psychologie der Edelsteinenergetik. Auf der Klärung der Eltern über das innere Kind bauen alle weiteren Schritte auf. Diese urvitalen Energien müssen befreit werden, sodass sie dem weiteren Individuationsprozess nicht im Wege stehen. Es ist das spirituelle Kind in uns, welches leben möchte, sich ausdrücken möchte, als wichtiger Teil unserer Persönlichkeit – einfach, frei und unbeschwert.

Erwachsene mit einem erlösten und integrierten inneren Kind sind echt liebesfähig und rücksichtsvoll neugierig auf andere Menschen. Es entsteht ein lebendiges und liebevolles Miteinander. Echte Gemeinschaft.

Dieser wunderbare Stein erweckt unsere kindliche Seele wieder zum Leben, verjüngt unsere gesamte Struktur, sowohl physisch als auch psychisch.

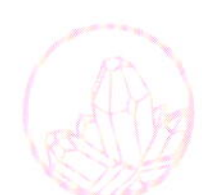

In dem Moment, in dem wir uns entspannen, einfach unsere beobachtende Aufmerksamkeit im Hier und Jetzt auf unsere Gefühle lenken, geben wir ihnen Raum, sich ganz natürlich und spontan, ohne Urteile, ohne vorgefasste Meinungen zu entfalten. Gelingt es uns mit diesem inneren seelischen Raum in Kontakt zu bleiben, werden wir erfahren,wie wir mit tiefer Freude und neugewonnener Lebendigkeit darangehen können, unser Leben zu gestalten. Kreativ – individuell – bunt, gleich den Farben unserer Seele.

Als Erwachsene liegt es nun bei uns, den Mut aufzubringen auf all die verlorenen Paradiese, die unerfüllten Wünsche, den enttäuschten Glauben, die seelischen Verletzungen, die Ängste, Wut und Traurigkeit unserer Kindertage zu schauen. Unsere Eltern haben damals wahrscheinlich ihr Bestes gegeben, in ihrem Bemühen uns zu erziehen und sich zu kümmern. Alles, von dem wir fühlen, dass sie es versäumt haben uns zu geben, ist heute für uns relevant und ausgleichbar, indem wir uns nun eigenverantwortlich unsere Bedürfnisse erfüllen – uns selbst die besten Eltern werden! Nämlich die, die wir uns im Idealfall selbst zurechtzimmern könnten, so wie wir meinen, dass wir sie gebraucht hätten. Wir können – ja, wir müssen – uns heute selbst in den Arm nehmen und trösten – sinnbildlich. Wir sind aufgerufen, uns endlich selbst die Liebe zuströmen zu lassen, die wir in jungen Jahren vielleicht in manchen Situationen vermisst haben und doch so dringend benötigt hätten. Indem wir diese Zeiten noch einmal bewusst erleben, können wir auch vieles über unsere Eltern lernen, darüber, warum sie dieses oder jenes nicht besser gemacht haben und unter welchen Programmen aus ihrer Kindheit sie selber gelitten haben und dadurch in ihrer Elternschaft mit uns in einigen Situationen ins Schleudern kamen.

Durch diese Auseinandersetzung werden wir auch gewahr, wie wir gerade auch an den fehlenden Kompetenzen unserer Mutter oder unseres Vaters oder anderer enger Bezugspersonen aufgefordert waren und immer noch sind, eigene Kompetenzen zu entwickeln, die dieses psychische Vakuum ausfüllen können. So gesehen sind die Mankos unserer Eltern, Großeltern etc. Geschenke an unser Potenzial, sich in Bewegung zu setzen und Evolution voranzutreiben. Wäre alles perfekt gewesen, was auch immer das dann heißen könnte, wäre es zu einem Stillstand in der Entwicklung gekommen. So aber gibt es ein Potenzialgefälle und psychische Energie bleibt in Bewegung, um individuelle Entwicklung zu ermöglichen.

Jeden Schritt, den wir auf diesem Gebiet tun, jede neue Erkenntnis, die wir in dieser Rückschau im Jetzt gewinnen, bringt den wunderbaren Effekt mit sich, dass die sich verändernden Energien immer auch auf die anderen Beteiligten einwirken und hier ebenfalls einen heilsamen Prozess auslösen. Die Zahnräder der Familienbande drehen sich gemeinsam, wenn an einer Stelle geschraubt wird. Somit geschieht auf der Rosenquarzebene sehr intensiv immer alles sowohl auf persönlicher, auf familiärer, als auch auf globaler und, wie wir nun wissen, auch auf universeller Ebene.

Wir sind nun dem Anteil unserer Psyche, der unser inneres Kind repräsentiert, eine Weile gefolgt. Geprägt ist dieser „Cluster“ < Kind > aus den realen Erfahrungen unserer Kindheit in unserem Elternhaus, oder wo wir sonst groß geworden sind, bei den Großeltern, Tanten, Adoptiveltern u. a. Nun sind es aber nicht alleine die Erlebnisse an sich, die uns zu dem gemacht haben, der wir heute sind, sondern vielmehr die Schlüsse, die wir aus den jeweiligen Erfahrungen gezogen haben. Unsere subjektive Beurteilung dessen und, was noch schwerer wiegt, die Intensität der emotionalen Aufgeladenheit, mit der wir eine Situation erlebt haben. Auch wenn es am Anfang außerordentlich schmerzhaft und anrührend sein kann, sich dem eigenen psychischen Anteil *Inneres Kind* zuzuwenden, um wirklich heil zu werden, ein besseres Leben, mehr Freude an Kommunikation mit anderen zu erleben, es führt am inneren Kind kein Weg vorbei. Solange es ungewohnt ist, mit diesem tiefen Teil in uns in Kontakt zu treten, werden wir uns vielleicht etwas unbeholfen vorkommen. Mit der Zeit jedoch werden wir seine Sprache, seine Symbole verstanden haben und sehr aufmerksam reagieren, wenn wir seine Eigenart, sich in unserem Alltag zu melden, registrieren.

Wir dürfen sein Anklopfen nicht ignorieren. Im Gegenteil, wir sollten es in seiner Lebendigkeit unterstützen, sonst geraten unsere Gefühle in trübe Gewässer, unsere Lebensenergie wird in ihrem Fluss gebremst, was wiederum zu unterschiedlichsten psychischen und physischen Störungen und Miss-Empfindungen führen kann.

Wir würgen den Lebensstrom jedes Mal ab, wenn wir die Innere-Kind-Dynamik ignorieren, und misshandeln, indem wir sie zum Beispiel einfach nicht ernst nehmen. Zudem können wir darauf achten, keine weiteren emotionalen Narben auf das feine Gewebe unserer Seele zu setzen, da diese ein freies Fließen der individuellen Persönlichkeit unmöglich machen. Es geht um **Selbst**-Ausdruck. Dieser möchte, in seiner besten Form, von Leichtigkeit und Freude getragen sein und genau daran können wir nun mit diesem kostbaren Juwel **Rosenquarz** arbeiten. Das innere, hochspirituelle Kind in jedem von uns, kommt der Wirklichkeit unseres Seins hundertfach näher, als wir es jemals mit unserem geschulten Verstand oder deprimierender religiöser Rituale vermögen könnten.

Rosenquarz stellt in meiner Arbeit der Edelsteinenergetik den Beginn dar, die initiale Öffnung, die den Weg bereitet für alles Weitere, was in der Therapie noch relevant wird.
Er verkörpert das Prinzip der bedingungslosen Liebe, schließt unser Bewusstsein, unsere Zellen für die heilsame Frequenz der Liebe auf. Liebe wirkt im positivsten Sinn wachstumsfördernd.

Um unheilvolle Gefühlscluster aufzulösen und sanft aus dem „System" herauszulösen, müssen wir im Bereich des Emotionalfeldes arbeiten. Die mit dem jeweiligen Erlebnis verbundenen Gedanken müssen im Mentalbereich aufgespürt und geklärt werden. Der norwegische, politisch aktive Philosoph, Arne Næss (27. Januar 1912 – 12. Januar 2009) fühlte sich, nach eigener Aussage, zumeist noch immer wie ein Kind und drückte oft aus, dass er es als wichtig erachte, **den Kontakt mit dem Kind in sich selbst nicht zu verlieren**.

Indikationen auf psychischer Ebene

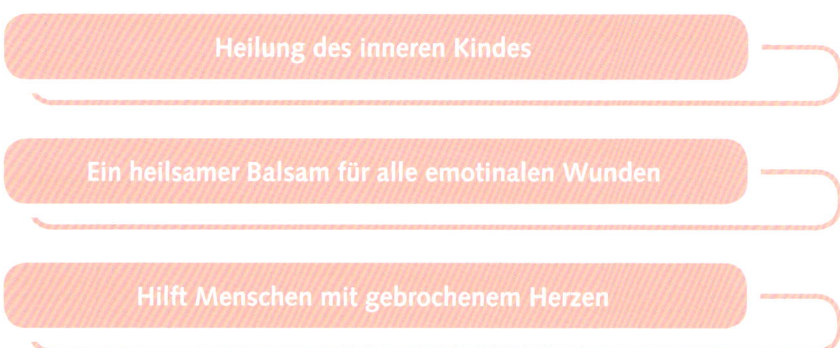

- Verarbeitung von Missbrauch jeglicher Art. Gleichgültig, wie weit das Ereignis zurückliegt oder ob es ganz frisch ist.
- Erschafft einen (auch therapeutisch) vertrauensvollen Raum, in dem Zartheit und Ehrlichkeit zugelassen werden kann.
- Erscheint als Retter für Menschen, die in ihrer Kindheit einen Mangel an mütterlich/liebender Energie erleben mussten.
- Wenn Jungen und Männer auffällige Probleme mit der mütterlichen Seite in ihrem Leben haben. Dies kann die leibliche Mutter als Person sein oder sich in der Schwierigkeit mütterliche Attribute selbst zu leben oder entgegenzunehmen niederschlagen.
- Indem er uns mit unserer inneren Empfindsamkeit und unserem Bedürfnis nach Zärtlichkeit verbindet, können wir nach und nach unsere Angst vor beidem überwinden.
- Er hilft uns sowohl die eigene Verletzlichkeit als auch die der anderen zu erkennen.
- Er stärkt die Sensibilität unserer Wahrnehmung.
- Er kreiert den nötigen Raum, in dem wir vertrauen können auf Zartheit und Ehrlichkeit.
- Säuglinge und Kleinkinder profitieren insofern von den Schwingungen dieses Steines, weil er ihnen hilft, sich geliebt zu fühlen und zu Jugendlichen heranzuwachsen, die mit der Wahrnehmung ausgestattet ihr Leben leben, so wie sie sind vollkommen in Ordnung zu sein.
- Er hilft uns, uns so zu lieben, wie wir sind. Er sagt Ja, ohne Urteil. Er nimmt an, lehnt niemals ab. Es sind die offenen Arme, die uns hier entgegengestreckt werden, bereit für eine rosafarbene Umarmung, die alle Schmerzen zu heilen im Stande ist. Selbstannahme.
- Mit Rosenquarzenergie schämen wir uns nicht länger unserer Sensibilität und den mit ihr einhergehenden Gefühlen.
- Demzufolge sollten wir immer an Rosenquarz denken, wenn wir uns einen Menschen gegenübersitzen haben, der immer ein latentes Gefühl mit sich herumschleppt „als stimme etwas nicht mit ihm“.

- Für alle Menschen, die sich verzweifelt nach Liebe sehnen.
- Hilft bei „gebrochenen Herzen".
- Rosenquarz bringt uns mit unendlich viel Liebe in Kontakt, mit dem Liebespotenzial, das in unseren Herzen schlummert. Durch die Arbeit mit ihm erwächst in uns der tiefe Wunsch, die Freude daran, diese Liebe weiterzugeben und zu teilen. Kurz, er lehrt uns zu lieben. Zu dem Liebenden zu werden, der wir im Innersten sind.
- Durch ihn lernen wir liebevolle und treue Beziehungen zu schätzen und zu pflegen.
- Er symbolisiert die Reinheit des Herzens.
- Menschen, die dieses Rosenquarzpotenzial verwirklicht haben, verfügen über Tugendhaftigkeit und menschliche Wärme.
- Er schärft unseren Sinn für die Schönheit der Existenz, wodurch wir lernen können, eine achtsame Haltung ihr gegenüber einzunehmen.
- Er lehrt uns Achtung vor den Gefühlen anderer zu haben.
- Als auch Achtung vor Gaia, mit all ihren Geschöpfen, dem lebendigen Pulsieren ihrer Adern und Organe.
- Unerfüllter Kinderwunsch: Hier kann er uns helfen, eventuell vorhandene seelische Sperren abzubauen, die vielleicht in unserem Körper abgespeichert sind, in Bezug auf eigene, als negativ erlebte Erfahrungen in der Kindheit – dem Kind sein an sich, was wiederum zu ungewollter Kinderlosigkeit führen kann. In diesem Falle blockiert unser Unbewusstes den Kinderwunsch. Rosenquarz hilft in diesem Fall brillant, sich mit den eigenen Vorbehalten zu negativen Komplexen bezüglich Kindheit/Kindern auseinanderzusetzen. Er wird uns helfen, unsere zutiefst verborgenen Befürchtungen und Schatten zu diesem Thema sanft ans Licht zu heben. Überführen wir diese Seeleninhalte der Heilung, klappt es plötzlich auch mit der Schwangerschaft, bzw. der Zeugung.
- Er stärkt unsere kindliche Natur, dazu gehört auch das Lachen, die Verspieltheit – unzensiertes Albern-Sein. Ich nenne dies auch gerne: Die Lizenz zum Blödeln.

Rosenquarz verhilft zu der absolut liebevollsten Atmosphäre, die man sich vorstellen kann.

Indikationen auf physischer Ebene

Hormoneller Ausgleich

Regulation sowohl nach oben als auch nach unten – zur Mitte hin

Herz

Harmonisierung

- Rosenquarz besitzt eine hohe Affinität zu den Hormondrüsen.
- Er ist DER Heiler für das gesamte endokrine System und strebt hier immer eine Balance an.
- Aktiviert die Epiphyse.
- Stärkt die Thymusdrüse.
- Heilt das Herz.
- Verlangsamt den Pulsschlag – harmonisiert den Herzrhythmus.
- Bei allen Formen von Hautproblemen.
- Heilsam bei allen Beschwerden der Brust (ob gutartige Knoten, Zysten, Mastitis, verminderter Milchfluss in der Stillzeit).
- Hilfreich auch bei gynäkologischen Problemen, die häufig auf Lieblosigkeit zurückzuführen sind.
- Klärt die Keimdrüsen, bei Frau und Mann.
- Immer auch daran denken, wenn ein unerfüllter Kinderwunsch im Raum steht.
- Bettnässen der Kinder.

Rosenquarz Meditation

Schließe deine Augen. Atme ein paar Mal tief ein und aus.

Spüre mit deinem Bewusstsein nun ganz nach innen. Und indem du dich ganz nach innen wendest, begegnest du dir selbst. Du lächelst dir liebevoll zu, wie einem besten Freund, einer besten Freundin, über deren Begegnung du dich zutiefst freust. Lass dieses Lächeln wirklich auf deinem Gesicht entstehen. Sage dir in deinem Inneren: Schön, dass es dich gibt! Erfülle dein Lächeln mit liebevollem Wohlwollen, mit aller Herzenswärme, die dir möglich ist. Nun stelle dir dich einmal als Kind vor. Lass einfach ein Bild von dir aus deiner Kindheit auftauchen, egal ob 3 Jahre alt oder 7 oder ein anderes Alter. Nimm deine Gefühle ganz genau wahr, die du nun in der Begegnung mit deinem inneren Kind erfährst. Fühle dich ganz in den kleinen Jungen, das kleine Mädchen hinein, das du einmal warst. Es ist viel Zeit vergangen seitdem. Dies heißt aber nicht, dass diese so offene und prägende Zeit deines Kindseins wie nichts aus deiner Psyche verschwunden ist. Diese Kind lebt auch heute noch ganz lebendig in dir, mit allem, was es jemals erlebt und erfahren hat, ob körperlich, emotional, mental oder spirituell. Du hast dich nur nicht mehr darum gekümmert. Jedoch repräsentiert dein inneres Kind deine fundamentalsten Prägungen, die dich zu dem haben heranwachsen lassen, der du heute bist.

So wende dich nun sanft deinem inneren Kind zu. Sieh es deutlich vor dir stehen. Nimm seine Körperhaltung wahr, den Gesichtsausdruck. Wie wirkt es auf dich? Was fühlst du? Dein inneres Kind ist ein wichtiger Teil von dir. Erkennst du seine Kleidung, oder auch seine Umgebung? Was drückt dein inneres Kind aus? Du kannst nun auch auf der inneren Ebene verbal Kontakt aufnehmen mit dir als Kind. Frage einmal: Wie geht es dir, liebes inneres Kind? Fällt es dir leicht oder spürst du eine innere Abwehr? Vielleicht ist es schon sehr lange her, dass du mit ihm in Kontakt warst und es mag ein wenig dauern, bis du eine Antwort vernehmen kannst – überhaupt etwas wahrnehmen kannst. Lass dir Zeit. Die Antwort kann als Gefühl, als Bild oder auch als innerlich vernehmbare Worte zu dir finden. Vertraue! Höre genau hin, alles, was du wahrnimmst ist wichtig. Nimm bitte jede Äußerung deines inneren Kindes ernst, was auch immer es dir sagen mag, über welche Kanäle auch immer – sei aufmerksam und merke es dir gut. Vielleicht nimmst du es freudig spielend wahr, lebendig und lustig, vielleicht ist es aber auch verängstigt, traurig, einsam und leidet? Du spürst, du möchtest ihm etwas schenken. Wie durch Zauberhand hälst du plötzlich einen Rosenquarz in deiner Hand. Er hat genau die richtige Größe, sodass er perfekt in die Hände deines inneren Kindes passt. Du überreichst ihm dein Geschenk und es nimmt es strahlend vor Freude an. Zart rosa leuchtet der Edelstein und sendet seine Energie von Liebe und Zärtlichkeit von Herz zu Herz. Ein Band der Liebe verbindet euch. Ein rosafarbenes Energiefeld von zärtlicher Liebe umgibt euch beide und bietet euch Schutz. Den geschützten Raum, in dem alle alten Wunden heilen können. Ein wunderbares Gefühl der Befreiung stellt sich in deinem Herzen ein, du spürst wie es ganz weich wird, einfach echt. Unter all dem Ernst des Erwachsenseins bricht dein wahres Ich hervor, alte Erwartungen voller Unschuld, Sehnsucht, bedingungslose Liebe, die du mitgebracht hast und dein Sehnen nach ihr. Diese zarte Liebe, die alles annimmt, alles verzeiht, schwemmt jetzt alle alten seelischen Verkrustungen fort, um dich neu zu beleben. Darunter kommt dein wahres Ich zum Vorschein und wischt sich den Staub der Vergessenheit aus dem Gesicht. Und es beginnt zu strahlen, so hell, so jung, so offen und freudig, wie du dich schon lange nicht mehr erlebt hast.

Du nimmst dein inneres Kind an die Hand, nennst es beim Namen und bittest es, dich an einen Ort zu führen, der wichtig für dich und deine Heilung ist. Es ist die angeborene Weisheit des Kindes, die den Weg haargenau kennt. Frag es ruhig, was ihr, du und dein inneres Kind, zu eurer Heilung braucht. Was ist die Botschaft?

Bedanke dich bei deinem inneren Kind und wenn du magst, nimm es einmal liebevoll in den Arm, herze es, gib ihm einen Kuss oder empfange einen solchen. Ganz wichtig, versichere deinem inneren Kind, dass du es von nun an regelmäßig aufsuchen wirst. Verspreche ihm, nun den Kontakt zu halten und dich um seine Bedürfnisse zu kümmern und seine natürliche Weisheit zu schätzen. Vielen Dank. Verabschiede dich fürs Erste von deinem inneren Kind, mit dem Wissen, diese Quelle innerer Ursprünglichkeit und enormer Wichtigkeit bald wieder aufzusuchen.

Roter Jaspis

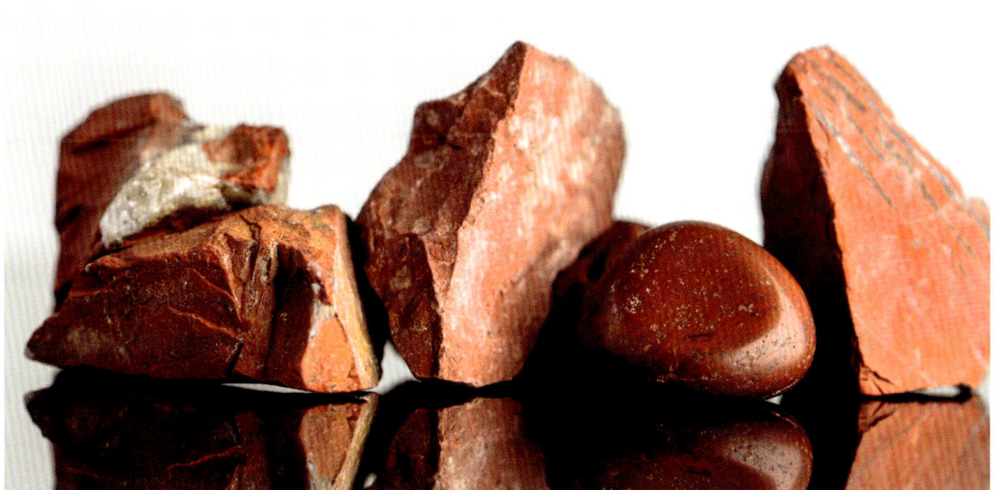

Dieser Heilstein, kompakt und undurchdringlich, eher von unscheinbarer Schönheit, entpuppt sich als der *Hüter* und Lehrer des Wurzelchakras. Durch ihn wirkt auf uns eine langsame wellenartige Energie ein, die dieses erste Chakra in seiner Schwingung anhebt und sanft pulsieren lässt. Diese Aktivierung bewirkt, dass die im Wurzelchakra gespeicherten Informationen aufsteigen und uns als Cluster zur Verfügung stehen. Es offenbaren sich unsere Gefühle und Empfindungen in Bezug zur Erde, als Planet, auf dem und mit dem wir leben, aber auch zu dem Element Erde an sich. Von seinem Blickwinkel aus können wir unseren wahren Platz im Leben erkennen und einnehmen. Er hilft uns, unsere irdischen Wurzeln wahrzunehmen. Die Stellen und Orte, an die wir andocken.

Wo fühlen wir uns verwurzelt? An welchen Orten und in welchen Situationen fällt es uns leicht, Wurzeln zu schlagen? Dies entspricht unserem Erdenergiefeld, einer physischen Resonanz. Fühlen wir uns überhaupt geerdet? Dazugehörig – als ein winziger Teil eines großen planetaren Organismus? Wie kann jeder einzelne von uns seine Talente, Aufgaben und Fähigkeiten am besten verankern? Wie sie sichtbar machen für die Welt? Wie können wir in Erscheinung treten und – was stärkt uns in unserem irdischen Sein? Wo fällt es uns leicht, uns an den belebenden Strom der feurig – eher schweren Erdenkraft anzuschließen? An welchen Orten der Erde „tanken“ wir ihre Kraft, füllen unseren Körper wieder mit Treibstoff?

Überlegen Sie einmal selbst!
Welche Orte sind das für Sie?
Wo fühlen Sie sich verwurzelt? Und auch, bei welcher Tätigkeit?

Dieses sensible Hineinfühlen gibt uns Aufschluss über den Sinn unseres körperlichen, ganz individuellen Seins auf dem Planeten. Es kann uns die Energie bewusst machen, mit der wir in Resonanz gingen, um auf diese Welt zu kommen.

Oder senken sich ihre Wurzeln spürbar in die Erde, wenn sie an eine bestimmte Stadt, ein Land denken, oder wenn Sie durch bestimmte Straßen gehen, vor Gebäuden stehen, die irgendwie mit Ihnen sprechen. Ist es das Land, die Stadt, in der Sie leben? Oder fühlen Sie sich stark, wenn Sie Fotografien oder Filme von einem fernen Reiseziel sehen? Waren Sie schon einmal dort? Was genau hat dieser Ort, was Sie sonst vermissen? Was macht den Unterschied aus? Was gibt Ihnen dieser Ort, was löst er aus und warum fühlen Sie sich hier so wohl und stark? Wie fühlen Sie sich in dem Haus, indem Sie wohnen? Spüren Sie hier die warme Kraft der Wurzelchakraenergie oder sind Sie immer müde und wie ausgelaugt?

Die physische Kraftquelle Ihres Lebens können aber auch Ihre Kinder sein, Ihr Partner oder Ihre Partnerin, ihre Eltern oder andere Blutsverwandte aus ihrer Ahnenreihe. Roter Jaspis ist uns der optimale Begleiter auf dieser spannenden Spurensuche nach unseren persönlichen Kraftorten, die eben auch durch andere Menschen symbolisiert sein können. Was verwurzelt uns und hält uns in der Inkarnation?!

Aktivität ist ein Stichwort in der Energie von Jaspis. So gehören auch Tätigkeiten, Betätigungen zu dem Repertoire der uns belebenden und in die Verwurzelung führenden Möglichkeiten. Zum Beispiel: Musik machen. Vielleicht tanzen und Sport irgendeiner Art. Gartenarbeit, reiten, Essen zubereiten und genießen, Hausarbeit, basteln und handwerkeln, barfuß laufen, mit den Kindern spielen, das Haustier kraulen, wandern. Finden Sie es heraus. Es ist wichtig, denn es sagt viel über Sie aus. Darüber hinaus holen Sie sich „Verbündete" in ihr Leben, lernen die Sie stärkenden Kräfte kennen. Sie können alle Unterstützung auf Ihrem Lebensweg brauchen. Es wäre schade, wenn Sie sich diese Unterstützung nicht holen würden. Es ist gut, zu wissen, wie und wo man die eigenen Batterien wieder aufladen kann! Wir bewegen uns hier auf der physischen Ebene der formgebenden Kräfte.

Frauen und Männer erfahren die Bewusstseinsebene von Jaspis erst einmal sehr unterschiedlich. Viele Männer werden bei der Beschäftigung mit dem ersten Energiezentrum eine starke Erregung der Genitalorgane empfinden. Diese kann bei einer zu starken Stimulation zu übersteigerter Fixiertheit auf sexuelle Reize, Bilder und Betätigungen führen – im extremen Fall führt die Überstimulation der Wurzelchakraenergie bei Männern zu Gewaltbereitschaft, auch in Verbindung mit sexuellen Energien.

Das 1. Chakra beim Mann ist in der Regel stark und aktiv genug und bedarf meist weniger der Belebung, als der Reinigung und Läuterung. Um dies zu erreichen setzt es willentliche Bewusstseinsprozesse voraus, die *Mann* helfen kann, eine tiefere Ebene der sexuellen

Energie zu entdecken und diese auf eine umfassendere Ebene zu transformieren. Erstmal gibt es nur pure Lebensenergie. Diese drückt sich auf die eine oder andere Weise aus, je nachdem, welche Frequenz, welche energetische Ebene sie durchläuft und welcher Qualität die Bewusstseinsenergie ist, die die reine Lebensenergie auf ihrem Weg streift. Was machen die lebendigen Impulse mit uns als denkendem Menschen? Wie sehr sie Veränderungen und inneres Wachstum anregen können, hängt von uns selbst ab. Oftmals blockieren wir uns schon selbst, bevor die Reise überhaupt begonnen hat, weil wir uns einfach nichts anderes vorstellen können. Uns fehlt die Phantasie, die geistige Ausrichtung, die Vision einer Möglichkeit. Dabei wäre es genau diese, die wir am Anfang brauchen würden. Vertrauen in die Lebensenergie an sich, die uns schon zu führen weiß, vorausgesetzt, wir lassen es zu, und Neugierde, die unseren Entdeckergeist befeuert, welcher verhindern mag, dass wir jemals stehen bleiben und uns zufriedengeben.

Bei der Frau ist die Wurzelchakraenergie von anderer Art. Wenn sie auf dieses Energiezentrum meditiert, kann sie eine von innen aufsteigende belebende Energie erfahren, die sie in all Ihren Plänen und Vorhaben, in ihrer aktiven, dem weltlichen Leben zugewandten Seite an sich unterstützt. Frauen erhalten durch ein stimuliertes erstes Chakra klarere Visionen und Inspiration. Dies hat noch einen anderen Aspekt. Roter Jaspis ist in seiner Entsprechung und Frequenz der Gebärmutter zugeordnet. Er schenkt Frauen die Kraft, Liebe und Wärme, die sie brauchen, um zu gebären.

Jaspis erhält die Elastizität des Gewebes, wirkt aufbauen auf das Bindegewebe und ist an der ausreichenden Ausbildung des Knorpel- und Knochengewebes beteiligt. Wo ist die Elastizität, die Dehnbarkeit des Gewebes deutlicher gefragt, als bei dem Akt der Geburt eines Kindes? Besonders seine Fähigkeit Knochensubstanz aufzubauen, kommt dem Fötus unverzichtbarer Weise zu Gute. Über die Energie und Kraft der Mutter strömen die Form gebenden Kräfte in das werdende Kind ein. Hier findet sich nun eine wunderbare – eine großartige Analogie und bringt uns zu einem weiteren repräsentativen Thema dieses Steines und somit unseres geistigen Erbes.

Der weibliche Schoß birgt in sich eine visionäre Kraft und genau diese erfährt durch Jaspis eine heilsame und erweckende Unterstützung. Jaspis entspricht in seiner Frequenz der Gebärmutter als Organ. Die Gebärmutter wiederum ist empfangend, *hellsichtig*. Sie besitzt die Fähigkeit, „Kommendes“ aufzuzeichnen. Sie empfängt Bilder, die in die Zukunft weisen. Lange bevor es die Außenwelt wahrnehmen kann, weiß Frau, wie Zukunft gemacht wird. Dank der ungeheuerlichen Kreativität, die eine jede Gebärmutter erfüllt, die in ihrem Gewebe pulsiert und ihre Wände auskleidet, formt sich zyklisch ein „Gedanke“ als potenzielle Zukunft in die Welt, in Form eines Babys, eines neuen Menschen, mit Seele, Geist und Körper.

Wenn Du die Seele deines Kindes fühlst und mit ihr in Kontakt treten kannst, bist Du hellsichtig. Welche Frau kennt das nicht, zu wissen, was für eine Persönlichkeit da heranwächst, mit welchen Eigenschaften ausgestattet, usw. Jede Schwangerschaft ist anders, weil auch jedes Deiner Kinder sich von den anderen unterscheidet. Und da auch Du nicht dein Kind bist, nimmst du die Veränderungen in Deinem Fühlen und Verhalten wahr, das geprägt wird von der Seele des heranwachsenden Menschen in Dir. Dies entspricht der Mariensymbolik. Dem Göttinnenkult. Den seherischen Bewusstseinsenergien am Tempel zu Delphi, die ursprünglich einem geweihten weiblichen Kraftfeld entsprachen. Diese wurden jedoch gewaltsam von männlichen Kräften vertrieben, der Ort übernommen und selbstverständlich wurde die vorherig vorherrschende Energie dadurch verändert und es hieß nun, dies sei der Sitz Apollons.

Im übertragenen Sinne liegt die häufig bei Frauen vorliegende Fähigkeit zu Ahnungen, Wahrnehmung in Gefühlen, Intuitionen und Bildern in der Kraft ihrer Gebärmutter verborgen. Dieses wunderbare Organ, das Unglaubliches zu leisten vermag, könnte wie die Kristallkugel einer Wahrsagerin betrachtet werden. Frauen holen aus dieser Quelle in ihrem Schoß die Begabung, Zukünftiges zu erahnen und zu wissen. (Alle Energien, von denen ich hier spreche, sitzen nicht materiell gebunden tatsächlich im Organ fest und die Eigenschaft verschwindet mit der Entfernung des Organs. Nein. Das Organ ist Träger-besser noch Resonanzkörper der entsprechenden Bewusstseinsenergie und kann durch die intensive Zuwendung zu ihm aktiviert und integriert werden. Es findet sozusagen eine Bewusstwerdung über den intelligenten Körper statt.)

Es sollte uns zu denken geben, wie leichtfertig und brutal gerade dieses lebensspendende Organ wie am Fließband aus Frauen herausgeschnitten wird. Wie viel Leid und Missachtung müssen Frauen als Kollektiv, aber für jede einzelne erfahrbar, in ihrem Gewebe gespeichert haben. Wenn auch nur als vage Erinnerung eines kollektiven Uterus-Zellgedächtnisses. Aber vor allem, wie wenig wissen wir noch mit dem Schatz in unserem Unterleib anzufangen, seit weibliche Selbstbestimmung und ursprüngliche weibliche Macht in den Händen von Gynäkologen erstarb. Der weibliche Unterleib einzig zur männlichen sexuellen Befriedigung „freigegeben", so ungeheuerlich menschenverachtend dies heute auch klingen mag (seit 1997 § 177 StGB ist die Vergewaltigung in der Ehe strafbar). So war also vor 1997 rein rechtlich keine Rede von sexueller Selbstbestimmung, Beischlaf sogar per Gesetz vorgeschrieben, ungeachtet der Gefühle und körperlichen Befindlichkeit der Partnerin. Die Frau zur Geburt von Kindern zugelassen, mit der Legitimation der Ehe als Grundlage dieses Schöpfungsaktes, in die Abhängigkeit des Mannes getrieben. Fehlte dieser oder war Frau das Opfer einer Vergewaltigung mit den Folgen einer Schwangerschaft, geächtet und erniedrigt von der Gesellschaft, endete sie oft mittellos, verarmt und krank. Eine alte Angst, die weibliche Menschen noch heute unterschwellig beherrscht.

Wie gehen wir heute mit dem Thema um? Sind wir bereit, die Geburt, diesen Beginn unser aller Leben entsprechend zu würdigen, zu ehren, zu beschützen, – ja, zu feiern? Tragen wir ein bedingungsloses **Ja** zu jeder Schwangerschaft, zu jedem neu entstehenden Kind in unseren Herzen? Und sind wir so frei, jeder Frau selbst die Entscheidung zu überlassen, ob sie gebären möchte, ob sie überhaupt eine Schwangerschaft möchte? Wir haben gesehen, dass dieses weibliche Organ mehr bedeutet als den Ort menschlicher Reproduktion. Es gab eine Zeit, in der eine fast ausschließlich von Männern dominierte „Medizin" alle intensiven Empfindungen seitens der Frau, oftmals gepaart mit hellsichtigen Ahnungen, als Hysterie, – als psychiatrischen Fall abgetan hat und daraus für sich das Recht ableitete, Frauen insgesamt als minderwertig und behandlungsbedürftige Hysterikerinnen, ohne Verstandesfähigkeiten, zugleich aber auch ohne eigene sexuelle Empfindungsfähigkeit zu diffamieren. Generationen von Menschen weiblichen Geschlechts sind in einem kollektiven, zumeist unbewusstem Leid gefangen, welches sich über historische Ereignisse in die Zellmatrix der weiblichen Geschlechtsorgane eingebrannt hat und ihnen bis heute das diffuse Gefühl vermittelt, etwas wäre nicht ganz in Ordnung mit ihnen. Frauen begannen, ihre naturgegebene Intuition zu verschleiern. Es ist ein großes, noch viel zu stummes Leid, welches unter unseren aller Augen stattfindet.

„**Die** Frau" gibt es nicht. Wir wissen heute nicht mehr, was Frau-Sein bedeutet. In unserer Erinnerung schien sie immer nur für die jeweiligen Bedürfnisse der anderen Hälfte der Menschheit da gewesen zu sein und deren Anforderungen befriedigt haben zu wollen. Formbar, biegsam wie das Chi. Doch Chi ohne eigenen Willen führt überall hin, nur nicht zum eigenen Ich. Frauen laufen mit fehlenden Anteilen ihrer urweiblichen, missverstandenen und unterdrückten Psyche durch ihr Leben auf dieser Erde, welche auch heute noch vorzugsweise männliche Werturteile gelten lässt und haben in dieser Welt ihren Anker, ihre Teilhabe und Erdung verloren.

Bei Teilhabe geht es nicht primär und hauptsächlich um Geld und Besitz, sondern vor allem um Gestaltungsmöglichkeiten, darum gehört zu werden! Frauen können sich diese Macht (zurück-)erobern, indem sie sich tief und innig mit rotem Jaspis verbinden und über diesen, für sie so segensreichen Edelstein lernen, ihre erdverbundene Kraft in ihrem Unterleib zu (re-)aktivieren, diese Energie zu zelebrieren und sich nicht ins Bockshorn jagen zu lassen von männlichen Strategien. Die weibliche Sexualität weist den Weg des Tantra, die heilige Verbindung von weiblichen und männlichen Energien in einem festlichen Bewusstseinsprozess. Roter Jaspis hat die Fähigkeit, bei Frau und Mann, unschöne Verunreinigungen im ersten Chakra aufzulösen und trübe Triebhaftigkeit in tantrische Sehnsucht zu transformieren, da er mit der vollkommenen Ekstase der Existenz übereinstimmt. Dies geschieht über die aufsteigende Kraft der Sexualenergie, die als höchstes Ziel die Vereinigung des *Menschlichen* mit dem *Himmlischen* anstrebt. Diese Frequenz ist in der gesamten Natur verankert, lediglich wir haben uns davon abgeschnitten. Doch genau deswegen zieht es den Mann zur Frau. Instinktiv ahnt er, dass bei ihr der Schlüssel der verloren gegangenen Ganzheit verborgen liegt. Über ihre Verbindung zum Seelisch-Geistigen sucht er liebevoll oder neidisch den Weg zurück ins „Paradies". (Die Weiterentwicklung der sexuellen Bewusstseinsenergie in die Erfahrung der geistigen, kosmischen Hochzeit begleitet dann Rubin.) Diese Energie befreit beide Geschlechter und stellt ein Füllhorn glücklicher und freudiger Frequenzen zur Verfügung.

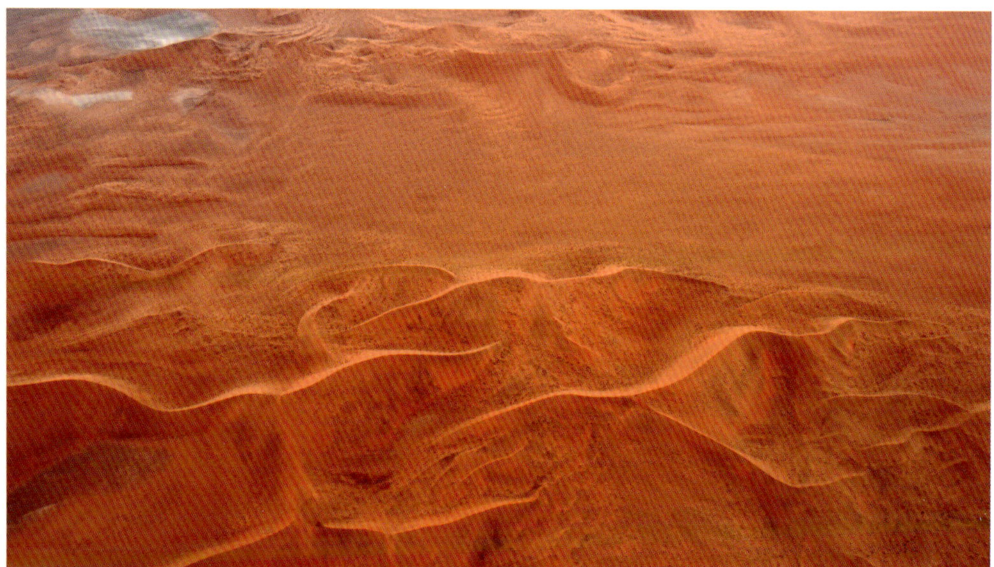

Diese warme Energie in unserem Wurzelzentrum macht Frauen zu souveränen, in sich ruhenden „Göttinnen", die mit Gaia im Einklang, im Gleichschritt des Pulses der großen Mutter Erde, im besten Falle, Meisterinnen und Beschützerinnen des Lebens sind. Gebärend – verstehend – mit seelischer Tiefe ausgestattet, helfend, zerstörend, aufbrechend, mitfühlend und heilend, durch ihre klare Sicht auf die Dinge des Lebens.

Roter Jaspis lässt uns in die nahe „Zukunft" schauen, die *unsichtbaren* Strickmuster erkennen, deren Fäden schon längst gezogen worden sind, das feine Gespinst der Wirkungen, das sich noch nicht materialisiert hat, noch nicht „geboren worden" ist, sich gleichwohl aber im Entstehungsprozess befindet.

Dieser Edelstein symbolisiert die liebende Kraft von Terra Madre, Mutter Erde, welche unablässig und unbeirrbar ausdauernd in einem schöpferischen Prozess hervorbringt,-gebiert und für unsere Augen scheinbar aus dem „Nichts" Ideen und damit Dinge materialisiert. Mater = Mutter. (Erinnert mich sehr an das Wort *Materie*). Ihr Schicksal ist es, das Unheil, welches der Mensch erdenkt, ihm auch zu geben, zu prophezeien. Sie ist aber nicht die Urheberin.

Jaspis steht für dieses Prinzip des Materialisierens. Seine Seinsqualität wirkt mit am Vorgang des *Inkarnierens*, er zieht scheinbar die seelische Energie in den Körper, – oder in das, was einmal der Körper sein wird. Anhand des bisher Gesagten fällt es leicht zu verstehen, dass er auch beteiligt ist, wenn es darum geht, dass Ideen und Projekte, heilsame Gedanken auf fruchtbaren Boden fallen. Wir tun gut daran, seinen innewohnenden Kräften mit Respekt und Achtsamkeit entgegenzutreten. Getreu nach dem Motto – „achte auf deine Gedanken, denn sie werden deine Realität".

Roter Jaspis kann uns Standfestigkeit vermitteln. Er sorgt für den „sicheren Stand" in unserem Leben. Deutlich wird hier auch sein psychosomatischer Bezug zu unserem Stütz- und Halteapparat, besonders auch der Knochen. Wenn wir mit ihm arbeiten, auf ihn meditieren, lernen wir, unseren **Standpunkt** zu vertreten. Voller Wärme vermittelt er Menschen, die eher unsicher durchs Leben gehen, die neue Erfahrung von Stabilität. Ein zutiefst beruhigendes Gefühl, begleitet von tiefer Gelassenheit, das uns durchatmen lässt und Vertrauen in das Leben an sich gewinnen hilft. Wir fühlen uns durchflutet von einer sehr starken, doch gleichzeitig beruhigenden Energie, die uns an die Zeit der Geborgenheit im Mutterleib erinnern lässt. Ist es das, was wir mit Urvertrauen meinen? Wenn wir uns durch unsere Mutter genährt gefühlt haben, können wir dieses Vertrauen auch auf die „äußere" Mutter übertragen. Die Erde. Hat unsere Mutter dieses Urvertrauen in nährende Mütterlichkeit, mit dem Gedanken, das für alles gesorgt ist, selbst verinnerlicht

Jaspis stellt die Verbindung von Himmel und Erde her.

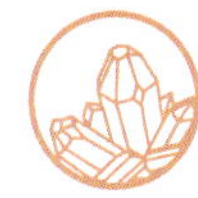

gehabt, sodass wir, davon geprägt, nun unsererseits dieses Vertrauen genießen können? Durch sein Energiefeld, das energetische Gitter, das er als „Teil" menschlichen Bewusstsein aufrechterhält, sind wir in der Lage, geistige Inhalte auf die Erde zu bringen. Wir kanalisieren gleichsam unsere Gedanken und Visionen durch unseren physischen Körper und hinterlassen unseren Fußabdruck auf dieser Welt.

Das Skelett

Da Roter Jaspis eng mit unserem Knochensystem in Verbindung steht, – auch hierzu ein paar Worte. Die Knochen speichern den Großteil unseres genetischen Erbes ab. Ihre innere Substanz enthält feine kristalline Strukturen. Diese tragen, wie alles in der Natur, Informationen mit sich, mit denen wir in Kontakt treten können.

Nehmen Sie also einen Jaspis zu sich und formulieren Sie Ihre Absicht, das in Ihren Knochen abgespeicherte Erbe auslesen zu wollen. Die Antworten Ihres Körpers zu verstehen ist nicht leicht, aber, – und das ist das Wichtige – es ist möglich! Für uns alle. Wenn es nicht gleich klappt, lassen Sie sich nicht entmutigen, probieren Sie es immer wieder von Neuem. Und bitte nie vergessen, ich habe jahrelange Meditationspraxis hinter mir gehabt, bis ich die Wirkweise der Edelsteine und ihre Signaturen erkennen und verstehen konnte und dann haben die Steine mich auf eine tiefe Reise zu mir selbst mitgenommen. Ich habe soviel gelernt und erfahren in dieser Zeit und ähnlich ging es mir beim Schreiben dieses Buches wieder. Ich machte diese Reise zu mir selbst ein zweites Mal, nur dieses Mal unter neuen Vorzeichen.

Ich füge das hier ein, weil viele der Menschen, die ich begleitet habe und begleite, zuerst Schwierigkeiten mit der inneren Wahrnehmung, der Visualisation, den Bildern und dem Aufrechterhalten der Konzentration haben. Es ist, wie alles auf der Welt, eine Frage der Übung! Ich möchte an dieser Stelle gerne nochmals darauf hinweisen, dass tiefe Meditation die Voraussetzungen für ein umfassenderes Wahrnehmen schafft. Ich lege sie ihnen unter anderem auch deswegen sehr ans Herz. Zurück zu den Gebeinen. Ja – sie wurden und werden als heilig verehrt. Als Reliquie heiliger Kirchenväter und -mütter. Es gibt viele solcher Beispiele, auf der ganzen Welt. Dieser Knochenkult, der zu allen Zeiten auf der Welt anzufinden war und ist, erwächst aus dem Wissen, dass alle Kraft unserer Ahnen, heute würden wir sagen die gesamte Genetik und auch Psychogenetik, in den Knochen lebt. Als eine Art heilige Essenz der Formgebung. Hier sind wir wieder bei dem erschaffenden Potenzial und Wissen der schöpferischen Mutterkraft, die im harmonischen Zusammenspiel mit warmer und williger Erdenenergie an der Vielzahl der irdischen Erscheinungsformen mitarbeitet. Die göttliche Mutter, die weltliche Mutter, die Mutter Erde. Eine Dreieinigkeit. Der Mensch als Bindeglied zwischen geistiger und irdischer Ebene. Hier sehe ich den Menschen in seiner wahren Mitte, vermittelnd und im Begriff zu verstehen, zu erkennen, wer er wirklich ist.

Durch eben diese erschaffende materialisierende Kraft können wir lernen, unsere Knochenkristalle neu zu programmieren. Wir können unser Knochengewebe von krankmachenden und nicht länger zu unserem Leben passenden Vorgaben reinigen, unsere Knochenstruktur verbessern, mit Licht durchströmen und in ihrer Schwingung anheben und sie mit neuen, von uns gewollten Informationen, wie Stärke, Ausdauer, Liebe, Zuversicht, Regeneration, Freude, Leichtigkeit, Heilung füttern. Achten Sie beim Neuprogrammieren ganz auf **Ihre** Bedürfnisse und **Ihre** Intuition. So kann es uns beispielsweise gelingen, alte Muster von Angst, Krieg und Todeserfahrungen, von Schmerz, Schwäche und Krankheit aus dem Knochenzellgedächtnis herauszulösen.

Der Grund, warum es vielen Menschen trotz des Wissens um ein Zellgedächtnis (wir kennen ja auch ein Schmerzgedächtnis) und der bewussten Arbeit mit diesem nicht gelingt, Erfolge zu erzielen, findet sich unter anderem in dem fehlenden nötigen Vehikel, dem Transportmedium zwischen Geist und Körper. Tatsächlich stellen dieses Medium die Edelsteine dar. Sie sind es, die uns in Verbindung setzten, sie führen uns zielsicher in das energetische Muster, welches mit unseren Körperteilen korrespondiert und erweitern sodann unser Bewusstsein, sodass wir lernen können, mit der Intelligenz des Seins auf den unterschiedlichsten Ebenen zu kommunizieren.

Ebenso ist es uns möglich, willkommene Eigenschaften und unterstützende Energien zu stärken und dankbar anzunehmen. Haben wir vielleicht die Güte unseres Vaters mitbekommen und das Vertrauen unserer Mutter? Dann herzlichen Dank, darauf lässt sich ein Leben aufbauen.

Knochen tragen das Erbe unserer Ahnen in sich. Wir laufen also im wahrsten Sinne des Wortes getragen von den Energien unserer Familie durchs Leben. Und auch wir geben unsere Energien in Form von auskristallisierten Glaubenssätzen und Gefühlen weiter an die nächste Generation. Auch in diesem Sinne leben wir in unseren Kindern fort.

Indikation auf psychischer Ebene

Für einen sicheren Stand im Leben

Vermittelt Vertrauen und Geborgenheit

Hilft uns unsere Inkarnation anzunehmen

- Vermittelt tiefen inneren Frieden, spürbar bis tief in den Körper hinein.
- Symbolisiert den Mutterleib, sowohl physisch als auch geistig.
- Schenkt Kindern Urvertrauen, lässt sie sich getragen fühlen.
- Geleitet unsere Seele tief in die irdische Existenz.
- „Die Ankunft"
- Generell bei mangelndem Urvertrauen in das Leben.
- Bei zu einseitiger mentaler Aktivität.
- Lindert geistige Zerstreutheit und Verwirrtheit.
- Erdet den Geist.
- Hilfreich bei Panikattacken und gegen Angst, Ängstlichkeit.
- Dieser Stein legt sich wie ein heilsamer Balsam auf ein übererregtes Nervenkostüm und leitet übermäßige Gedankenflut in die Erde ab – Jaspis hilft uns „runterzukommen". Die „Erdung"
- Verhilft uns zu einem guten Körperbewusstsein.
- Das „JA" zum Körper.
- Hilft Menschen, die Probleme haben, ihren Körper anzunehmen.
- Unterstützt uns darin, unsere Inkarnation erfolgreich anzunehmen und schenkt uns die Gewissheit, *am richtigen Ort zu sein.*
- Sich *mit sich selbst aussöhnen.*
- Unterstützt Genesungsverläufe positiv, da er die nötige körperliche Energie zu Verfügung stellt, den „Kraftstoff" für die Zellen.
- Er ist im Stande, uns den Kontakt mit unseren Ahnen zu vermitteln.
- Linie der Vererbung.
- Sehr gut nach langen spirituellen Reisen, tiefer Meditation, um wieder vollkommen in den Körper zurückzukehren.
- Jaspis hält die Seele in der Inkarnation.

Indikation auf physischer Ebene

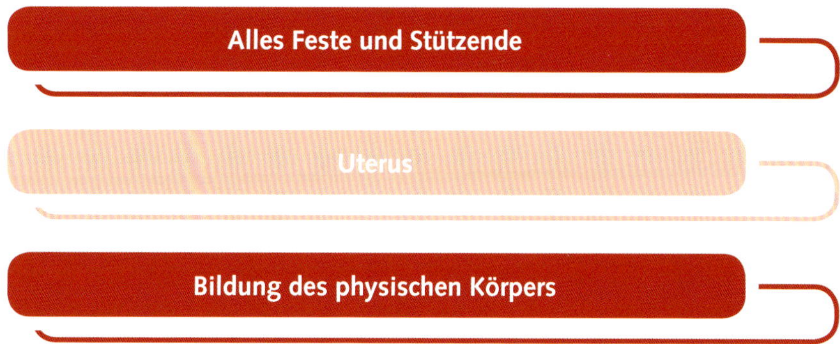

- Alle formgebenden Prozesse, im Gegensatz zu auflösenden Tendenzen.
- Geburtshelfer
- Erschafft und erhält Struktur.
- Alle Gebärmutterthemen und damit verbundene Erkrankungen
- Er erhält die Elastizität des Gewebes, wirkt aufbauend auf das Bindegewebe.
- Er ist beteiligt an der Ausformung und Bildung der Knochen.
- Kann osteoporotischen Abbau verlangsamen.
- Fördert den Muskelaufbau (auch zusätzlich zum Krafttraining).
- Bei Fußproblemen wie Fehlstellungen von Zehen, Fußdeformationen.
  In diesen Fällen kommt er zur Anwendung, um die mit den Beschwerden verbundene seelische Thematik ins Bewusstsein zu heben.
- Über die tiefe Auseinandersetzung mit den Lebensthemen des „*Hier-auf-Erden*"-*Seins*, kann eine wunderbare Aussöhnung mit der jeweiligen „Unperfektheit" stattfinden.
- Als thematisches *Märchen* fällt mir hierzu immer „Die kleine Meerjungfrau ein". Aber auch Probleme wie übermäßige Hornhautbildung, Hühneraugen, Fußpilz und Ekzeme.
- Leistenbruch kann auf eine Jaspis-Persönlichkeit hinweisen, die an ihren irdischen Wurzeln und physischer Identität arbeiten sollte.
- Stärkt ganz allgemein den physischen Körper – gibt ihm Kraft und Ausdauer.

Jaspis Meditation

Jaspis, träume mich auf die Erde, zeige mir meinen Platz auf dir.

Schließe die Augen und atme tief in deinen Bauch. Ein und aus. Spüre dein Becken und die warme Energie in deinem Unterleib. Beginne nun, sanft durch deine weiblichen oder männlichen Geschlechtsorgane ein- und auszuatmen. Nimm wahr, wie der Atem durch die jeweilige Öffnung ein- und ausfließt. Verbinde dich währenddessen mit dem Planeten Erde, stelle einen Kontakt her, der dich ihren Atemrhythmus erfahrbar machen lässt. Du beginnst nun deine Atembewegungen mit denen der Erde zu synchronisieren. Tue dies solange, bis ihr in vollkommenem Einklang atmet. Mache dich vertraut mit dieser Erdenenergie, erfahre deinen Körper als von der Erde getragenes Schwingungsfeld. Sie ist die Mutter deines Körpers, die dich nährt, stärkt und heilt.

Nun siehst du, wie vor deinem inneren Auge ein Ort erscheint, eine Stelle hier auf der Erde, die dich magisch anzieht. Du verbindest dich mit diesem Kraftfeld. Sofort strömen alle Informationen zu dir, die du über den Ort und deine Verbindung zu ihm brauchst. Was sagt er dir? Was ist sein Geschenk an dich, wie fühlst du dich? Achte einmal auf deine Waden und Füße. Wie fühlen sie sich an? Verbinde dich ganz intensiv mit diesem irdischen Kraftfeld, sieh wie du langsam beginnst, mit ihm zu verschmelzen. Und während du hineintauchst, nimm wahr, was mit dir geschieht. Wie fühlt es sich an? Was empfindest du körperlich? Welche Regionen deines Körpers spürst du intensiver als andere?

Bitte nun dieses Kraftfeld, deinen Körper aufzubauen und zu stärken. Spüre die Kraft, die in dich einströmt. Atme tief und verbunden. Spüre die warme und liebevolle Kraft der Erde. Du wirst von einem tiefen Gefühl der Geborgenheit erfasst. Du weißt – hier bin ich richtig. Dies ist mein Platz im Leben. Hier stehe ich mit beiden Beinen im Leben, kraftvoll verankert.

Die Lebensaufgabe, die ich mir vorgenommen habe, entfaltet sich vor mir zu einem einzigartig schönen Weg – ich sehe zurück, auf die Etappen, die ich schon genommen habe und ich spüre, dass alle Erlebnisse einen Sinn hatten für meinen Lebensweg. Ich spüre mich nun auf meinem Lebensweg im Hier und Jetzt und schaue nach vorne, sehe den Weg, der vor mir liegt. Und nehme plötzlich Dinge war, die mir hilfreich zur Seite stehen werden bei meinen nächsten Schritten der Verwirklichung meines Lebensplanes. Vielleicht taucht ein Tier auf, das mir mit seinen Eigenschaften zur Seite stehen wird, oder ein Fabelwesen. Es kann eine Pflanze sein, ein Baum, eine Landschaft, die für mich etwas aussagt. Oder ein Mensch, ein Flugzeug, ein Symbol oder ein wunderbarer Edelstein. Alles ist möglich. Und du erkennst den Sinn, die Botschaft deiner helfenden „Dinge" am Wegesrand. Du kannst nun losgehen und sie nach und nach einsammeln und zur Hilfe nehmen, wenn du sie brauchst. Es sind Geschenke von Mutter Erde, die dir sagen möchte, dass sie dich liebt und dass du deinen Weg vertrauensvoll gehen kannst.

Ein tiefes Gefühl von Dankbarkeit erfasst dein Sein und du spürst dich von einer angenehmen physischen Kraft durchzogen. Sicher getragen atmest du dich wieder in das Hier und Jetzt zurück. Nimm diese wunderbare Kraft und eine neue Zuversicht mit in diesen Moment – in dein Leben. Öffne nun die Augen und finde deinen Platz im Leben oder, wenn du schon angelangt bist, verbinde dich weiterhin auf einer tieferen Ebene mit ihm. Kommuniziert beständig miteinander. Achte darauf, was dein irdisches Kraftfeld dir zu sagen und noch zu geben hat, voll Dankbarkeit.

Danke.

Karneol

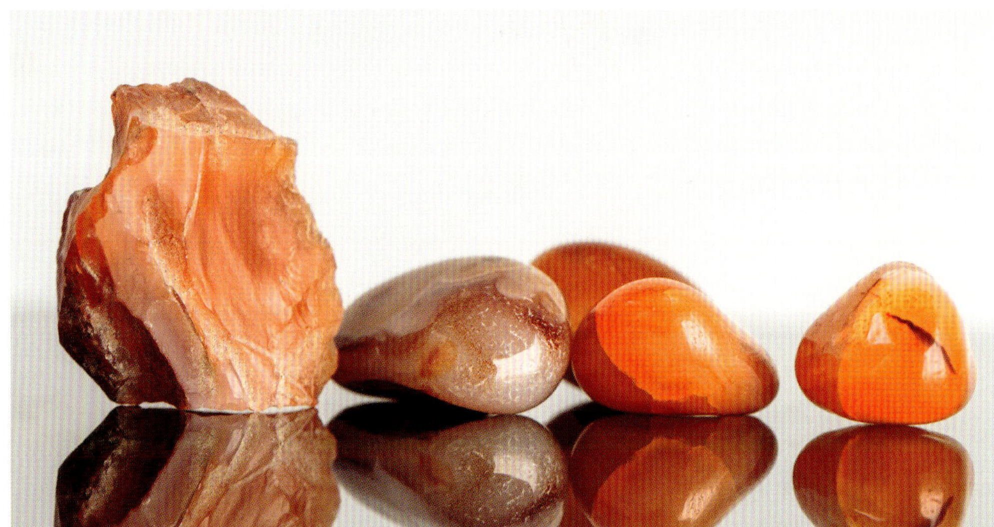

Sein Stichwort heißt: „Fließfähigkeit"!

Seine Energie ist es, die alle Säfte unseres Körpers in Fluss bringt. Er regiert über das Wasser in unserem Körper. So bringt er auch den Energiefluss im Körper allgemein, als auch auf den Akupunkturmeridianen in Schwung. Er stellt praktisch die Akupunkturnadel im Mineralreich dar und bewirkt eine Regulation der energetischen Fließfähigkeit in Richtung Harmonie.

Probieren Sie immer einen Karneol, wenn Therapien einfach nicht so greifen wollen, wie wir uns das vorstellen, wenn Sie während der Behandlung einen Widerstand, eine Sperre wahrnehmen. Wer oder was sperrt sich da? Gesteht sich der Mensch vielleicht selbst nicht das Recht zu, gesund werden zu dürfen? Aus verborgenen Schuldgefühlen, alten Abmachungen oder Ängsten. Wenn...dann…! Mag sein, es scheint ihm eine wenig schöne Aussicht zwar gesund, aber nicht mehr umsorgt zu sein. Aufmerksamkeit und Menschen im Umfeld, die sich kümmern, fallen weg. Dies bedeutet dann Eigenständigkeit, Selbstverantwortung und eigene alltägliche Aktivität. Keiner nimmt einem mehr seine Entscheidungen ab. Karneol fördert mit seinem lebendigen Wesen auch seelische Inhalte, die die Heilung verhindern, zutage. Wie ein gewaltiger Strom orangefarbenen Lichts fließt er durch unsere Adern, durch das feine Gespinst unserer Psyche und schwemmt dabei allen Unrat, alles Leid aus. Er rüttelt an seelischen, wie an körperlichen Blockaden, solange, bis die Staudämme brechen und sich in einem emotionalen „Aufschrei" Ausdruck verschaffen.

Mit Hilfe dieses Steines wird es Ihnen und Ihren Patienten gelingen, zugrundeliegende Blockaden aufzuspüren und in Bewegung zu setzen, was spontan zu einer Öffnung des Systems und zu der Möglichkeit, aufkeimende alte Verletzungen geistig/emotionaler Art im Laufe der Therapie zu heilen führt. Auf diese Weise kann verhindert werden, dass sich der Körper einen anderen Weg sucht, das seelische Leid desjenigen Menschen auszudrücken. Ganzheitlich arbeiten heißt: wir bemühen uns immer um *Körper* und *Seele*! Nur so werden wir dem gesamten Menschen, vor allem auch uns selbst, gerecht.

In diesem „karneolischen" Prozess wird viel verdrängtes und unbewusstes Material aufgewirbelt. Dies kann als sehr schmerzhaft erfahren werden. Doch ist es nicht genau dieser Schmerz, der von uns gesehen und verstanden sein will, sodass er uns frei geben kann und wir uns selbst erlauben können zu gesunden, von unserem Leiden und unseren körperlichen Beschwerden. Es gilt, die Botschaft hinter dem Schmerz herauszuschälen und sichtbar, – verstehbar zu machen. Wenn wir uns aufmerksam den kettenrasselnden Gespenstern unserer nächtlichen Albträume zuwenden, können sie in positive Bewusstseinskräfte verwandelt werden. Die Schrecken der Nacht (Unbewusstes) transformieren sich wie von Zauberhand zu solaren, die Persönlichkeit auf ihrem Weg zu sich selbst unterstützenden Kräften (lichtvolles Bewusstsein). Der dunkle, uns verfolgende Schatten, vor dem wir im Traum flüchten, wird zu unserer inneren Macht und Autorität, mit der wir gestaltend in das Geschehen eingreifen können. Hass verwandelt sich in Verstehen. Auf diese Weise kann es uns gelingen, nach und nach unsere persönlichen *Schrecken* zu entzaubern und in das zu überführen, was sie in Wahrheit sind. Tragende Energien des Selbst, die uns eine Ahnung der Wirklichkeit in allem Seienden geben können. Es ist gut und wichtig, Mut zu fassen und sich die Zeit zu nehmen, tief in die vielschichtige Welt unserer Psyche hinabzusteigen, um uns selbst einfühlsam und verstehend zu begegnen – uns selbst der beste Freund, die beste Freundin zu sein. Dies führt automatisch dazu, dass wir mitfühlender und toleranter gegenüber anderen Menschen werden. In dem Maße, indem wir lernen, uns selbst auf einer tiefen Ebene zu verstehen, erkennen wir auch die inneren Kämpfe unserer Mitmenschen, die unseren eigenen häufig sogar ähneln. Unnützes, überaltertes „Gerümpel", gefühlsmäßige Gewohnheiten, vermeintlich einzig richtige Überzeugungen, alte Denkmuster, an denen unser Geist festhält, hilft Karneol loszulassen und auf körperlicher Ebene auszuscheiden.

Dieser Prozess des *Loslassens* braucht seine Zeit – manchmal fließen Tränen oder es fliegen die Fetzen. Mal scheinen wir wie erstarrt, hypnotisiert von den Eindrücken der Vergangenheit, die sich in unseren Muskeln festgesetzt haben. Wir können sie herauslösen, sanft und mit der Zeit. Es gibt keine Eile. Das Innen und Außen bedingt sich. Wenn an einem inneren Problem gearbeitet wird, erscheinen im Außen synchron dazu die nötigen Trigger, die uns herausfordern und voranbringen können. In Form eines Menschen, dem wir begegnen, als Inhalte eines Gesprächs, einer Begebenheit, die wir im Vorbeigehen auf der Straße beobachten und die sich in Bezug setzten lässt zu unserem eigenen Weg, zu dem Punkt, an dem wir gerade stehen. Karneol verbindet uns mit dem lebendig fließenden Lebensstrom der Existenz. Hier gibt es fortwährende Bewegung. Stase ist ihm ein Gräuel. Er steht mit allen Körpersäften in Verbindung; da wo sie nicht mehr richtig fließen, ist es wichtig, diesen Heilstein einzusetzen, denn er löst alle Stauungen auf und wirkt anregend auf den Fluss der Energien im Körper. Mit großer Freude tanzen seine Energien durch das Feld des Seins.

Der Körper als Träger des wahren Selbst kann sich, von Licht durchflutet, zu neuen Erfahrungsebenen aufschwingen. Dies zu entdecken und mit Haut und Haaren zu erfahren ist überaus erhellend. Karneol ist mit einem Heilwasser vergleichbar, das unsere Nieren reinigt und mehr als das – verjüngend wirkt, wie eine Frühjahrskur. Er wirkt wie ein Jungbrunnen und wir können erfahren, wie das Licht der Seele wieder wie aus allen Poren des Körpers hervorstrahlt. Vormals überschattet von Leid und Kummer, strahlt es nun ungehindert und frei durch den Körper, erfasst jede Zelle und der Mensch schaut uns aus überglücklichen Augen an.

Karneol und Sexualität

Er hat einen engen Bezug zur sexuellen Energie. Er regt ihr Fließen in uns an. Als eine Welle, die uns in die Geheimnisse der Gegensätze von Frau und Mann einweiht, in dem Bestreben, sie zusammenzuführen, sodass sie unschuldig wie Kinder ihre Sexualität in größter Schönheit und Reinheit zu feiern lernen. Die Lust am Geben und am Nehmen. Dieser Heilstein schenkt uns den reinsten freudigen Selbstausdruck im Körper. Lust am Berühren und Berührt-Werden – Küssen, Feiern des Körpers, der Sinnlichkeit. Gefühle fließen. Positiv erlebte Körperlichkeit und damit verbundene Sinneserfahrungen öffnen ein geistiges Tor zu übersinnlichem Erleben. Karneol verkörpert die Sehnsucht nach Nähe, spielerisch – unschuldig. Er wirkt befreiend auf unseren Körper. Bioenergetik ist eine „karneolische" Arbeit.

Er lehrt uns, unseren Körper zu achten und zu pflegen. Ein umschmeichelndes Bad zu genießen, das Wogen des warmen Wassers des Lebens. Kostbare Düfte, dekorative Elemente, Farben, eine sinnliche Atmosphäre, ebenso wie phantasievolle Verführungskünste gehören hierher. Er ist alles andere als spartanisch.

Dieser Stein steckt voll überschäumender Kreativität und wenn wir mit ihm arbeiten, regt er unsere eigene innere Quelle der Fülle, Spontanität und Phantasie an. Wir erleben einen Lebensstrom, der aus den Tiefen unseres Bauches emporzusprudeln beginnt und ein Lächeln auf unser Gesicht zaubert. Er stimuliert Freude und Lachen in uns.

Im Erfahrungsbereich von Karneol liegt das beglückende Erleben der erotischen Liebe zwischen zwei Menschen, welche sie verbindet und sie sich wie eins erfahren lässt, im

Rausch der Ekstase. Diese geht weit über eine rein körperliche Ekstase hinaus. Er schenkt uns die Erfahrung eines göttlichen Rausches, offeriert uns den magischen Trank der Liebe, über den, einmal gekostet, das sexuelle Tantra zum wahren Tantra der Vereinigung mit unserem unbewussten energetischen Seelenanteil führt. Hier bringen wir die Ekstase der Vereinigung von weiblich und männlich auf die Erde. In Karneol tanzen Ying und Yang umeinander, in ewiger Bewegung und lustvoller schöpferischer Kreativität. Er schickt uns auf den Weg, die große kosmische Vereinigung zu erleben. Auf diese Weise kann einstmals Getrenntes Heilung erfahren, indem wir es wieder zusammenführen und es mit Lebenswasser aus dem Kelch des ewigen Nektars benetzen – Ambrosia, Göttertrunk. Dann ist die Vereinigung von weiblichen und männlichen Seelenanteilen verwirklicht und damit vielleicht auch die Sehnsucht und Suche nach dem „äußeren“ Partner verschwunden. Oder aber Beziehungen werden auf eine gänzlich selbstbewusste und freie neue Art gelebt. Der Prozess des leidvollen Sich-Reibens an der menschlichen Projektionsfläche in Partnerschaften ist dann abgeschlossen.

Aus jeder Frau, aus jedem Mann kann ein **Mensch** werden. Rund. Ganz. Das kosmische Ei. Nicht länger gefangen in veräußerter Polarität und dem Gefühl, etwas würde zur Vollkommenheit – zur Ganzheit fehlen. Unter diesem Gesichtspunkt wären auch *asexuelle* Menschen neu zu betrachten. Wer weiß, was sie in ihrer Psyche schon verwirklicht haben?

Ob hetero- oder homosexuelle Erfahrung, es geht immer um Polaritäten und Anziehungskräfte. Um Ausgleich und Lernen. Solange wir nicht ausgeglichen, gefüllt und rund sind, gibt es immer wieder diesen Austausch. Wir bleiben solange in Beziehungen und Ehen, wie wir sie brauchen, um mehr über uns selbst zu erfahren. Weil es uns schwerfällt ohne ein gegensätzliches Pendant den Schlüssel zu unserem wahren Selbst in seiner Vollkommenheit zu finden und zu nutzen. Der/die Andere kann uns auf die Spur führen, wenn wir gelernt haben, Beziehungsthemen zu verinnerlichen und zu reflektieren. Dazu gehört, Gesagtes – Erlebtes auf sich zu beziehen, auch das, was der andere uns vorlebt. Nur so können wir etwas über uns selbst lernen. Nichts im Außen geschieht umsonst oder zufällig. Ein magisch, psychologisches Weltbild. Jeder von uns schaut durch seine einmalige Brille auf diese Welt. Ein Ausschnitt, eine subjektive Wahrnehmung und subjektive Deutung. Diese Deutungsansätze aber sind es, die ausschließlich uns gehören. Zuerst einmal. Wenn wir beginnen, sie täglich zu reflektieren und dies zu einer augenblicklichen Möglichkeit wird, reichen wir mit einem Male in eine tiefere Ebene unseres Seins hinab.
Auf dieser neu erschlossenen Ebene erscheint die mögliche überpersönliche Gültigkeit des Erfahrenen. Hier beginnen wir, an der geistigen Dimension einer kollektiven Wirklichkeit zu kratzen, die eine Art energetisches Naturgesetz für den gesamten Kosmos darstellt.

Der sexuelle Akt an sich dauert nur einen Moment,
tantrische Vollendung – ewiglich!

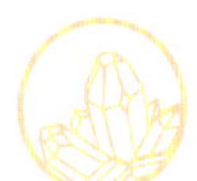

Zurück zur Sexualität. Es ist das Gut, welches wir am meisten behüten. Wir bewachen es eifersüchtig. Wollen diese Energie eines Menschen ganz alleine besitzen, wenn nicht gar beherrschen. Wir machen es heimlich, reden nicht wirklich darüber. Vielerorts, fast inflationär, wird sie verschandelt, kriminalisiert, zur Ware. Viele sind von sexueller Betätigung, auch unter Zuhilfenahme von Pornoheften und Filmen, abhängig. Über Sexualität wird gelacht, geschwiegen, sich geschämt.

Haben Sie sich schon einmal gefragt, was diese sexuelle Energie so mächtig macht? Wie es scheint, fast allesbestimmend auf dieser Erde. Das Leben, unser Alltag basiert auf dem Spiel von Anziehung und Abstoßung von Polaritäten. Von Energiegefällen, die sich nach Ausgleich sehnen. Ladung baut sich immer wieder neu auf und sucht sich eine neue Möglichkeit der Entladung. Frau sucht Mann und Mann sucht Frau. Frau sucht Frau, Mann sucht Mann. Gleich – wir suchen einander. Wir benutzen uns, oder schöner gesagt, wir teilen uns mit dem anderen. Aber wir nutzen unseren Partner auch ganz eindeutig, wir lernen an ihm, profitieren von den Impulsen, der ganzen Persönlichkeit des anderen, darüber finden wir mehr und mehr zu uns selbst. Irgendwann erreicht der Mensch einen Punkt, an dem körperliche Sexualität uninteressant, langweilig wird. Das nötige Gefälle für eine körperliche Vereinigung existiert nicht mehr. Alle Bahnen um die Atomkerne sind besetzt – ausgeglichen – komplett. Es besteht keine Notwendigkeit mehr. Dies ist göttlicher Tanz. Eine Verschmelzung mit dem eigenen verloren gegangenen geistigen Seelenanteil ist so überwältigend und unvergleichbar, dass sie uns Menschen ganz ausfüllt und körperliche Lust dagegen schal schmecken lässt. Keine Frage, sie kann da nicht mithalten und sei die Liebe noch so groß. Die Ekstase der geistigen Hochzeit, das innere Erleben, also zu erfahren, wie das ehemals in zwei Teile Zerbrochene sich wieder verbindet, zusammenfindet und sich vereinigt, ist die größte sinnliche, sollte ich sagen übersinnliche, oder psychische Lust, die wir empfinden können. Ekstase pur auf einer hohen energetischen Frequenz.

Karneol vertieft unser sexuelles Erleben und führt uns durch eben diese intensivierte körperliche Erfahrung und den damit verbundenen sinnlich potenzierten sexuellen Energiestrom in uns hin zur höheren Vereinigung,- der Hochzeit mit uns selbst. Die Hochzeit, die im „Himmel" geschlossen wird.

Unvergleichliche kosmische Glückseligkeit. Wir sind aufgefordert, unsere Sexualität positiv, d.h. zum Wohle aller Beteiligten, aufbauend und verantwortungsvoll auszukosten. So intensiv wir das wollen. Es ist an der Zeit, unseren Kindern beizubringen, wie sie ihre Sexualität feiern können, dass sie etwas Mächtiges und Sinnvolles auf mehreren Ebenen darstellt. Dass sie einen Sinn, ein Ziel verfolgt. Dass sie nicht das Ende menschlicher Erfahrungswelten bedeutet, sondern uns eher eine Tür öffnet, auf dem Weg zu unserer Ganzheit. Hinein in überpersönliche Bereiche einer ganzgewordenen Psyche – unser aller Sehnsucht, davon bin ich nach all den Jahren meiner Arbeit überzeugt! Wir müssen uns nur gestatten, dass es uns bewusst werden darf. Heben Sie es einfach mal als Möglichkeit – als Ausblick in Ihr Bewusstsein empor. Schauen Sie zu, wie sich Ihre Einstellung zu Ihrem Partner positiv verändert. Mit welchen Augen schauen Sie ihn nun an. Liebevoller? Respektbezeugend und dankbar, dass er Ihnen als Spiegel für ihre Seelenreise dient. Er oder sie zeigt Ihnen die in Ihnen wohnenden Energien auf, die Sie in sich selbst noch nicht verwirklicht haben. Es gilt, diese Eigenschaften und Kräfte zu entdecken. Sie werden überrascht sein, wer Sie alles sein können, wenn Sie nun anfangen, das, was Sie im Außen fasziniert, in ihrem Inneren zu kultivieren und irgendwann auf dem Weg macht sich der innere Mann, die innere Frau machtvoll bemerkbar und drängt auf Integration in Ihrer Psyche. Es ist ein sexuelles Erlebnis, mit leicht anderen Gegebenheiten, aber erotisch und sinnlich allemal. Psychoenergetisch intensiv. Machen Sie sich auf den Weg und schreiben Sie mir bitte ihre eigenen Erfahrungen mit dem inneren Mann, der inneren Frau. Wir haben so viel zu teilen und noch so viel zu entdecken.

Indikation auf psychischer Ebene

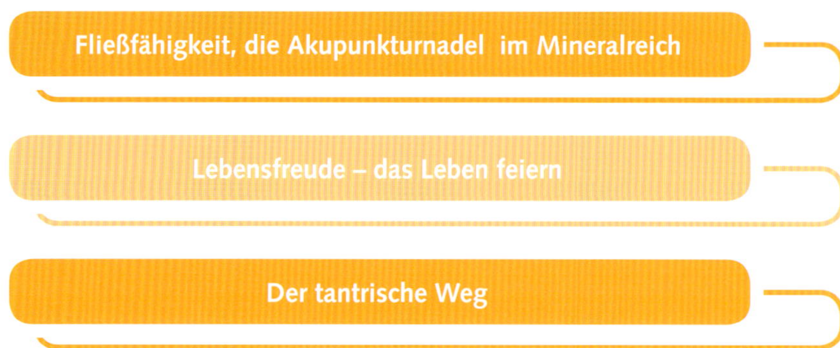

- Bei Lethargie/Lebensunlust
- Depression (**Cave!** Nur sekundär – begleitend, da eine zu starke Energetisierung in diesem Falle kontraproduktiv wäre. Zuerst sollte der Mensch aus dieser schwachen Lage herausgeholt und sanft im Energielevel angehoben werden. So kann sukzessive mehr Energie zugeführt werden.)
- Bringt Heiterkeit und tiefe Freude ins Leben zurück.
- Für mehr Begeisterungsfähigkeit.
- Gegen Einsamkeit und Isolation.
- Führt zu seelischer Offenheit und Leichtigkeit in der Kommunikation mit anderen Menschen, speziell auch denen vom anderen Geschlecht.
- Karneol verstärkt in uns das Lebensgefühl, das Leben an sich zu feiern.
- Fördert den freien Fluss der Gefühle, wodurch wir eine neue Lebendigkeit in unserem Leben erfahren.
- Er regt generell jedes Energiezentrum, jedes Chakra, den Energiefluss auf den Meridianen an. Führt dem gesamten feinstofflichen System Energie zu.
- Wunderbar in psychologischen Therapieansätzen, in der Psychotherapie, wenn es sich um Schwierigkeiten mit gegengeschlechtlichen Personen handelt.
- In der Reinkarnationstherapie kann Karneol helfen, uns mit unserer männlichen oder weiblichen Verkörperung zu versöhnen. Wir tragen Erfahrungen aus beiden Inkarnationen mit uns, dem männlichen Zyklus, als auch dem Weiblichen. Indem wir diese Anteile in uns besser verstehen lernen, werfen sie ein neues, klareres Licht auf unsere jetzige Inkarnation. Dieser Erfahrungsschatz unserer Reise durch die Polaritäten hat, in förderlicher als auch hemmender Weise, enormen Einfluss auf unsere Einstellung zum anderen Geschlecht, als auch auf die Wahl unserer Eltern und unseres Partners.
- Versöhnung mit dem weiblichen/männlichen Prinzip im Außen, wie in uns selbst.
- Der innere Geliebte/Die innere Geliebte
- Ganzwerdung – durch die Verschmelzung beider Pole zu einer Einheit

- Aufhebung von Polarität im Sinne des Trennenden.
- Außerdem der optimale Begleiter für die Lach-Yoga Stunde.
- Karneol stimuliert unsere „Lachmuskeln", lehrt uns die Kunst des tiefen, echten Lachens.

Botschaft des Karneols

„Mensch, liebe dich selbst – denn bist Du wahrhaftig, gibt es nichts, was es nicht wert wäre, gefeiert zu werden. Feiere Dein Leben, denn es ist göttlich. Mache ein ekstatisches Energiefeld der Freude aus Dir, denn in der Schwingung dieser kosmischen Ekstase, die alle Ebenen Deines Seins miteinschließt, bist Du heil. Eine Heilige, ein Heiliger. Ewig.

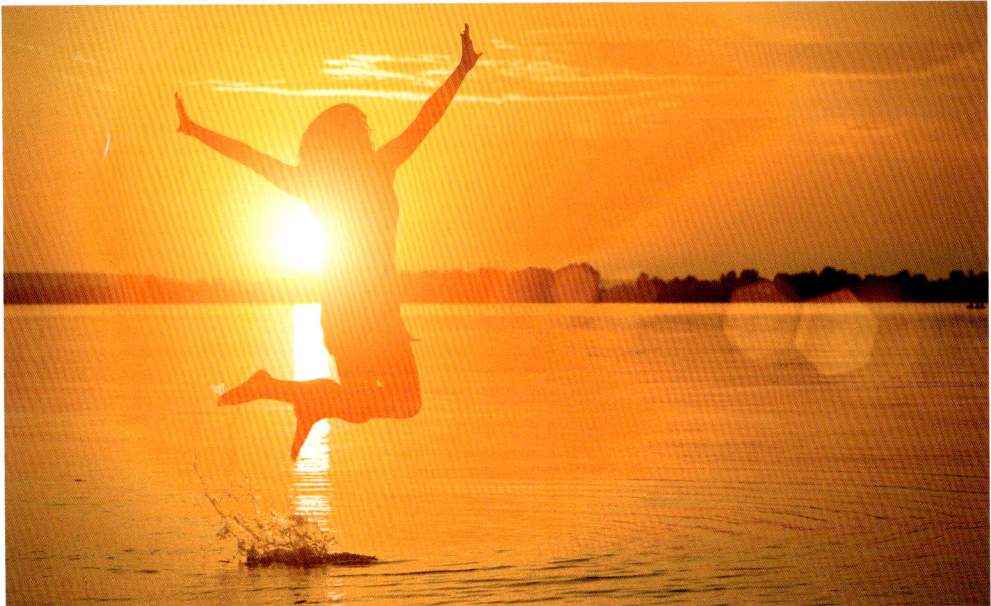

Dies ist die wahre Bedeutung der Heiligkeit, das einzig wahre Verständnis um ihr vollkommenes Sein. Freue Dich, dies sollte dein Grundlebensgefühl sein. Freue Dich gesund und nimm das Glück bei der Hand! Tanze mit allen Menschen den kosmischen Reigen der Wiedergeburt und der Wahrheit des ewigen Lebens".

Indikation auf physischer Ebene

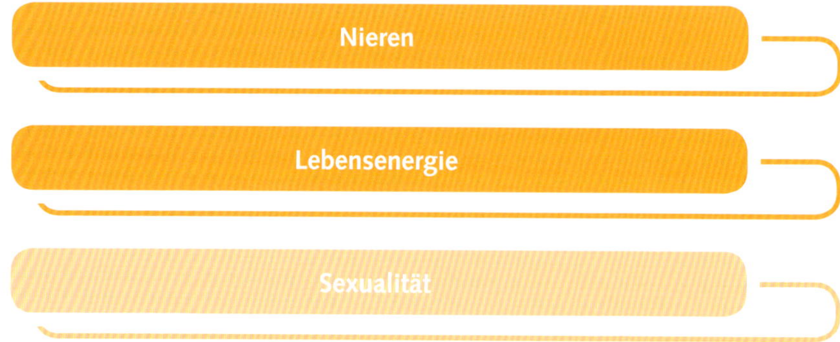

- Karneol findet Einsatz bei Blockaden und Stauungen auf jeder Ebene.
- Bringt Schwung in Prozesse, die fast gänzlich zum Erliegen gekommen sind, die mit Trägheit einhergehen.
- Bei allen erschöpfenden Prozessen, auch in der Rekonvaleszenz.
- Reinigt die Nieren, steigert die Diurese.
- Sorgt für eine gute Durchblutung der Nieren.
- Bei Nierensteinen, Zystitis und bei Nierenentzündungen (begleitend)
- Fördert die Ausscheidung von Giftstoffen und Stoffwechselabbauprodukten.
- Aktiviert die Lymphe.
- Stärkt die Milz.
- Wirkt generell stark energetisierend.
- Hypotonie
- Zur Blutverdünnung – Steigerung der Fließfähigkeit.
- Gegen Furunkel, Abszesse, Zysten
- Bezug zu den Sexualorganen z. B. Geschlechtskrankheiten, um im Sinne der Psychosomatik herauszufinden, welche Schwierigkeiten es in Bezug auf Sexualität geben könnte, – welche möglichen Konflikte vorhanden sind.
- Das untere Dan Tien stärkend.
- Potenz fördernd, Libido steigernd
- Vertiefung des sexuellen, körperlichen und genitalen Erlebens.
- Schenkt Körperbewusstsein.
- Befähigt zu körperlichem Selbstausdruck auf vielen Ebenen und ist deswegen auch besonders für Tänzerinnen und Tänzer geeignet.
- Weiterhin sehr gut einzusetzen, wenn versteifende Prozesse innerhalb des Bewegungsapparates vorliegen, mit entsprechender Einschränkung der Beweglichkeit.
- Gicht, Arthritis, Fibromyalgie, Kalkablagerungen, rheumatischer Formenkreis

- Man kann bei bestimmten Formen von Kopfschmerz an ihn denken (Ansonsten ist dies eher das Einsatzgebiet von Amethyst).
- Herausragend in der Therapie ist seine Fähigkeit, den Austausch der Zellen untereinander zu beschleunigen. Karneol öffnet die Zelle für Stoffe und Informationen, die sie für ihr effektives Arbeiten benötigt. Er schließt die Zelle für lebenswichtige Substanzen, wie Botenstoffe, Mineralstoffe, Spurenelemente, Enzyme etc. auf und wirkt beim Einschleusen der Stoffe in die Zelle mit. Sowohl die intrazelluläre als auch die extrazelluläre Kommunikation findet in diesem Heilstein einen wunderbaren Katalysator. Segensreich auch in der Kombination mit Schüssler Salzen, die ja ebenfalls die Zelle öffnen und somit das entsprechende Mineral da einschleusen, wo es gebraucht wird, sodass der Körper es effektiv verwerten kann.

Karneol Meditation

Ein orangefarbener Stern entsteht in deinem Bauch. In ihm schwimmt in orange getöntem Wasser eingebettet ein wunderschöner Karneol. Du nimmst wahr, wie ein orangefarbener Strahl von Energie aus dem Karneolstern in deinem Bauch herausschießt und sich mit deinem Blut verbindet, in deinen Blutkreislauf strömt und dort Lebendigkeit und Schwung in das rhythmische Pulsieren und Kreisen deines Blutstromes bringt.

Stelle dir nun dabei vor, wie dieses orange Licht alte Schlacken, allen Dreck und Abfall aus deinem Blut und deinen Adern entfernt. Du kannst förmlich zusehen, wie das Karneollicht in deinem Körper kreist und dabei alles hinfortschwemmt und mitnimmt, was du nicht mehr brauchst, um schließlich alles Alte auszuscheiden. Seine Energie löst alle Formen von Blockaden auf. Sie reinigt vor allem dein Blut und befreit dein Lymphsystem von Giften. Die Karneolenergie fließt auch durch deine Lymphknoten und regt den Abtransport von Lymphe an. Erlebe nun ganz intensiv diese reinigende und belebende Wirkung von Karneol. Orangefarbenes flüssiges Licht durchströmt all deine Körperflüssigkeiten und nimmt auf seinem Weg alles mit, was verbraucht und alt ist.

Spüre, wie die Karneolenergie all deine Zellen reinigt und deine gesamte Körperenergie wieder zum Fließen bringt.

Du siehst nun, wie sich dieses Licht in deine Nieren ergießt und dort beginnt, sie kreisend zu durchspülen und zu reinigen, immer mehr orangefarbene Karneolenergie fließt in deine Nieren, bis sie ganz ausgefüllt sind und in hellorangem Licht erstrahlen. Sämtliche Flüssigkeit, die durch deine Nieren gefiltert wird ist jetzt einem intensiven Reinigungsprozess unterworfen. Wie ein Springbrunnen orangefarbenen Wassers ergießt sich dieses Wasser wie eine Kaskade in deine Harnleiter, in deine Blase, die es durchspült, von Ablagerungen und Konkrementen befreit, bis es zuletzt deine Harnröhre putzt und in klarem Licht erstrahlen lässt. Stell dir nun vor, wie ein reinigender Urinstrahl deinen Körper verlässt, der in seinem orangefarbenen Licht alles Alte und jegliche krankmachende Information mit sich fortträgt.

Tatsächlich kannst du dies jedes Mal, wenn du zur Toilette gehst, imaginieren.

Zuletzt gehe mit deiner Aufmerksamkeit wieder zu deinem Bauch. Visualisiere deutlich und klar einen Karneol unter deinem Bauchnabel. Nimm dir Zeit, ihn deutlich im zweiten Energiezentrum zu spüren. Er liegt dort pulsierend bereit, um jederzeit deine Energien in Schwung zu bringen, den Zellaustausch zu beschleunigen, die Fließfähigkeit deines Blutes zu fördern und deine Lymphe zu reinigen. Sein Licht füllt nun deinen gesamten Unterbauch aus. Du kannst diese warme pulsierende Energie deutlich in dir spüren. Das sanfte Fließen.

Eine tiefe Freude steigt in dir auf. Eine Sehnsucht und Bereitschaft, dein Leben zu leben, in all seinen wunderbaren Möglichkeiten. Ein tiefes Ja zu deinem Leben klingt aus deinem Bauch zu dir empor. Du spürst deine Lebensenergie frei in dir fließen, alle Widerstände haben sich aufgelöst, die Bahnen sind frei – dein gesamter Körper ist zu einem einzigen Strömen von Lebensenergie geworden. Genieße dieses Strömen noch eine Weile. Es ist zutiefst heilsam.

Bevor du wiederauftauchst, bedanke dich bei deinem Karneol, wissend, dass er dich jederzeit unterstützen wird, wenn du ihn brauchst.

Zitrin

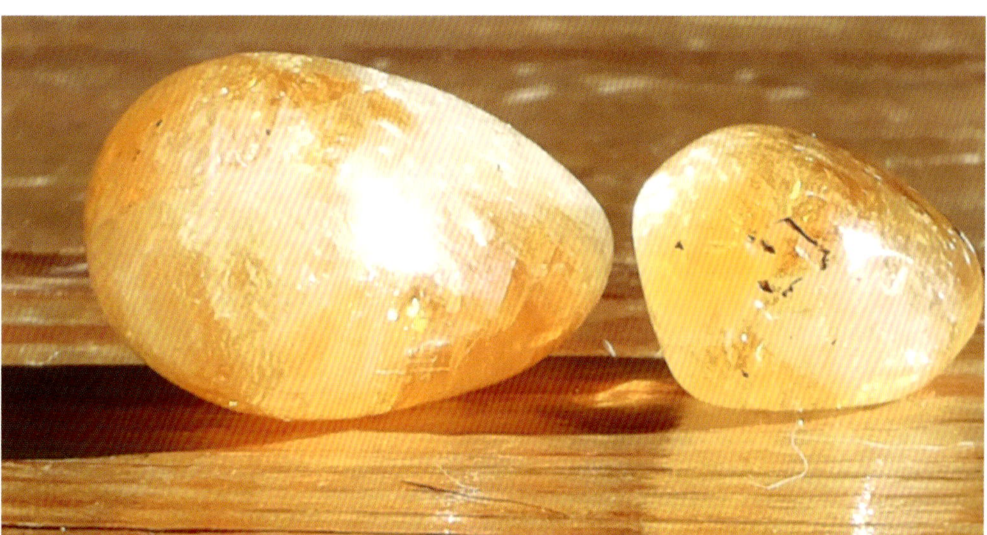

Gelb ist der Strahl der Freude, der Heiterkeit und Leichtigkeit. In diesem Stein vorherrschend trägt es auch das Licht des Friedens mit sich. Dieser lichtvolle Stein, der durch den Brennprozess des ursprünglich violetten Amethysts gelblich weiß erstrahlt, eint die Menschen, hilft ihnen, aufeinander zuzugehen. Zitrin geht in Resonanz mit den Energien menschlicher Verbindungen, hier ruft er eine freundliche Zugewandtheit in uns wach. Er ermutigt uns zu gegenseitiger Wertschätzung. Dieses Juwel ebnet uns den Weg zu einem warmen Licht in unserem Inneren. Plötzlich finden wir uns in der körperlichen Mitte einer verstehenden Weisheit wieder, die sich in unserem Bauch, der Mitte unseres Ichs, dem Solarplexus, verorten lässt. Aus diesem hervor strömt ein goldenes Licht der Weisheit, das nur darauf wartet all jene zu überfluten, deren Herzen für die Schönheit des irdischen Lebens geöffnet sind.

Er vermag uns Gelassenheit zu schenken, speziell für dieses Leben mit seinen unumstößlichen Gesetzen und Gegebenheiten des Auf und Ab. Dadurch wird es uns möglich, leichter „Ja" zu sagen zu der Tatsache, dass wir zu diesem Spiel des irdischen Lebens dazugehören und überdies aufgefordert sind, unsere eigenen inneren Schätze ans Tageslicht zu befördern und zum Wohle des Ganzen einzusetzen. Wie ein Juwel, das wir aus der dunklen und feuchten Erde herausholen, reinigen und vielleicht auch schleifen, bis es in wunderschönster Klarheit in all seiner Schönheit erstrahlt, so kann es auch uns unter Zitrinanwendung gehen. Nach und nach werden auch wir in dem Glanz unserer wahren Persönlichkeit, befreit von Schmutz und Schlacken dunkler Zeiten und uns wesensfremden psychischen Anteilen, in voller Kraft erstrahlen, im Vertrauen in die Stimmigkeit irdischer Persönlichkeitsreifung und Individualität an sich.

Dieses wahre Ich hat seine ganz eigenen Qualitäten mit in dieses Leben gebracht, um sie dem sich drehenden Erdball zum Geschenk zu machen. Das *Ich* reift in der Auseinandersetzung mit Herausforderungen, wird geschliffen durch die Lernprozesse des Lebens. Manchmal tut es weh, sehr weh. Doch wenn wir aufmerksam und beharrlich, gerade auch an unseren schmerzvollen Erfahrungen, wachsen, erfolgt siegreich die Transformation zu der strahlenden Perle in uns. Zitrin stärkt somit auch den Glauben an uns selbst. Das Vertrauen in die in unserem wahren Ich wohnende Stärke. Mehr noch – er versteht es, in uns den Willen zu wecken, *das Spiel des Lebens* überhaupt spielen zu **wollen**, er weckt in uns eine lebensbejahende, tiefe Freude.

Dieser Heilstein symbolisiert Vollkommenheit auf der physischen Ebene. Mit seinen goldgelben Strahlen belebt und pflegt er den Gemeinschaftssinn. Er stärkt die **Gruppe**. Mit ihm und durch ihn verwirklicht sich friedvolle Kommunikation, voll Anmut und Leichtigkeit. „Zitrin ist ein wahrer Menschenfreund". *Er* liebt geselliges Zusammensein, Nähe und Austausch untereinander. Menschen, die sich danach sehnen, ihr irdisches Dasein zu verschönern, deren innerstes Wesen auf Frieden, Schönheit und Liebe auf der Erde ausgerichtet ist, denen offenbart sich Zitrin in ganzer Hingabe und Pracht, denn dies entspricht seiner Resonanzenergie und fordert sein gebendes Potenzial. Gleich einem goldenen Füllhorn gießt er sein Licht über uns aus. Es strömt als wohltuende, weise Essenz in unser Sonnengeflecht ein und aktiviert dort alle Informationen, die uns zur Verfügung stehen, um ein glückliches, friedvolles Miteinander zu gestalten.

Zitrin – Stein der Familie

Ihm liegen alle Mitglieder der Familie am Herzen – alle sind wichtig, richtig und in ihrem Sosein wertzuschätzen.

Dieser Stein sollte in keinem Haus, in keinem Zuhause fehlen, da er auf alle Familienmitglieder harmonisierend und Frieden stiftend einwirkt. Er verhilft jedem Einzelnen zu einem wohligen Gefühl von Selbstannahme, einfacher ausgedrückt, alle Anspannung weicht einer entspannten und glücklichen Zufriedenheit mit der eigenen Person und unserem Platz innerhalb der Gemeinschaft, fernab von narzisstischen Egoismen oder soziophober Selbstgenügsamkeit. Die Qualität dieser Heilinformation besteht darin zu helfen, auf andere zuzugehen, indem sie uns eine goldene Brücke zu unseren Mitmenschen baut und uns auf ihrem goldenen Strahl darüber führt, sodass sich eine leichtfüßige Heiterkeit auf die gesamte Familie überträgt, auf alle Menschen der Gemeinschaft, gleich ob sie unter einem Dach leben oder regelmäßig in einem festen Team zusammenarbeiten. Auch in letzterem Fall setzt Zitrin seine segensreiche Energie frei.

Jegliches Hadern mit unserer Ausgangsposition – dem Platz, an den uns das Leben gestellt hat, wird ein Ende finden, wenn wir erkennen, dass genau dies alles ist, was wir haben. Dass dies die Grundausrüstung ist, mit der wir durchs Leben gehen können, mit der wir arbeiten können, um sie als Sprungbrett in die jeweils nächste Entwicklungsstufe zu nutzen. Wir werden lernen, unseren Körper – unser Erscheinungsbild freudig und dankbar anzunehmen. Freuen uns einfach über unsere Talente und Fähigkeiten und brauchen nicht mehr nach denen der anderen zu schielen. Genauso lehrt er uns auch, unsere Schwachstellen und Defizite liebevoll anzunehmen und an dem, was wir sind und was uns überdies unsere Eltern und weiter zurückreichende Ahnen mitgegeben haben, zu wachsen. Manchem auch *zu entwachsen*. Das Gold der Epigenetik verfeinern wir, die Dunkelheit erhellen wir und lassen die Schatten der Vergangenheit hinter uns.

Mit dieser verantwortungsvollen Lebensweise sorgen wir für unsere Kinder und Kindeskinder vor. Wir klären unser Erbe an sie, so gut wir können, um sie ihre Lebensreise mit leichterem Gepäck antreten lassen zu können. Weil wir sie lieben, schon bevor sie überhaupt geboren sind. Generationsübergreifende Psychohygiene. Wunderbar! Was für eine Chance! Ergreifen wir sie!

Ich sage immer: Was wir in uns geklärt haben,
haben wir auch für unsere Kinder getan!

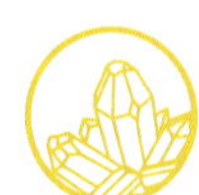

Wer weiß, vielleicht funktioniert dies auch in die andere Richtung, in die Zeit, die wir als Vergangenheit wahrnehmen. Wenn Zeit nicht linear verläuft, sondern auf unterschiedlichen Strängen unzähliger Dimensionen, wird alles, was wir tun, sagen und denken Auswirkungen in alle Richtungen des Lebens zeitigen, überschwappen in andere Dimensionen und „Zeiten", gleich sich kräuselnden Wellen auf dem Energiefeld eines gigantischen Bewusstseinsstromes, welcher alles verbindend seine Bahnen durch die Unendlichkeit zieht.

Was aber, wenn uns nun ebenfalls Impulse, welcher Art auch immer, aus eben diesen Bewusstseinsdimensionen erreichen und in uns Empfindungen, Stimmungen und anderes auslösen, wie sollen wir dieser habhaft werden, wie sie verstehen, einordnen und klären? Wir wissen so wenig, aber wir wachsen und irgendwann wird sich die gesamte großartige Existenz vor unserem inneren Auge ausbreiten und wir werden zum ersten Mal wirklich von einem holistischen Weltbild sprechen können und dieses Wissen in unsere therapeutische, unsere helfende Arbeit, aber auch darüber hinaus in alle Bereiche des Lebens übersetzen können. Es wird Zeit, dass wir unser Menschenbild und damit unser Weltbild erweitern.

Wir halten uns gegenseitig in zu engen Grenzen – das muss nicht sein. Wir können uns entscheiden, jeden Tag aufs Neue, Freiheit zu schenken – Weite – frische Möglichkeiten, die geistigem Wachstum und tiefer Menschlichkeit Raum geben werden. Dies zieht unweigerlich Heilung nach sich.

Um aber nochmal auf unsere Ausgangsposition zurückzukommen – uns wurde unser „Bett" bereitet, bestimmte Bedingungen materieller, physischer und psychischer Art mit auf den Weg gegeben. Was haben wir denn auch sonst, als diese Basis unserer Individualität? Warum nicht die Gegebenheiten im besten Sinne annehmen und mit ins Spiel werfen? Wir haben nichts zu verlieren, wir können nur gewinnen. Lebenserfahrung, neue Erkenntnisse über uns selbst. Jede *Schrulle,* die weicht, macht den Weg frei für eine Qualität unseres wahren Ichs, welches unseren Anlagen entspricht.

Durch diese Echtheit entsteht in uns eine Klarheit, die wie ein wärmender Lichtstrahl der Sonne auf andere abfärbt und dazu führt, dass es uns allen mit der Zeit leichter fallen wird, den anderen in seinem jeweiligen *Sosein* zu akzeptieren und ihm die gleiche Freude an sich selbst zu gestatten, wie wir es auch für uns selbst anstreben und verwirklichen wollen. Aus diesem Verstehen erwächst Mitgefühl und Achtsamkeit. Auch das Bedürfnis, miteinander zu lachen, unsere Freude mit anderen zu teilen, erfährt hier die größtmögliche Bestätigung in unserer Person.

Zitrin fördert schlicht den Zusammenhalt der Gemeinschaft. Überall dort, wo Menschen zusammenkommen und eine friedvolle Atmosphäre getragen von gegenseitigem Respekt erwünscht ist, sollte mit Zitrin gearbeitet werden. Es kann ein überraschend lebendiges Miteinander entstehen. Der Satz „aus Fremden werden Freunde", hat hier ebenfalls seine Gültigkeit.

Dieser Strahl der menschlichen Wärme und Zuneigung leuchtet bis tief in die materielle Ebene hinein, um, weit über rein idealistische Vorstellungen hinaus, gehaltvoll und praktisch zur Anwendung zu gelangen.
Zitrin durchströmt die Materie bis in ihre tiefsten Winkel, mit dem Ziel verstehenden Erkennens und dem tiefen Wunsch, Freude zu bringen.

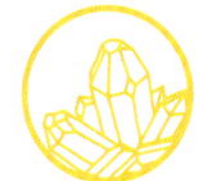

Die gesamte Familie kann sich auf ein Experiment mit Zitrin einigen und einlassen, doch selbst wenn alleine Sie sich entscheiden, auf dieser Zitrinebene an sich zu arbeiten, wird sich dies gemäß des systemischen Energieflusses auf alle anderen Beteiligten übertragen und dort ebenfalls Entwicklungsschritte anregen. Ob – und in welcher Konsequenz der andere sie aufgreift, hängt wiederum alleine von ihm ab.

Wie Sie sich vorstellen können, hat dieser Heilstein, mit derartigen Fähigkeiten ausgestattet, auch die Aufgabe übernommen, Licht in unbewusste Vorgänge zu bringen.

Wenn ein Patient Zitrin direkt wählt oder er in der ersten Beratung in dominanter Position zu liegen kommt, gilt es, sich die Psychosomatik dieser Ebene, die ohne Frage der Aufmerksamkeit bedarf, näher anzuschauen, was wir im Folgenden tun werden. Zitrin hat einen wissenden „Draht" zu unserem gastroenterologischen Nervensystem, dem Gehirn im Bauch.

Wie jedes Gehirn, so hat auch unser enterales Nervensystem die Fähigkeit, Erfahrungen abzuspeichern und sich und somit uns zu konditionieren, zum Beispiel mit den gesamten Erinnerungen an Essensgewohnheiten unserer Stammfamilie. Essensthemen in der Therapie haben immer und ganz besonders mit Konflikten innerhalb der Familie zu tun. Nahrungsaufnahme stellt eine der ersten Erlebnisebenen dar, durch die wir erste Verbindungen in der körperlichen Welt herstellen und über die wir Bindung und Zugehörigkeit zu unserer Familie erfahren.

Somit ergibt sich auf dieser menschlichen Erfahrungsebene die Notwendigkeit, die Essensgewohnheiten der Familie zu hinterfragen, in die wir hineingeboren worden sind, angefangen bei dem vorgeburtlichen intrauterinen Nahrungsstrom, über das bindungsbildende „Gestillt-Werden“, bis über den Stellenwert von Mahlzeiten innerhalb der Familie. **Wie** essen wir, **was** essen wir und natürlich auch **wie viel**?

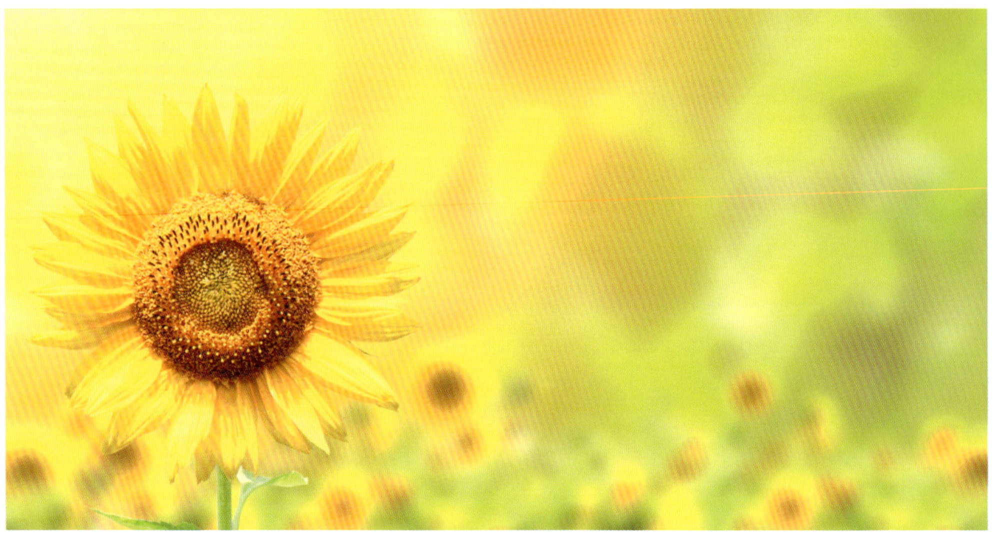

In der Materie liegt ein „Bewusstseinslicht“ verborgen, eingehüllt wie in einer Samenkapsel und Zitrin zeigt uns den Weg, es zu befreien, sodass wir Zeuge dessen werden, wie das Licht, das wir gemeinhin Materie nennen, nach und nach im Urgrund der Materie selbst erstrahlt. Dieser Heilstein wartet mit heilsamem Wissen über die wahren Schätze der Erde auf.

Dazu gehören ganz selbstverständlich auch die essbaren Dinge, die Mutter Erde ausdauernd aus ihrem Schoß gebiert, über deren Lichtqualität sich ganz wunderbar in Fritz-Albert Popps Buch *„Die Botschaft der Nahrung“* nachlesen lässt, aber auch unser Körper, der aus eben diesen Bestandteilen und Elementen der Erde, ursprünglich des Universums, zusammengesetzt ist und unseren Körperzellen, die sich aus den Nährstoffen der Erde, des guten Bodens, die Kraft und Energie für ihr Dasein ziehen. Zitrin verhilft uns somit auch zu einem bewussten Umgang mit Nahrung.

Wir werden vielleicht beginnen, den Sinn von Geschmacksverstärkern und Fastfood zu hinterfragen, oder uns Gedanken machen über das Modell der konventionellen Landwirtschaft, Pestizide, die Ausbeutung von Tieren und das Produkt Fleisch mit all seinen Begleiterscheinungen, wie z. B. Klimaerwärmung und Antibiotikaabusus. Vielleicht lernen wir mit der Zeit, nicht ausschließlich für unseren Gaumen und unsere Zunge zu essen, sondern für das Wohlbefinden unseres Körpers, als auch in Verantwortung für die **globale Familie**.

Folglich ergeben sich mit Zitrin Fragestellungen, die die Themen Nahrungsaufnahme, -verwertung, -verdauung und -ausscheidung, das Unterscheiden von Wichtigem und dem, was wir wieder abgeben können, zwischen dem, was uns guttut und dem, was uns schadet, mit sich führen. Es erschließt sich uns ein gewaltiges energetisches Reservoir an möglichen fehlgeleiteten psychologischen Folgen, welche entscheidende Auswirkungen auf unsere körperliche Gesundheit haben können.

Mittels des gelben Zitrin-Strahls werden wir in die Lage versetzt, die materielle Welt wie mit einem Laserfinger, der durch die Nacht strahlt, zu durchleuchten und diesen „irdisch"-geistigen Strahl in allem, was uns umgibt, zu erkennen. Wie tausend Sonnen erwärmt Zitrin unseren Magen, das Sonnengeflecht, unseren Bauch, die Eingeweide und schließlich in unmittelbarer Nähe auch unsere Herzen. „Liebe geht durch den Magen". Wer kennt diese Redewendung nicht?

Als zutiefst sozialisiertes *Tier* fühlen wir Menschen uns, über alle Nationen hinweg, durch gemeinsames Essen verbunden. Geborgen und auf mehr als rein körperlicher Ebene genährt. Aber natürlich bedeutet es auch ganz klar die Sicherung des körperlichen Überlebens. Zufriedenheit stellt sich ein. Wir können uns und anderen beweisen, dass wir buchstäblich in der Lage sind, die Gemeinschaft, die uns anvertrauten Menschen und nicht zuletzt uns selbst zu ernähren – zu erhalten. Geht dieses uralte, in unser Unbewusstes eingepflanzte Muster, dieses Gefühl, durch was auch immer, verloren – sei es durch Armut, sei es, dass die Familie auseinanderbricht, reagieren wir mit, durch psychische Irritationen ausgelöste, mannigfaltigen Störungen im Verdauungstrakt. Angefangen vom Mund bis zum Anus.

Die Sicherung des Überlebens des „Clans", der gesamten Sippe und Gemeinschaft, hängt von genügend guter Nahrung ab. Man sollte meinen, dass dieses „Problem" der verfügbaren Menge essbaren Materials in unserer Gesellschaft keine Rolle mehr spielen sollte, dass wir dieses Thema weit hinter uns gelassen haben. Weit gefehlt! Vielleicht stimmt die Menge – aber der Nährgehalt? Schauen wir uns alleine den Kostenfaktor an. Wenn wir uns nicht oder nur sehr schwer in der Lage sehen, ausreichend finanzielle Mittel für unseren Lebensunterhalt aufzubringen, sehen wir uns wahrscheinlich gezwungen, bei der Auswahl der Lebensmittel zu sparen. Wir wissen um die schlechtere Qualität der Massenware, die ökologischen Auswirkungen werden uns beinahe täglich vor Augen geführt. Das alleine reicht schon aus, um einen einigermaßen sensiblen Menschen in Konflikte zu stürzen. Nehmen wir nun noch das Wissen um den „kreativen" Chemiecocktail der Pharmariesen, die mit ihren Errungenschaften unsere Körper fluten, das „Zuckergift", die Maßlosigkeit, mit der Gebrauch von dem Überangebot der gesamten Lebensmittelindustrie gemacht wird – der Ursprung des Essens, die Psychologie des familiären Zusammenhalts, rückt heute weit in den Hintergrund. Ich glaube, die, in den letzten zwei Jahrzehnten zu beobachtende, Häufung und weitere Zunahme von Nahrungsmittelunverträglichkeiten, unspezifischen oder auch klaren Magen/Darm Störungen, haben mit sowohl industriell verarbeiteter und veränderter Nahrung zu tun, als auch der verloren gegangenen Anbindung an die Bewusstseinsebene, die Zitrin so trefflich beschreibt.

Mir scheint, wir erleben heute mancherorts größere Existenzängste als in unseren Anfängen, der Morgendämmerung der menschlichen Spezies. Wenn es nicht so traurig wäre, könnte man dies bildhaft durch eine Karikatur ausdrücken – der Mensch, der in einer übervollen Küche steht und zugleich an emotionalem Rückhalt und Geborgenheit verhungert. Geschäftsessen, Kita, Mensa, gerade wir in der westlichen Welt machen einen Lernprozess durch, indem hoffentlich das Prinzip der Familie, des Nährens und des daraus resultierenden Zusammenhalts eine Aufgabe für alle wird, indem alle Familienmitglieder gleichberechtigt diese „mütterliche" Energie leben und Verantwortung übernehmen. Dieses muss durch den Lernprozess von gleichberechtigter work-life-balance, um einmal diese neudeutsche Formulierung zu bemühen, für Mann und Frau geschehen und muss am Ende zu einem Freiheitsgewinn mit echter Lebensqualität führen.

Indikationen auf psychischer Ebene

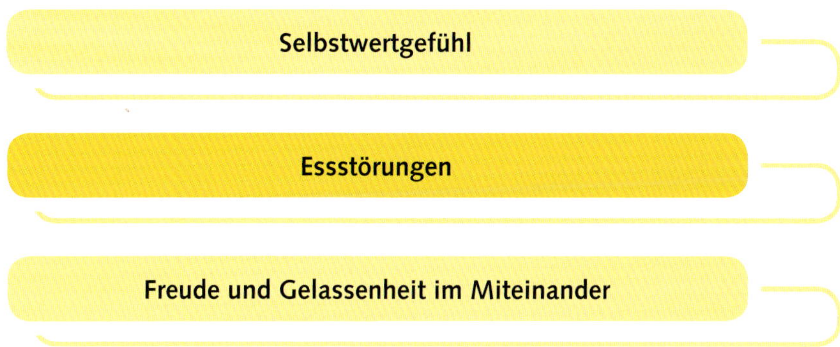

- Er bringt die Freude zurück in unser Leben.
- Fördert eine positive Lebenseinstellung.
- Wenn wir uns glücklos und vom „Pech“ verfolgt fühlen.
- Er ist hilfreich bei Depressionen – er sendet unserer Seele Licht.
- In der Familientherapie.
- Hilft uns, Emotionen und Gefühle, sowohl die eigenen, als auch die der anderen, leichter zu verdauen – zu verarbeiten.
- Löst Anspannungen und Stress.
- Um leichter Kontakt mit anderen aufzunehmen.
- Wenn unser Selbstwertgefühl und damit unser Selbstbewusstsein gelitten hat.
- Gegen ein Gefühl der eigenen Wertlosigkeit, um unser Selbstwertgefühl wiederherzustellen.
- Noch stärker: wenn wir in unserer Person durch bestimmte dramatische Ereignisse völlig erschüttert sind, scheinbar verloren – wo tiefe Verletzungen (z. B. familiäre Gewalt) das Ich traumatisiert und *gebrochen* haben.
- Er hilft uns, die eigene Mitte wiederzuerlangen.
- Um sich selbst zu fühlen, in emotionalem Kontakt mit sich zu sein.
- Hilft, sich selbst als Person wahrzunehmen, als *Ich* gegenüber einem (vielleicht auch scheinbar übermächtigen) *Du*, was für manche Menschen nicht selbstverständlich ist und sei es *nur* in der derzeitigen Lebensphase.
- Generell, wenn es an positiven *Ich-Kräften* mangelt
- Die Bildung eines gesunden Ichs unterstützend, auf eine ganz angenehme, harmonische und warme Art und Weise. Keine Sorge wegen aufgeblasener Egos, damit haben die Zitrinenergien nichts zu schaffen.
- In Reifungsphasen von Kindern, um ihr gesundes Ich zu stabilisieren und dessen Ausdruck zu unterstützen. Erleichtert die Selbst-Annahme.

- Bei jeglichen Gefühlen und Gedanken von Mangel – nie genug zu sein oder nie genug zu haben.
- In einer Lebensphase, in der wir uns gezwungen sehen, uns mit materiellen Existenzängsten auseinandersetzen zu müssen.
- Aber auch bei allem, was zu viel ist, wenn wir überladen sind, sowohl emotional als auch materiell (Nahrung oder Besitz). In Episoden verwirrender Eindrücke, besonders emotional-zwischenmenschlicher Art, die wir nicht mehr in der Lage sind angemessen zu verarbeiten.
- Mangelndes Unterscheidungsvermögen.
- **Unbedingt bei allen Formen von Essstörungen!**
- Zitrin hat die Fähigkeit, Essverhalten und Verdauungsprozesse, sowohl psychische als auch physische, zu harmonisieren und in eine gesunde Mitte zu überführen. Ein Ausgleich zwischen Aufnahme und Verarbeitungsprozess.
- Er kann uns die schönen Dinge im Leben bewusst machen.
- Verhilft zu innerem Frieden und Gelassenheit.
- Er fördert das Lachen, die Fröhlichkeit, er sorgt für eine heitere Grundeinstellung.
- Gegen Isolation und Einsamkeit, weil er durch die Stärkung der Selbstakzeptanz die Akzeptanz der Mitmenschen hervorbringt.
- Stärkt unsere Entschlusskraft.
- Begleitet uns vortrefflich in unserem Wachstumsprozess auf der Erde, um uns zu lehren, den „Geist", das Licht in der Materie zu erkennen.
- Er stärkt in uns die Überzeugung, ein Recht zu haben auf dieser Erde zu leben und hier unseren Platz einzunehmen.

Indikation auf physischer Ebene

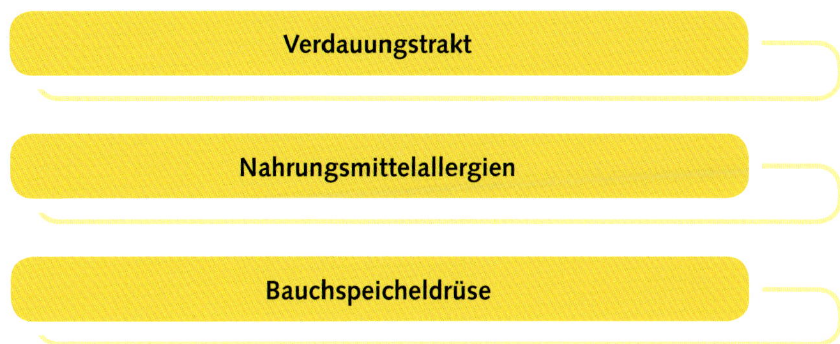

- Stärkt den Magen
- Bei Gastritis, Magengeschwüren und ganz allgemein bei Magenschmerzen – auch wenn sie mit Krämpfen einhergehen
- Zitrin entspannt über unser drittes Chakra den Bereich um das Sonnengeflecht herum,
- Bringt Energie in unseren Solarplexus – ein Wohlgefühl in unserer Mitte
- Er wärmt den Magen, ähnlich dem berühmten Glas warmen Wassers, das wir als erstes am Morgen noch vor der ersten Mahlzeit trinken.
- Er führt dem Magen Energie zu, was uns die Kraft spendet, unseren Tag souverän zu meistern.
- Baut ungesunde Spannungen im Solarplexus ab.
- „Die Faust im Magen" – oder der bekannte Ausspruch „es liegt mir wie ein Stein im Magen"
- Hilft der Leber – allgemeine Zellregeneration, bei Fettleber, während und nach durchgemachter Hepatitis.
- **Tipp!** Bauen Sie Zitrin mit in einen Leberwickel ein. Hier direkt auf die Haut legen, sodass er direkt unter der Auflage zu liegen kommt. Die Wärme verstärkt übrigens die elektromagnetische Wirkung von Steinen
- Fördert Gallensaftproduktion und -fluss
- Harmonisiert die Bauchspeicheldrüse und regt hier sowohl die Produktion und Sezernierung von Verdauungssäften in den Dünndarm an, als auch die Herstellung des Hormons Insulin im Inselzellapparat, welches für den Zuckerstoffwechsel wichtig ist.
- Wenn unsere Blutzuckerwerte entgleisen, kann das bedeuten, dass wir buchstäblich nicht mehr in der Lage sind, die „Süße" in unserem Leben zu „schmecken". Wir können das Schöne in unserem Leben nicht wahrnehmen und nicht annehmen, weil wir irrtümlicherweise zutiefst davon überzeugt sind, dieses nicht zu verdienen. Wir assoziieren irdisches Leben eher mit Leid und Schwere und darüber hinaus mit zehrendem Kampf. Die freudige Leichtigkeit – *die Sonne* – ist uns abhandengekommen.

- Er reguliert ganz allgemein die Verdauungsvorgänge, hilft Nahrung aufzuspalten und zu verarbeiten.
- Bei Reizdarm und Nahrungsmittelallergien (Mutterthema)
- **Achtung!**
  Zitrin ist der wichtigste Heilstein für die Augen! Er entspannt die Augenmuskulatur, bringt „Licht" zu unserem *Augenlicht.* Stärkt die Stäbchen und Zapfen im Auge und sorgt für deren Regeneration und Neuproduktion.
- Er öffnet die Pupille.

Zitrin Meditation

Schließe deine Augen und stelle dir vor, wie zwei strahlend gelbe Zitrine aus lichtvoller Energie in deinen beiden Augen erstrahlen. Sieh, wie das gelbe Licht des Zitrins sich mit deinen Augäpfeln und allen Strukturen deiner Augen verbindet. Lass dir ein wenig Zeit, dem Gefühl, das dadurch in deinen Augen, in deinem Kopf, entsteht nachzugehen.

Spüre das strahlende Licht in deinen Augen, selbst wenn du die Augen kurz öffnen würdest, könntest du wahrnehmen, wie sich dein Blick in die Welt in ein Strahlen verwandelt hat.

Beginne nun, den hellen Strahl deines Blickes nach innen zu wenden. Führe ihn gleich Laserlicht durch deine Speiseröhre und folge dem Strahl bis hinunter in deinen Magen. Nimm auf deinem Weg deine Umgebung möglichst genau wahr. Die Wände der Speiseröhre, die Auskleidung des Magens. Sieh, wie sich dein gesamter Magen mit gelbem Licht füllt, dein Sonnengeflecht entspannt sich und eine wunderbare Wärme breitet sich auf Magenhöhe in deinem Körper aus. Das Licht in dir bringt eine sanfte Heiterkeit hervor, du spürst, wie nebenbei ein Gefühl von Freude in dir aufsteigt. Mit einem Lächeln auf den Lippen wendest du dich nun nach links. Hier sitzt deine Bauchspeicheldrüse. Es ist ohne Bedeutung, ob du nun weißt, wie sie tatsächlich aussieht, wichtig ist nur, dass du deinem Gefühl folgst. Nimm die Bauchspeicheldrüse intuitiv vor deinem inneren Auge wahr und lass es auch hier geschehen, dass das gelbe heilsame Zitrinlicht in den länglichen Körper dieser Drüse fließt. Du kannst dir nun viele kleine Zitrine vorstellen, die die Drüse ausfüllen und mit ihrem Licht aktivieren und ausgleichen. Zitrin stärkt sowohl ihre Verdauungsfunktion, als auch ihre Funktion in unserem Zuckerstoffwechsel. Dann ziehe deine Aufmerksamkeit langsam aus der Bauchspeicheldrüse zurück und wende dich nach rechts, in den Bereich unter dem rechten Rippenbogen. Hier sitzt deine Leber mit der Gallenblase. Und wie auf einen geheimen Befehl hin strömt schon die gelbe Zitrinenergie in dieses Organ und erfüllt es mit heilsamem Licht. Jede kleine Leberzelle wird von Zitrin sanft umhüllt und durchdrungen. Bade deine Leber, die Gallengänge, die Gallenblase in klarer gelber Lichtenergie. Vielleicht nimmst du wahr, wie sich ein alter Zorn, ein hartnäckiger Groll auflösen kann und einer gelassenen Heiterkeit seinen Platz überlässt. Mag sein, du bekommst das Gefühl, als müsstest du gleich lachen. Das ist wunderbar und schon ziehen sich tatsächlich deine Mundwinkel nach oben und dein Mund verzieht sich zu einem Lächeln. Ein sonniges Gefühl von Licht, Wärme und Heiterkeit breitet sich in dir aus und erreicht schließlich von hier aus sogar dein Herz.

Der Gedanke an einen lieben Menschen kommt dir in den Sinn. Und du merkst, wie du dich freust, ihn bald schon wiederzusehen. Gemeinsam essen zu gehen, zu reden, zu lachen, das Leben zu genießen. Und weitere Freunde oder Menschen aus deiner Familie finden sich wie zufällig ein, du lädst sie ein, an eurem Tisch Platz zu nehmen, es wird gesungen, gelacht, gegessen und getrunken. Die Tafel wächst und nach und nach wächst der Tisch auf stattliche Größe heran und bietet allen Menschen, die gekommen sind einen eigenen Platz, um am reichhaltigen Mahl teilzunehmen. In der Mitte der Tafel liegt ein strahlend leuchtender großer Zitrin, der sein magisches Licht über den Tisch aussendet und alle, die an ihm sitzen mit einschließt und unter seinem gelbgoldenen Licht verbindet.

Du hast ein breites Lächeln auf deinem Gesicht. Behalte es auf, während du dich langsam, ganz harmonisch und voller Freude wieder auf dein Solarplexus-Chakra besinnst und nach und nach dieses fröhliche gelbe Licht ins Hier und Jetzt trägst, deine strahlenden Augen öffnest und dich freust, in dieser Form am Leben zu sein.

Aventurin

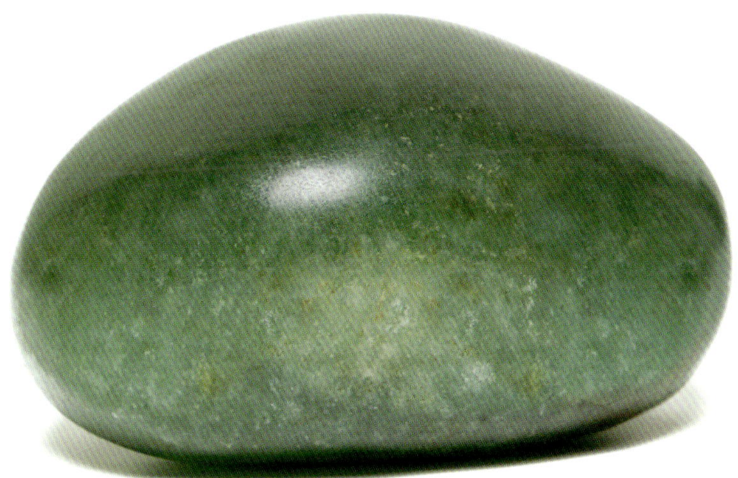

Der Ruf des Herzens!

Aventurin führt uns in die Wahrheit unseres Herzens. Durch die Arbeit mit ihm erkennen wir unsere wahren Wünsche und Träume. Er macht uns vertraut mit der Herzenssprache, fungiert als Übersetzer zwischen Herz und Verstand und lehrt uns, dem Ruf unseres Herzens zu folgen. Es mag Zeiten in unserem Leben geben, in denen wir unser Herz verschließen. Manchmal dauert dieser Zustand auch schon länger an und wir spüren deutlich, dass etwas nicht stimmt mit uns. Wir leiden, fühlen uns abgeschnitten vom freudigen, lebendigen Puls des Lebens. Häufig treten Herzprobleme auf. Gefühle der Enge in der Brust oder Herzrhythmusstörungen, aber zum Glück oftmals vorerst ohne organischen Befund. Medizinisch sind wir gesund. Erstaunlicherweise fühlt es sich – dazu ganz im Gegenteil – vernichtend an. Wir sind traurig. Ein Gefühl des Verlassen-Seins gesellt sich dazu. Wir fühlen uns von aller Welt ungeliebt.

In diesem Zustand sind wir meist nicht in der Lage zu erkennen, dass es an uns wäre, unser Herz wieder zu öffnen. Das Leben erneut hereinzulassen und somit auch der Liebe von außen wieder den Weg in unser Leben zu ebnen. Aventurin schenkt und lehrt uns Selbstannahme. Unter seinem Einfluss öffnet sich die Blüte unseres Herzchakras. Mit der Zeit werden wir eine gesunde und zutiefst erleichternde Liebe zu uns selbst entwickeln können.

In Zeiten, in denen wir spürbar von unserem Weg abgekommen sind, wenn wir erkennen, dass wir uns haben verleiten lassen, in die Irre zu gehen und uns, von was oder wem auch immer, haben aufhalten lassen in unserem Leben unserer eigenen Bestimmung zu folgen, führt dieser Stein uns wieder auf unseren Weg zurück. Mittels der Arbeit mit ihm lernen wir, die Wahrheit unseres Herzens nach außen zu tragen, sichtbar werden zu lassen. Verlieren die Angst vor unserem liebenden und geliebt werden wollenden Herzen.

Erst, wenn wir die Liebesenergie, die das Herz in sich trägt, befreien, können wir an Klarheit über unseren Lebensweg gewinnen und förmlich sehen und voll Gewissheit fühlen, wohin uns unser Herz führen möchte, wohin die Reise für uns geht, sei es beruflicher, partnerschaftlicher oder spiritueller Art. Sind wir auf der Suche nach realistischen Möglichkeiten, unsere Träume zu verwirklichen, ist uns Aventurin ein treuer und hilfreicher Begleiter. Er bestärkt uns in unserem Drang nach Selbstverwirklichung. Wer mit Aventurin arbeitet, lernt, was es heißt, gar nicht anders zu können als der inneren Stimme des Herzens zu folgen. Wir nennen dies auch: eine Herzensangelegenheit.

In der Herzinitiation finden wir unsere Berufung!

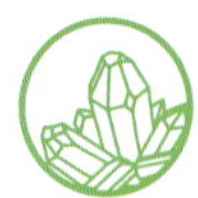

Mit dem Öffnen der Schatzkammern unserer Herzen öffnen sich auch die Tore zu unserem individuellen Lebensglück. Aventurin steht für die Weite des Herzens – einen Flug in die Wahrhaftigkeit unserer Herzen.

In Zeiten der Orientierungslosigkeit, wenn alles *upside down* erscheint, sollten Sie eine Meditation mit Aventurin schalten. Lassen Sie sich von seinem starken „Grün" nach Innen tragen und horchen Sie aufmerksam in sich hinein. Er wird Ihnen dabei helfen, keinen der sensiblen Impulse Ihrer wissenden Seele zu übersehen, der aus Ihrem Inneren aufsteigt. Diese sind es, die Ihnen nun Ihren Weg zeigen wollen. In diesen Momenten ist es uns möglich zu erfahren, was uns wirklich ausmacht. Bemühen Sie sich, dieses starke und von Glück getragene Gefühl in den Alltag herüberzuretten. Triggern Sie es gegebenenfalls mit einer bestimmten Technik, einem Ritual, erinnern Sie sich bewusst jeden Tag an Ihre Erfahrung auf tiefer Herzensebene. Es wird Sie bestärken in Ihrem Vertrauen auf Ihre ureigene Berufung. Sie erkennen mit Aventurin Ihre wahren Bedürfnisse.

Allerdings geht es hierbei, wie Sie schon ahnen können, weniger um die oberflächliche spontane Bedürfnisbefriedigung in ihren simpelsten Impulsen, wie Essen, Schlafen usw., sondern vielmehr um eine seelische Tiefe, aus der unsere persönliche Wahrheit emporsteigt. In diesem menschlichen Erfahrungsbereich nähern wir uns einer Wunschebene an, deren Ziel tiefste Erfüllung ist, zutiefst berührende Vision in unserem Herzen, die authentische Sehnsucht unseres Herzens, unsere wahre Bestimmung als Mensch zu leben.

Es ist *ein* Ruf der Seele, der uns erreichen kann. Dieser hält seine wunderbaren Geheimnisse in unserem Herzen für uns bereit. Hierbei wird der persönlichen Visionssuche auf Gefühlsebene entsprochen.

Folgen wir diesem Ruf unseres Herzens. Mit Aventurin als unserem Begleiter können wir erfahren, wie wir in eine andere Bewusstseinsebene des lebendigen Hologramms unseres Seins hineingezogen werden, die mit vorgeburtlichen Abkommen und Bedingungen unserer derzeitigen Inkarnation gespeist ist.

Sowohl über das Herzchakra als auch das Stirnchakra können wir Zugang zu „jenseitigen" Welten auf zwei verschiedene, sich ergänzende Arten und Weisen, nämlich einmal gefühlsmäßig, was der Weisheit des *Emotionalfeldes* entspricht, und das andere Mal mit geistiger Ausrichtung, wohin uns der Freiheitsdrang unseres *Mentalfeldes* zieht, erlangen.

Aventurin begleitet uns auf der Reise zu unserer Herzensvision und hüllt uns auf diesem Weg schützend in sein starkes Energiefeld ein. Das heißt, er schirmt unser Energiesystem gegenüber negativen und störenden Interferenzen ab. Somit erschafft er einen sicheren Raum, innerhalb dessen wir in der Lage sind, tief und unbeschadet in unser Herz hinabzutauchen und den Ort der Seelenheimat aufzusuchen. Bildlich gelangen wir dabei an einen großen tiefgrünen See, fahren mit einer Barke über ihn hinweg, mit dem Ziel, am Ort unserer emotionalen Destination anzukommen, den karmischen Prägungen unseres Emotionalfeldes. Dem *Wasser-Karma*.

Hier angelangt wird es uns möglich, mehr über unsere gefühlsgefärbten Ziele zu erfahren und durch den Wiederklang in unserem Emotionalfeld tiefe Verbundenheit mit unserem Lebensentwurf herzustellen. Wir lernen, die Richtigkeit, als auch Notwendigkeit mancher Umstände und Erfahrungen in unserem derzeitigen Leben anzunehmen.

Das Herz ist in diesem Falle der *Ort,* an dem wir annehmen – akzeptieren, auch – und vor allem, was schwer ist in unserem Leben. Es ist eine Erfahrungsebene der Wehmut, wie wir sie alle kennen. Gleichzeitig aber auch ein Ort von tiefem Glück und Stimmigkeit. Unser Herz kennt unsere hellen, wie auch unsere dunklen Seiten, unsere guten und schlechten Taten. Unsere Begeisterung, dem Licht zu dienen, als auch unsere Versuchung, dem Schatten zu erliegen. All dies nimmt unser Herzbewusstsein auf und an!

Denken wir dabei an die ägyptischen Darstellungen von Jenseitsreisen, wo das Herz des Ankömmlings gegen eine Feder aufgewogen wird. Hier werden wir geprüft, können uns nicht mit unserem schlauen Kopf herausreden, Dinge schönreden, verzerren oder gar leugnen. Dies repräsentiert die wahrhafte, unbestechliche Prüfung auf der Ebene der Herzenswahrheit.

Es zeigt diese Ambivalenz von Traurigkeit und überströmenden Glück auf, eine Akzeptanz für das Leben, wie es ist, die nur durch die Kraft der Liebe möglich wird!

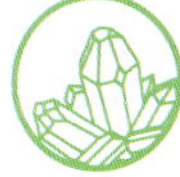

Deswegen sage ich: Nur die Liebe lässt uns inkarnieren! Ohne diese Herzenskraft würden wir den Akt von Geburt und Sterben, das Spiel der Polaritäten und der erlebten Zerrissenheit in uns selbst nicht auf uns nehmen. Einen großen Bogen würden wir rein verstandesmäßig um die mannigfaltigen Schwierigkeiten, widersprüchlichen Gefühle, einen zerbrechlichen Körper und dem damit verbundenen Leid machen.

Es ist die Qualität des Erduldens, die unter anderem das Herz auszeichnet, unser Herz, welches nicht anders kann, als die Wahrheit über uns selbst in seiner Totalität zu schauen. Unbestechlich und ungeschönt. Diesen tiefen Blick in den Spiegel halten wir nur dank unserer Fähigkeit zu lieben aus. Ohne Liebe würde nichts als eiskalte Verurteilung, Sinnlosigkeit und Härte herrschen. Das Herz kann alles verzeihen und sei es letztlich auch erst in jenseitigen *Gefilden*.

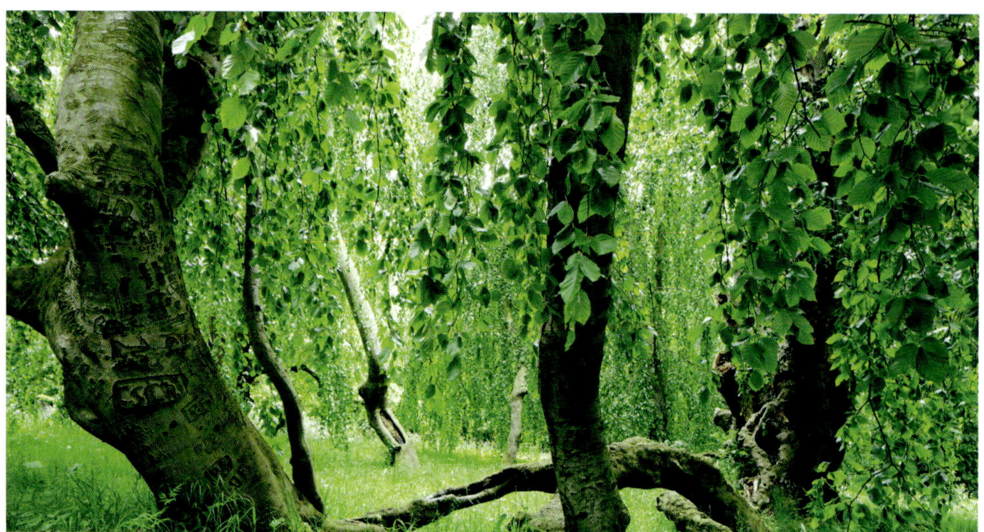

Aventurin bringt uns unserer feinstofflichen Natur näher. In dem Maße, in dem wir unser Herzchakra stärken und Herzensqualitäten entwickeln, werden wir analog hierzu eine Erfahrung von Leichtigkeit machen. Einer Leichtigkeit des Seins. Nicht, weil es plötzlich keine Schwierigkeiten mehr gibt, sondern weil unseren Herzen gleichsam „Flügel" wachsen, die zu mächtigen Schwingen heranwachsen können und sich energetisch zwischen unseren Schulterblättern herausbilden und weit über unseren physischen Körper hinausragen können. Wir können uns von diesen immer wieder *hinaufziehen* lassen. Diese nun halten für uns den direkten Draht zur Ebene des persönlichen Karmas bereit und schenken uns die wunderbare Fähigkeit, unser Emotionalfeld mit dem spirituellen Feld zu verbinden und somit nicht länger in der *klebrigen* „Masse" emotionaler Verstrickungen hinabgezogen zu werden. So lernen wir, unsere Gefühle von einer anderen Ebene des Verstehens von Zusammenhängen zu deuten und uns nach und nach von dem zu befreien, was wir als karmische bzw. irgendwie determinierte (z. B. durch Vererbung, Erziehung, Bildung) Belastung erfahren.

Dies ermöglicht es uns, durch bewusste Auswahl von *guten* Gefühlen, unser Emotionalfeld neu zu konditionieren. Wir müssen begreifen, dass diese Möglichkeit als unsere eigene Fähigkeit in uns liegt. Wir können entscheiden, was wir fühlen wollen. Wir haben die Wahl, jede Emotion voll auszukosten, um mehr über uns und die Welt zu lernen und wir tragen ebenso die Kraft und den Willen in uns, diese Emotionen in eine höher schwingende Energie von Liebe, Freude, Glück, Glückseligkeit und Lachen zu transformieren.

Es gibt eine großartige Eigenschaft, zu der wir Menschen fähig sind – Verzeihen. Den Menschen in unserem Leben, mit denen wir unter anderem auch durch weniger schöne Erlebnisse verbunden sind (soll ja vorkommen) und darüber hinaus aber auch uns selbst. Der Vorgang *des Verzeihens* ist Teil der Lebenskunst. Aus Sicht unseres wahren Selbst sind wir dazu in der Lage. Es liegt an uns, zu entscheiden. Aus dieser Vogelperspektive betrachtet, die wir bei dem Herzensflug mit Aventurin einnehmen können, empfinden wir unendliches Mitgefühl, sodass wir der gesamten Menschheit mitsamt ihren Torheiten und Kriegen gegeneinander verzeihen wollen. Wir empfinden unsagbare Liebe für alle Lebewesen und den Planeten Erde selbst. Nur so ist es möglich, dass diese Erde sich weiterdreht.

Dieser, so überaus entscheidende, Aspekt der Liebe wird in der rationalen Philosophie gerne übersehen und als nicht logisch ausgespart. Aber genau diese Intelligenz des Herzens macht den Unterschied. Entscheidet über eine Gemütslage des Pessimismus oder einer lebenszugewandten Einstellung von Optimismus. Die rein rationale Einseitigkeit aber stellt nichts anderes als die Leugnung einer fühlenden Intelligenz dar, die einer tiefen Spaltung von Herz und Verstand entspringt. Eine fatale Blindheit auf einem Auge, die beim Menschen zu einem traurigen, düsteren Weltbild und schlimmstenfalls zu einer zynischen, vernichtenden Einstellung führen kann, die keine konstruktiven Ideen und Lösungen mehr anbieten kann und diese auch als Offerte von außen nicht toleriert.

Ich meine, ohne Liebe geht gar nichts! Sie ist die erste und existentiellste Urenergie, die wir erfahren. Sie ist es, die uns in Aktivität versetzt. Lethargie, Resignation sind das Gegenteil der Liebe. Wenn sie fehlt, im Herzen eines Menschen, findet er sich auf der dunklen, unbewussten Seite der Liebe wieder, mit all ihren Auswirkungen und Folgen.

Liebe ist wohliges Urgefühl, das Salz in der Suppe – in unserem Blut, das nährende Gesäuge des Sternenhimmels, Geborgenheit schenkend, DAS Erlebnis, nachdem wir uns alle am meisten sehnen. Das Lebenselixier mit dem Versprechen der höchsten Verheißung. Liebe mag aus der Sicht des menschlich begrenzten Denkens unlogisch und verwirrend erscheinen. Aus spiritueller Sicht bedeutet sie die einzig wahre Logik. Die Logik des Herzens. Nicht immer leicht zu verstehen, aber wahrhaft und unbestechlich, da sich selbst genügend, in sich selbst ganz und heil. Lebendig, dem Leben und all seinen Erscheinungen zugetan. Nicht tadelnd, sondern annehmend. Liebe kreiert im Menschen das, was wir meinen, wenn wir von menschlicher Größe reden. Rein rational gäbe es keinen Grund für großmütiges Verhalten. „Zu welchem Zweck?", fragt der Verstand.

Hören Sie auf Ihr Herz. Liebe ist Leben.

Aus Sicht des Herzens gibt es immer einen Weg. In unserem Körper stellt es unseren Lebensmotor dar. Aber auch geistig setzt es in uns den Impuls frei, leben zu wollen und mit all unseren Sinnen Erfahrungen zu machen. Als Therapeuten tun wir gut daran, auf die Energien unseres Herzens zu achten, die Herzensqualitäten auszubauen und unsere Motive zu hinterfragen.

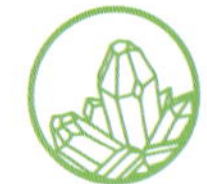

„Die fein säuberlich in jeder Zelle untergebrachte DNA ist etwas Grandioses, eine komplexe Kombination aus chemischen Substanzen und Proteinen. Sie trägt die gesamte Vergangenheit, Gegenwart und Zukunft allen Lebens auf unserem Planeten in sich."

Und weiter: „Die bakterielle DNS wurde im Verlauf von Milliarden Jahren zum Bestandteil der menschlichen DNS. Schätzungsweise zu 90 Prozent ist die Erbinformation, die wir in uns tragen, bakteriellen Ursprungs. Unsere Ahnen waren Mikroben, und die sind in der Struktur unserer Zellen nach wie vor in vielfältiger Weise zugegen." (Deepak Chopra und Rudolph E. Tanzi – Super-Gene: Die neuesten Erkenntnisse aus der Neurowissenschaft für ein langes gesundes Leben, 2016)

Und weiter:„Da die Mikroben nun also in die Geschichte miteinbezogen sind, ist das 2,8 Milliarden Jahre alte genetische Erbe der Erde in jedem von uns präsent, hier und jetzt."

Indikation auf psychischer Ebene

Bindung und Freiheit

Liebe oder Dominanz

Karmische Verbindungen

Abschiedsschmerz

- Aventurin stellt das Paradoxon von Liebe und Hass dar.
- Ob wir aus unserem Herzen eine Mördergrube machen, oder Eigenschaften der Großherzigkeit an den Tag legen, entscheidet sich auf dieser Ebene.
- Aventurin stellt uns vor die existentielle Frage: Ja oder Nein.
- Nehmen wir unser Leben auf diesem Planeten mit unserem Körper an, oder lehnen wir das Menschsein ab?
- Diese Entscheidung, *Ja* oder *Nein*, die sehr früh im Leben, meist unbewusst gefällt wird, wirkt sich bestimmend auf unser gesamtes weiteres Leben aus. Es gibt den Ereignissen in unserem Leben den Geschmack unserer Beurteilung. Es gibt immer mindestens zwei unterschiedliche Sichtweisen auf ein und dieselbe Situation oder Sache.
- Es existiert eine feine Membran, die sich umhüllend um unseren innersten Wesenskern, der seinen Platz im Herzen hat, legt. Dieser Herzenskern enthält einen feinenergetischen Samen, der sich öffnen kann. Wenn er aufgeht, verankert er uns in einer Kraft der Liebe. Diese Entwicklung geht mit einer Weitung des Brustraums einher.
- Aventurin kommuniziert mit unserem Ur-Körper. Auf diese Weise stellt er eine enge Beziehung zu den ältesten Prägungen unseres *Emotionalkörpers* her. Hier können wir uns als urgeschichtliche Dinosaurier begreifen, den Echsenpanzer spüren, der unseren Körper umschließt und unserer Sensibilität in Bezug auf Wärme- und Kälteverhältnisse in der Atmosphäre nachspüren.
- Ich denke, dieser Ur-Körper hat auch viel mit den Bakterien zu tun, aus denen wir bestehen, dem *Mikrobiom.* Ebenso mit allen uralten Bausteinen des Universums die unser Leben ermöglichen, wie Metalle, Spurenelemente, Aminosäuren, Mineralien. Der Ur-DNA an sich.
- Dieser Entstehungsebene entspricht Aventurin, denn wir tragen den „Anfang", die Geschichte des planetaren und kosmischen Lebens, in unseren Herzen.
- Auf einer Reise mit Aventurin können wir die unglaubliche Erfahrung machen, uralt zu sein, im Sinne unseres Seelenalters. *Teile* von uns waren schon immer mit dabei.

- Aventurin aktiviert die Energiespirale in unseren Herzen, die uns energetisch in unser Innerstes zieht, in eine andere Dimension hinein. Diese entspricht, meiner Wahrnehmung nach, einer grobstofflicheren magnetischen Energie, welche die Basis für karmische Verbindungen liefert, da sich hier entscheidet, wer mit wem zusammen inkarniert und ein Stück des großen Lebensweges bedeutsam füreinander ist.
- Er macht uns unsere tiefsten Herzensbeziehungen bewusst. Wir können erkennen, wer uns wirklich liebt und wem wir uns auf Herzensebene verbunden fühlen.
- Über das Herz binden wir uns.
  Im negativen Sinne fesseln wir uns an andere und jene an uns.
  Im positiven Falle schenken wir Freiheit, im Sinne der bedingungslosen Liebe.
- Für Menschen, die in Bezug auf andere Personen zu besitzergreifend sind. Aventurin hilft ihnen loszulassen, indem sie ihre Motive hinterfragen. Es stellt sich bei allen Betroffenen ein tiefes und befreites Aufatmen – ein befreiendes Durchatmen ein. Nicht umsonst sagt man – jemand lässt einem nicht genügend Luft zum Atmen.
- In unseren Herzen ist ein Schmerz gespeichert, der Schmerz über alle verlorenen „Lieben". Alle Abschiede und Verluste von liebgewonnenen Lebewesen liegen hier verborgen und belasten und vergiften manchmal unser momentanes Sein. Je älter wir werden, desto mehr wirkt das Gift in unseren Herzen, was nachvollziehbar ist, weil mit steigendem Alter die Wahrscheinlichkeit, Abschied von geliebten Menschen nehmen zu müssen, logischerweise zunimmt.
- Dieser immer wieder kehrende Abschiedsschmerz, der sich in unser Zellgedächtnis brennt, die Trauer über Verlust und Trennung, die obendrein so endgültig erscheint, zerfrisst uns scheinbar von innen, nagt an unserer Lebensfreude und schafft den Nährboden für alle möglichen Jenseitsphantasien, die aus der Verzweiflung unserer Psyche aufsteigen. Man wünscht sich eine neuerliche Begegnung im „Himmel", doch oftmals hat unsere Seele etwas anderes vor. Aber, wer weiß?
- Bei Verlustängsten – äußerst heilsam
- Mit Aventurin können wir therapeutisch alle alten Verluste und den damit verbundenen Schmerz, der mörderisch sein kann, aufarbeiten.
- Auf diese Weise erleichtern wir unser Herz, das sich nun wieder getraut, freudig zu schlagen.

Indikation auf physischer Ebene

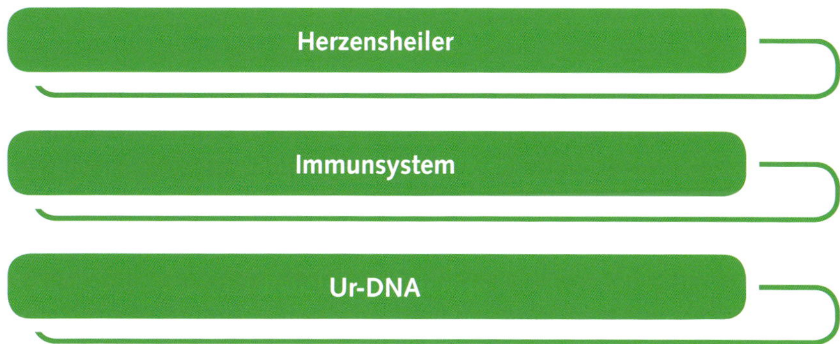

- Aktiviert die Thymusdrüse.
- Unterstützt den Aufbau eines starken Immunsystems.
- Allergien
- Hilft unseren Immunzellen, gesunde von entarteten Zellen zu unterscheiden.
- Ein wunderbarer Heiler für das Herz (physisch als auch emotional)
- Stärkt den Herzmuskel
- Er erhöht das Schlagvolumen des Herzens und reguliert den Herzrhythmus.
- Aventurinenergie dringt bis tief in unsere Knochensubstanz ein. Hier ist er in der Lage, uns durch seine unendliche und tiefe Liebe zu helfen, unsere, als auch die Geschichte unserer Ahnen anzunehmen. Denn diese liegt als Information gespeichert in unserem Skelett. Unsere Knochen stellen das größte Speicherreservoir an genetischem Erbe und Ahnenkult und Verehrung dar. Wir laufen, getragen von den Genen unserer Ahnen, gestützt durchs Leben.
- Er stellt die Verbindung zu unserer *Reptilienlinie* her – zu weit zurückreichender Urgeschichte in unserer DNA.
- Er stärkt aber auch die Leber und unterstützt sie in ihrer Reinigungs- und Verbrennungstätigkeit. Aus der chinesischen Medizin wissen wir, eine gesunde Leber stärkt wiederum auch das Herz.

Aventurin Meditation

Schließe deine Augen. Nimm einen tiefen Atemzug und lasse dich beim Ausatmen ganz tief nach Innen fallen.

Wiederhole dies ein paar Mal, bis du fühlst, dass du ganz in deinem Inneren angekommen bist. Vor deinem inneren Auge entsteht nun ein grünes Licht. Langsam beginnt sich dein Inneres mit moosgrüner Farbe auszukleiden. Du siehst nur noch ein Moosgrün. Wie ein sonnendurchfluteter Waldboden, der vollkommen mit weichem dunkelgrünen Moos bewachsen ist, ein natürlicher Teppich, der sich über die Erde legt. Du verspürst eine unwiderstehliche Lust, deine Schuhe auszuziehen und barfuß über das Moos zu laufen. Fühle, wie sich das anfühlt. Nun bleibst du stehen und verweilst andächtig an diesem Platz, während du dich umschaust. Du siehst die Bäume, deren grünes Blätterwerk von hellen Sonnenstrahlen umspielt wird, fühlst dich berührt von der Energie dieses Schauspiels und spürst plötzlich deutlich, wie sich dein Herz weit öffnet. Eine frische Weite erfüllt deinen Brustkorb. Du atmest tief die lebendige, frische Energie ein, die an diesem Ort lebt. Dein Blick gleitet hinunter zu dem moosbewachsenen Erdboden. Die Sonnenstrahlen zaubern winzige, golden funkelnde Punkte in das tiefgrüne Moos. So fasziniert bist du von dem Anblick, dass du erst jetzt wahrnimmst, wie du langsam einsgeworden bist mit dem Erdboden und seinem Farbenspiel. Du lässt dich einfach fallen und tauchst ein in das uralte Gewand der Erde. Fühlst dich zutiefst mit ihrem Körper verbunden. Du spürst ihr Alter und ihre mächtige Kraft. Du beginnst zu ahnen, wie alt auch du in Wirklichkeit bist. Ein tiefes Wissen um den Beginn allen irdischen Lebens rührt sich in dir – hallt tief in deinen Körperzellen wieder. Eine uralte Verbundenheit erwacht in dir, du kannst körperlich wahrnehmen, wie das Leben auf dieser Erde begann. Du warst dabei. Erlebst das kosmische Fest der Elemente, die kreativen Kräfte des Universums nochmal. Vor deinen Augen beginnt die Erde zu werden. Stein – Wasser – Licht. Erstes Leben beginnt zu brodeln, Bakterien vermehren sich, bilden die Ursuppe unserer Herkunft. Lebewesen schlängeln sich durchs Wasser, kriechen über die Erde, wachsen und richten sich auf. Drachen ziehen über das Land, erheben sich in die Lüfte. Versuche einmal zu erfühlen, wie es ist, einer von ihnen zu sein. Kannst du ihr Bewusstsein spüren? Es gibt Erstaunliches zu entdecken.

Nehme nun ganz bewusst deinen Körper wahr und suche die Stelle, an der dein Körper seine urzeitliche Verbundenheit gespeichert hat. Du kannst nun deinen Aventurin auf diese Körperregion legen oder, wenn du keinen zur Hand hast, ihn dir dort vorstellen. Tauche nun über diese Stelle deines Körpers wie durch ein Tor ein in das tiefer liegende Gewebe. Durchdringe mit deinem Bewusstsein deine Haut, deine Muskeln, vorbei an Blutgefäßen und Nervenbahnen, bis du schließlich bei deinen Knochen angelangst. Bei deinem zauberhaften Skelett, lass dir einfach ein wenig Zeit, es als Ganzes wahrzunehmen. Begib dich sodann auf die Suche nach den verborgenen Informationen in deinen

Knochen. Achte auf alles, was du wahrnimmst. Welche Gefühle tauchen auf? Siehst du innere Bilder, ganze Szenen? Bleibe weiterhin in Kontakt mit deiner Knochensubstanz. In ihnen lebt auch die Energie deiner Eltern, Großeltern und Urgroßeltern. Dieses Erbe trägt dich durchs Leben, bildet dein Gerüst, dein Karma. Gib dir Zeit, dieser Verbundenheit nachzuspüren. Achte auf Botschaften, die du empfängst. Vielleicht findest du heraus, mit wem aus deiner Ahnenreihe du auf besondere Art und Weise verbunden bist. Es kann ohne weiteres auch eine Person sein, die du nie im Leben kennengelernt hast, von der du vielleicht noch nicht einmal wusstest. Spüre tief in dich hinein.

Komme langsam wieder zurück ins Hier und Jetzt und bringe dein neu gewonnenes Wissen mit – in dein aktuelles Leben. Nimm einen tiefen Atemzug und öffne die Augen. Recke und strecke dich. Gib dir noch ein wenig Zeit, das Erlebte zu erinnern.

Aquamarin

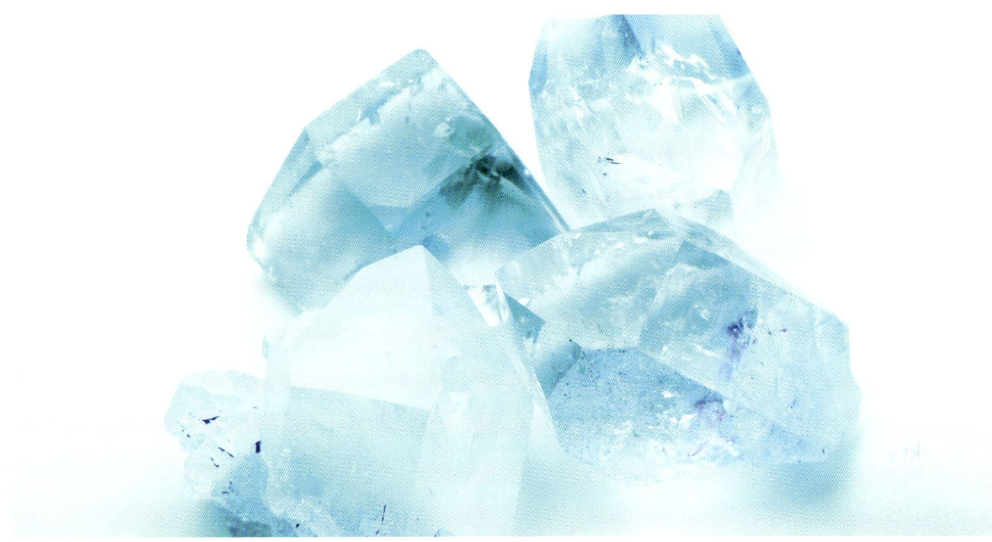

„Freiheit verwirklicht sich in Gemeinschaft.
Ich kann nur frei sein in dem Maße wie die Anderen frei sind".
(Karl Jaspers, vom Ursprung und Ziel der Geschichte, München, 1949)

Die Suche nach sich selbst, der Prozess der Selbstfindung dauert unser ganzes Leben lang an. Die Blüte der Selbstakzeptanz öffnet sich ins mittlere Alter hinein und entfaltet sich mit der Zeit zu gewisser Selbsterkenntnis. In der frühen Jugend erscheinen die Äußerungen der unreifen, noch suchenden Persönlichkeit oft erst einmal sehr chaotisch und verwirrend.

Sich selbst zu finden bedeutet, sich von anderen zu befreien!

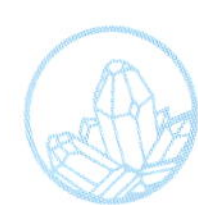

Darin liegt das Wort – Freiheit – verborgen. Der Mensch nimmt sich die Freiheit, auf die feinen Impulse seines eigenen Selbst zu achten. Hier ist es wichtig, inne zu halten und in sich hineinzulauschen, Gefühle wahrzunehmen, welche oberhalb der Ebene der Abhängigkeit von anderen bestehen. Ureigene Empfindungen, aus denen ein persönliches Wertesystem entstehen kann. Darüber hinaus lernt der Mensch über diese feine Selbstbeobachtung mehr und mehr seinen eigenen Körper kennen und übernimmt im besten Falle Verantwortung für diesen.

Aquamarin holt uns aus der Phase der Führung durch andere auf unseren eigenen Lebensweg und verhilft uns, nicht ohne unsere aktive Mitarbeit, zu einer neuen, frischen Harmonie in unserem Leben – im Miteinander und auch in uns selbst. Erstmals beginnen wir, uns wie wir selbst zu fühlen, uns von anderen im besten Sinne ganz natürlich abzuheben, uns zu unterscheiden, und das ist gut so!

Wenn wir mit diesem wunderbaren Edelstein arbeiten, wird er uns unbestechlich zu dem Menschen werden lassen, als der wir gedacht sind. Mit ihm wächst unser Verständnis von der Idee unserer selbst, wir werden zutiefst unser wahres Selbst spüren. Diese Erfahrung ergreift auch unseren gesamten Körper und lässt ihn wohlig erschauern. Es fühlt sich einfach richtig an. Tränen des Berührt-Seins von unserem eigenen wahren Selbst steigen auf. Wir werden erfasst von der einfachen Klarheit unserer Individualität, die unserem Karma entspricht. Kurz – mit Aquamarin können wir uns endlich enorme Klarheit über uns selbst verschaffen. Doch er hält noch mehr Geschenke für uns bereit.

Er stärkt unseren Glauben an uns selbst, bekräftigt uns in der Verfolgung unserer Ziele und der Umsetzung unserer Wünsche. Er lehrt uns, für unsere Interessen einzustehen und für uns zu sprechen. Nicht im Sinne eines rücksichtslosen Egoismus. Hier geht es um einen großen Schatz, um wahren Selbstausdruck und Authentizität.

Dieser Stein steht mit dem Halschakra in Verbindung. Das Licht dieser ausgleichenden Schwingung, die er in sich trägt, ist von abwägender Natur; ein Vergleichen zwischen Innen- und Außenwelt. Über dieses Zentrum sind wir bemüht, unser Innerstes auszudrücken und in Resonanz mit der Außenwelt zu treten. Hier lernen wir, uns über den verbalen Ausdruck anzunähern, in dem Bemühen um gegenseitiges Verständnis. Selbstverständnis führt zum Verstehen des Anderen. Der Prozess des sich gegenseitigen Kennenlernens, die natürliche Neugierde auf den anderen, das Sich-Austauschen im Begreifen seiner selbst, aber auch das Akzeptieren der Eigenständigkeit seines Gegenübers erhält hier seinen ersten nötigen Impuls. Das *Du* zu erleben, als eigenständig und getrennt von uns, also ein Gegenüber zu erleben, nimmt hier seinen Ausgang.

Wir nehmen Andersartigkeit wahr, werden von Gegensätzlichkeiten irritiert, die uns aber in unserer Individualität bestärken können und uns dazu bringen können, Grenzen zwischen Du und Ich zu ziehen. Ebenso suchen wir Gemeinsamkeiten, um auf einer Welle der Harmonie zu reiten. Übereinstimmende Meinungen, Gefühle und Ziele können bewirken, dass wir uns gegenseitig weiterhelfen auf unserem Lebensweg. Es entsteht gemeinsame Intelligenz – Kohärenz. Auf diese Weise bilden sich Interessensgemeinschaften auf allen Ebenen, innerhalb derer, wir wissen das, ebenfalls Konflikte entstehen können, weil trotz aller Gemeinsamkeiten eben doch die Individualität den Klang des Orchesters bestimmen wird, aber letztlich ausschließlich der Konsens, auf den man sich verständigen kann, über den Erfolg der Gruppe entscheiden wird.

Dieser Anteil unserer Psyche hat sich mit dem Konflikt zwischen eigenen Interessen und Fremdinteressen auseinanderzusetzen. Wesentlich schmerzhafter kann hier die Zerreisprobe von der Treue zum eigenen Ich und dem Wunsch von anderen gemocht und geliebt zu werden zu Tage treten.

Aquamarin bedeutet tiefe Selbsterkenntnis, Verständnis für die Dringlichkeit des eigenen Weges. Er kann uns die Freude an der Freiheit lehren, ganz wir selbst zu sein. Aber ebenso die Einzigartigkeit aller Menschen zu akzeptieren, was eben auch bedeutet, dass wir nicht allen Menschen gefallen können, nicht mit jedem einer Meinung sein können und gleichfalls akzeptieren müssen, von Gefühlen der Abneigungen gegenüber anderen nicht frei zu sein.

Interessant zu beobachten ist hier die Wandlung von der Freiheit, man selbst sein zu dürfen, zur Feststellung, nicht frei von Ressentiments gegenüber anderen zu sein, womit wir uns am Ende Unfreiheit und Einschränkung selbst auferlegen.

Wir fühlen uns frei, wenn wir verschont bleiben, von den Versuchen anderer Personen uns einzuschränken. Erst im Miteinander entstehen, als schmerzhaft empfundene, Begrenzungen unseres Ichs, die uns in ihren Extremen entweder in resignative Selbstverleugnung abtauchen lassen oder zu einer gewaltigen Rebellion gegen vermeintliche, aufgeblasene Autoritäten und Normen avancieren.

Wir alle haben auf irgendeine Weise, mehr oder weniger, Schwierigkeiten damit, uns ganz selbstverständlich als uns selbst zu verstehen und unsere kostbare Individualität in diese Gemeinschaft, die wir Gesellschaft nennen, möglichst unversehrt und harmonisch einzubringen. Nun, Sie könnten einwerfen, „wer sagt denn auch, dass dies so sein soll?".

Gehört nicht Leid, Schmerz, Begrenzung und auch aggressive Auseinandersetzung natürlicherweise zum menschlichen Leben dazu? Sind es nicht gerade diese Umstände, die überhaupt erst die Erfahrungen für individuelles Wachstum und Reife ermöglichen? Ja, das stimmt, wir als Kollektiv praktizieren leider immer noch die mittelalterliche Kommunikationsschiene des „an den *Pranger-Stellens*", des Ablehnens, statt des Annehmens. Wir unterliegen dem Irrtum, dass Andersartigkeit zu Entzweiung führen muss, zu Trennung und damit in letzter Konsequenz verantwortlich für alle kriegerischen Auseinandersetzungen auf diesem wunderschönen Planeten ist. Andersartigkeit zu erleben und daraus eine ablehnende, trennende Schlussfolgerung zu ziehen, ist tief in unseren Dialog eingebrannt und zugleich eine Herausforderung, der wir uns täglich stellen können, im Bemühen, die Mauern zwischen uns niedriger zu halten und somit wenigstens Blickkontakt zu ermöglichen.

Aquamarin entspricht der Ebene unseres Selbst, wo der Wunsch nach ehrlichem Miteinander, ohne die Mechanismen der Selbstverleugnung und ohne Verletzungen zwischen sich selbst bewussten Individuen, in wacher Menschlichkeit stattfinden kann. Jedoch sind wir aufgefordert, dies zuerst zu lernen, wir können das nicht einfach so. Wie immer geht es auch hier darum, Potenziale zu wecken, die in uns allen als kollektive Möglichkeit des Menschseins, als sehnsuchtsvolle Vision in unseren Herzen gespeichert sind. Hass, Gewalt und Mobbing, wie wir heute sagen (in Wirklichkeit gab es das schon immer und zu allen Zeiten, es ist kein neues Phänomen), sind Deformierungen der reinen Sehnsucht unseres Ichs nach Liebe, Akzeptanz und Freiheit in unserem Sein. Depression, Angst, Psychosen resultieren aus der gleichen Quelle einer bis dato unfähigen Menschheit, sich gegenseitig Freiheit, Achtung, Individualität und Glück zuzugestehen.

Dieser circulus vitiosus, dieser Teufelskreislauf, dessen Bedingungen in einer schamlosen unreflektierten Selbstverständlichkeit, die auf Erziehung basiert, weitergereicht wird, ist nur, – wirklich nur durch tiefe Selbsterkenntnis zu durchbrechen. Gelingt uns dies, können wir voll Freude und Stolz in ein Zeitalter einer neuen Menschheit eintreten und auf einer höheren Ebene des wahren Fortschritts weitergehen. Aquamarin schlägt in uns eine Seite tieferer Sehnsucht nach Freiheit und Menschlichkeit an. Frei vom zynischen Messer des Verstandes, jedoch noch überlagert von vielen emotionalen Verletzungen, scheint genau hier die Wahrheit unseres authentischen Seins hervor. Diese Ebene der Selbsterkenntnis zu erreichen und im Miteinander zu fördern, ist die Lernaufgabe, bei der uns der klare Aquamarin ein Leben lang zur Seite steht.

Er fördert die Schönheit unseres wahren Selbst zutage. Gleichzeitig harmonisiert er unseren Selbstausdruck und verbindet uns mit unserer wahren Bestimmung. Er verhilft uns zu einem klaren Gefühlsausdruck und leitet uns beharrlich an, der Mensch zu sein, als der wir tatsächlich gedacht sind. Er öffnet uns die Augen für alle Fehlidentifikationen unseres Ichs, deckt seine Irrwege und künstlichen Versuche *dazuzugehören* auf, entlarvt sie als das, was sie sind, Seifenblasen, die regelmäßig, sowohl von anderen als auch von uns selbst, zum Platzen gebracht werden und noch nie zum gewünschten Ziel geführt haben. Es geht hier nicht mehr um Strategien, um ein bestmöglichstes Dastehen, die Makulatur lässt Aquamarin vollkommen unberührt. Er geht mit der wahren Essenz unseres individuellen Ichs in Resonanz und verstärkt seine Inhalte, seine Energien und Potenziale und bringt uns dazu, diese auch unverfälscht zu kommunizieren. Wer Aquamarin wählt, hat eine zutiefste Sehnsucht danach, in seinem wahren Wesen erkannt zu werden. Die Seele wünscht sich nichts mehr als einen authentischen Ausdruck ihrer mitgebrachten Eigenschaften und Fähigkeiten über das Ich, im Austausch mit dem Du, in all unserer Herzensschönheit und Liebe. Er fördert unser Selbstverständnis, lehrt uns unsere Einzigartigkeit, ohne die wir kein Gewinn für diese bunte Welt wären.

Kommen wir dem Ziel, wir selbst zu sein, näher, verändern sich auch die „Dinge", mit denen wir in unserem Umfeld in Resonanz gehen. Wir erleben Beziehungen, die uns auf einer tieferen Ebene befruchten als bisher, weil wir verstanden haben, dass es wichtig ist aus der irrsinnigen Karussellfahrt unserer Persona, unseres Egos, von der uns ganz schwindlig im Kopf war, auszusteigen, um endlich wahres Glück zu finden. Ihr wahrer Selbstausdruck zieht eine Veränderung Ihrer Erfahrungen, die Sie mit der Außenwelt machen, nach sich. Vielleicht treten neue Menschen in Ihr Leben, Menschen, auf die Sie mit Leichtigkeit zugehen können, weil Sie Ihnen vertrauter sind als je zuvor. Ihr wahres Ich ist das Sprungbrett zu harmonischen Beziehungen, welcher Art auch immer.

Individualität, Selbsterkenntnis – und Akzeptanz sind die Voraussetzungen für ein möglicherweise vollkommen von Mitgefühl und Frieden getragenes Miteinander. In dem Maße, in dem ich mit mir selbst in Frieden bin, fällt es mir auch leichter, andere in ihrem *Sosein* anzunehmen.

Aquamarin verändert uns Menschen ausschließlich zu unserer wahren irdischen Identität hin, fördert unsere Authentizität, und es regt sich sofort der innere Widerstand in uns, wenn wir auf Maskenspiele treffen, deren einziger Zweck darin besteht, die wahre Identität, die echten Gefühle, die wahren Gedanken unseres Gegenübers zu verhüllen. Dies bewirkt dieser bezaubernde Heilstein in seiner kompromisslosen Klarheit auch in uns selbst, wir werden einfach nicht mehr anders können, als wir selbst zu sein. Das gilt auch für Anpassungsbestrebungen an Meinungen, an Vorhaben, die nicht im Einklang mit uns selbst stehen. Wir sollten Abstand von Energien nehmen, die uns nicht entsprechen, auch wenn wir dabei riskieren, dass es „kracht", oder wir uns gegen die Gruppe, die Familie, zu der wir gehören, stellen. Sich zu verbiegen, – zu verstellen, nur um des lieben Frieden willens, damit der andere, oder die Gemeinschaft beruhigt sind, weicht einem regelrechten Zwang, sich selbst treu zu sein und seine Überzeugung, wenn es die Situation erfordert, auch auszudrücken. Genauso werden wir die Weisheit erlangen, zu wissen, wann wir einfach schweigen müssen und beobachtend den Dingen ihren Lauf lassen müssen, nicht alles geht uns etwas an, es gibt Mitmenschen, die sich kreativ im Ganzen bewegen, sich ausprobieren und lernen wollen, wie wir. Dazu gehören manchmal eben auch schmerzhafte Erfahrungen und die ein oder andere Begegnung mit einer Wand am Ende einer Sackgasse. Wir können ja umdrehen, es ist nie zu spät! Dies zu wissen ist wichtig. So spielt sich das Spiel des Lebens leichter. Es geht nicht darum, schwere Verfehlungen zu tolerieren, aber vielleicht den Versuch zu unternehmen, ihren Ursprung zu begreifen und wenn es notwendig und gewünscht ist, verstehend und helfend dem Menschen zur Seite zu stehen.

Aquamarin will, dass wir wir selbst sind und nicht das, was wir dafür halten!

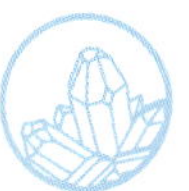

Das hört sich leicht an. Ist es aber nicht. In Wahrheit sind wir alle zu Beginn unseres Erwachsenenlebens meilenweit von uns selbst entfernt. Das, was wir mit der Adoleszenz die eigene Identität nennen ist nichts anderes als ein bunt zusammengewürfeltes Konstrukt aus Konditionierungen, also übernommener Meinungen über mich und die Welt, wirrer Versuche zu gefallen, es recht zu machen oder im Gegenteil, gegen alles und jeden zu rebellieren, was als Norm und als richtig verkauft wird. Mit uns selbst hat das nichts zu tun. Es ist unser Gepäck, das wir mit auf unseren Lebensweg bekommen und es gilt, diese Ansammlung von Taschen und Koffern nach und nach, Stück für Stück wieder zu lehren, das, was ich das „Entrümpeln der Persönlichkeit" nenne, um Platz zu schaffen, sodass unser wahres Ich an die Oberfläche und in unser Bewusstsein dringen kann. Wie sonst wollen wir Gesundheit und wahres Glück erlangen?

Wir alle sind mit einem Grundgefühl der Sehnsucht nach Harmonie und Kooperation mit unseren Mitmenschen geboren. Jedoch, um diese Harmonie nach außen zu tragen, muss sie logischerweise erst einmal in uns selbst vorhanden sein, dann kann dieser glückliche Zustand auch mit anderen erlebt werden, was uns ein wunderbares Wohlgefühl beschert. Sich wohl fühlen – wer will das nicht?

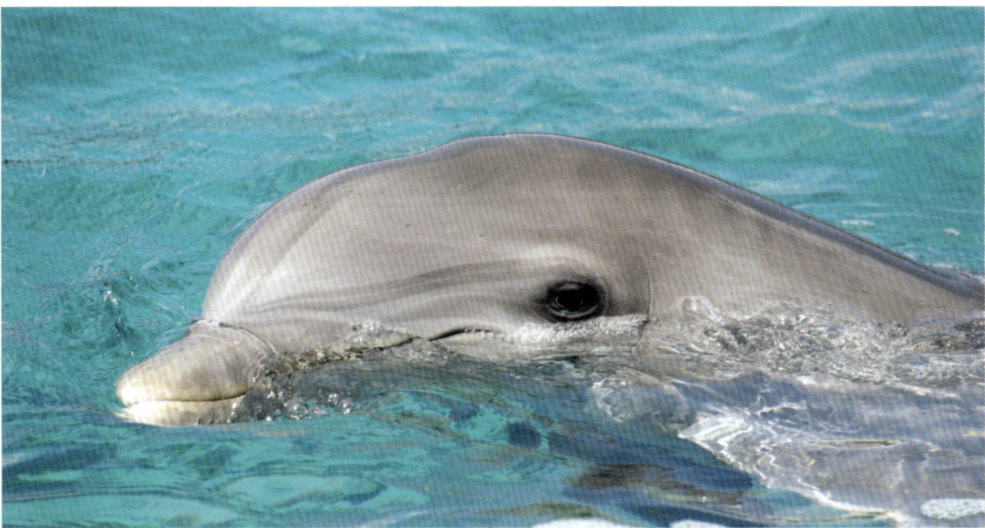

Bei der Arbeit mit diesem Heilstein, als Essenz oder Stein an sich, können wir erleben, wie es sich anfühlt, ganz bei uns selbst zu sein, im Zusammensein mit anderen Menschen, die ebenfalls ganz bei sich selbst sein dürfen, weil sie uneingeschränkt von uns akzeptiert werden und wir von ihnen. Dies alles klingt nach sehr viel Harmonie und Großmut, ja auch Großherzigkeit – eher aber noch nach einem großen Geist, der verstehend den Lebensweg eines jeden einzelnen respektiert und segnet. Auf dieser Ebene befinden wir uns in weiter Ferne zu Themen wie Übergriffigkeit, Anmaßung, extrem verfehltem Verhalten, Aufdringlichkeit, schäbigen Manipulationsversuchen und Beleidigungen, Ignoranz, Egoismus und anderen menschlichen Unarten. Sicher, es wird immer mal wieder Momente geben, in denen wir uns zu Recht in der Position des Verurteilenden sehen, dies entspricht aber nicht dem Bewusstseinspotenzial, das Aquamarin in uns anspricht. Sein Geschenk an uns ist ein anderes. Es geht auch nicht darum, immer und zu jeder Zeit diese humane Großzügigkeit walten zu lassen, es ist nur eine Möglichkeit, die uns aus unserem gesamtmenschlichen geistigen Potenzial zur Verfügung steht und die wir in passenden Situationen heilbringend aktiv einsetzten können. Wenn sich diese Momente zunehmend über längere Zeiträume ausdehnen, umso besser. Diese Informationsenergie führt, über die Aussöhnung mit uns selbst, Menschen zueinander, in ein tiefes Wahrnehmen und Verstehen der ureigensten Schwingung der Individualität eines Menschen und damit gelingt uns auch ein Blick auf die wahren Motive der Seele.

Der Heilstein Aquamarin ist uns auch ein Vermittler für die leise Stimme unseres höheren Selbst, welches die Beschaffenheit unseres wahren Ichs in- und auswendig kennt und sogar an seinem Bauplan mitgestrickt hat. Unser wahres Ich beheimatet unsere innersten und damit intensivsten Triebfedern für diese Inkarnation. Es bietet für einen jeden von uns die bestmöglichen Bedingungen, um unsere Lebensvision zu verwirklichen. Worauf warten Sie? Machen Sie sich mit mir auf den Weg mit Aquamarin.

„Der Mensch, der sich von uns verstanden fühlt, blüht auf wie eine Blume, und zugleich fühlen auch wir uns belohnt.“
(Thich Nhat Hanh)

Indikation auf psychischer Ebene

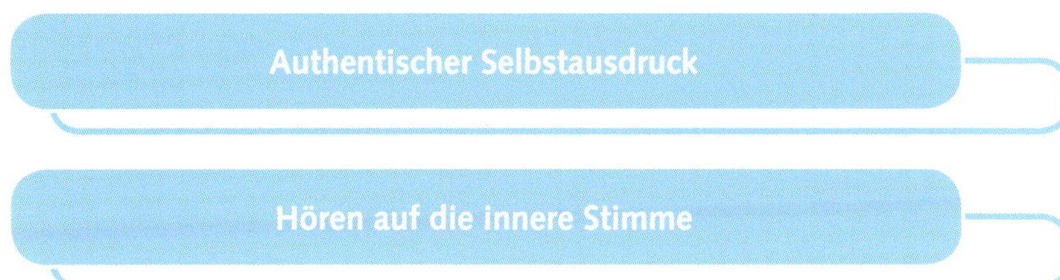

Wann immer der Mensch in seinem Selbstausdruck gestört ist, in seinem *Sosein*

- Wenn wir den Kontakt zu uns selbst verloren haben.
- Fördert den Selbstausdruck, hilft uns, wenn es uns schwerfällt, unsere Gedanken und Gefühle auszudrücken.
- Wenn wir um Klarheit über uns selbst und unseren Lebensweg ringen.
- Wenn es uns an innerer Orientierung mangelt, sei es in Bezug auf unseren Lebensweg, Berufswahl, Partnerwahl.
- Bestärkt uns darin, den einmal von uns als richtig befundenen Weg ohne Wenn und Aber zu beschreiten.
- Bei Schwierigkeiten im Bereich verbaler Kommunikationsfähigkeit.
- Hilft Menschen, die von klein an im Elternhaus drastisch in ihrem Selbstausdruck beschnitten wurden. Dies stellt eine sehr große und nachhaltig wirkende Verletzung des Ich dar, welche im therapeutischen Kontext unserer intensiven Aufmerksamkeit bedarf. Der freie kreative Selbstausdruck ist ein grundlegend wichtiger Teil eines gesunden und glücklichen Lebens. (Siehe auch: „Die fünf Säulen der menschlichen Gesundheit").
- Er stärkt den Glauben an uns selbst.
- Klärt Ängste.
- Verhilft uns zu Selbstvertrauen.
- Aktiviert unser *„Ich bin"-Programm.*
- Erfüllt uns mit einem klaren heiteren Gefühl von Stimmigkeit, einer alle Last von unseren Schultern nehmender Gewissheit, dass wir so, wie wir unserm innersten Wesen nach sind, vollkommen richtig sind, liebenswert und wunderbar.
- Da er in der Lage ist, unseren Geist zu weiten, verstärkt er dadurch unsere Toleranz gegenüber Andersdenkenden und Andersfühlenden, aber niemals gegenüber Lügen, Falschem und Unechten. Das ist ein Unterschied. Toleranz lässt sich nicht auf alles anwenden und Aquamarin lehrt uns gut, diese verschiedenen Energien voneinander zu unterscheiden.
- Er ist in der Lage, engstirnige mentale Strukturen aufzulösen.
- Mit ihm stärken wir unsere Fähigkeit, auf unsere innere Stimme zu hören.
- Er fördert Hell-Hörigkeit, aktiviert unser *Inneres Ohr.*

- Er schenkt eine sanfte Heiterkeit, die wir als wohltuende Leichtigkeit in unserem Alltag erfahren können.
- Über seine therapeutische Wirkung, uns zu uns selbst zu führen, unser wahres Ich zu erkennen und zu leben, kann er in uns die Sehnsucht nach unserem höheren Selbst wecken und schickt uns sozusagen auf die Reise in neue Erlebniswelten.
- Er bestärkt uns zu authentischer Kommunikation.
- Er trägt empfindliche Antennen gegenüber Lügen in sich und erschwert ihnen das Energie einsammeln – und binden, sodass er deren Materialisation verhindern kann.
- Diese Eigenschaft ist auch ein wunderbares Hilfsmittel in der kinesiologischen Arbeit, wenn wir den zu testenden Menschen einen Stein mit in ihr Energiefeld geben. Das Ergebnis wird klarer. Ebenso bei allen anderen feinstofflichen, energetischen Testmethoden.

Indikation auf physischer Ebene

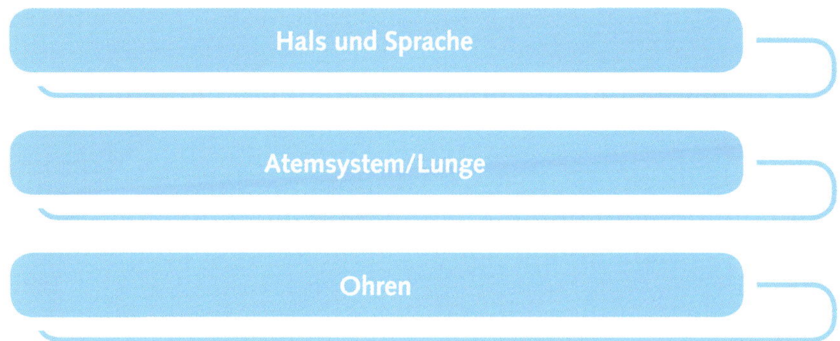

Jegliche Probleme mit dem Halschakra

- Halsentzündungen, Kehlkopfentzündung
- Knötchenbildung auf den Stimmbändern, Heiserkeit, Stimmverlust
- Stärkt aber auch einfach unsere Stimme.
- Bezug zum Atemsystem.
- Weitet und klärt die Lungen.
- Die Heilkraft dieses Steines wirkt bis in die kleinsten Lungenbläschen, die Alveolen, hinein. Auf dieser zellulären Ebene des Körpers sorgt er für Reinheit und Klarheit und eine insgesamt gute Lungenfunktion. Sehr zu empfehlen, wenn jemand mit dem Rauchen aufgehört hat, da er hilft, die Lungen zu reinigen.
- Er verhilft uns zu einem vertieften Atmen, dehnt und weitet unsere Atemmuskulatur, wodurch ein Mehr an Raum in unserem Brustkorb entsteht und sich automatsch die gesunde Sauerstoffzufuhr erhöht.
- Bei Bronchitis, Asthma, chr. obstruktiven Lungenerkrankungen, in der Pneumonie – Nachsorge
- Aquamarin ist hilfreich bei allen Ohrenerkrankungen.
- Otitis (Ohrenentzündung) und auch Schwerhörigkeit, – *er pustet die Gehörgänge frei*
- Bei Ohrgeräuschen hilft er uns, die feine Frequenz, auf der der Ton schwingt, zu dekodieren und so die darunterliegende Botschaft zu entschlüsseln. Diese (Ohr-) Geräusche signalisieren, dass wir auf einem bestimmten Frequenzmuster in unserem Leben festhängen, wir drehen uns vielleicht mit einer bestimmten Problematik im Kreis und schaffen es nicht loszulassen. Aquamarin kann uns helfen, zu verstehen, warum das so ist.
- Der innere Dialog zeigt sich als störendes Geräusch, getragen durch die Luft.
- Womit sich der Kreis schließt!

Erkennen sie die wunderbaren Verbindungen?

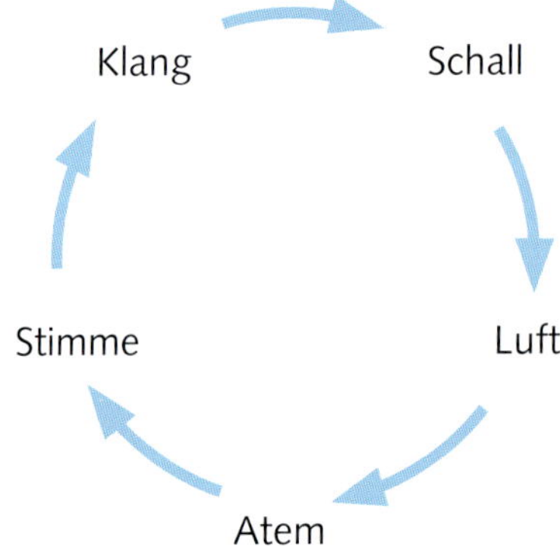

- Aquamarin öffnet den Kanal der Halswirbelsäule für Informationen, die aus unserem Herzen aufsteigen

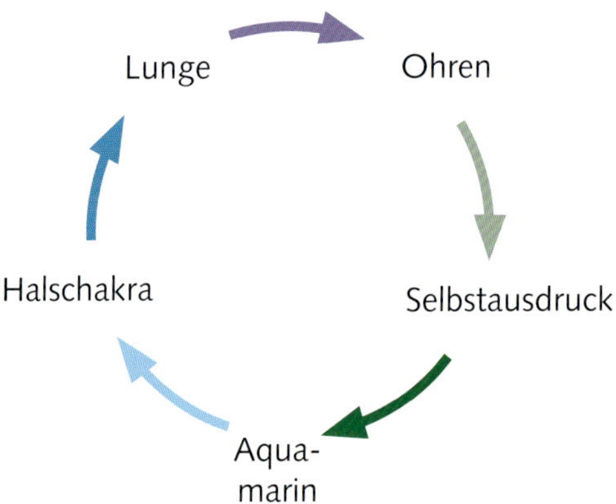

Aquamarin Meditation

Schließe deine Augen und nimm einen tiefen Atemzug. Lasse dich mit deinem Einatmen nach oben heben und spüre, wie du beim Ausatmen auf dich selbst zurückgeworfen wirst. Beim Einatmen öffnest du dich neuen Gedanken, beim Ausatmen bringst du sie in Bezug zu dem, was du schon bist. Ein und aus, ein ewiger Wandel. Spüre, wie der Atem durch deine Kehle strömt. Sage dir in Gedanken: Ich bin!

Während du dies sagst, nimmst du wahr, wie eine äußere Schicht um das, was du ich nennst abfällt. Wie bei einer Frucht. Jedes Mal, wenn du innerlich sagst „Ich bin", ziehst du wieder eine weitere Schale, eine Hülle, die sich um dein wahres Ich gelegt hat, ab. So entfernst du jetzt nach und nach die ganze Verpackung, unter der du versteckt bist. Legst behutsam den Kern frei. Sage: Ich bin. Und wieder ist eine Hülle gefallen. Häute dich wie eine Schlange und lass in diesem Zuge alles Alte und Überlebte los. Mit jedem Häuten kommst du dir selbst näher- deinem wahren Ich. Wie fühlst du dich dabei? Achte auf deine Empfindungen. Dringe bis in deinen Kern vor. Dein Zentrum. Wer bist du? Begib dich auf die Suche nach dem, was dich im Innersten ausmacht. Höre – lausche nach Innen! Mit einem Mal hörst du Musik in deinem Inneren, Töne. Erst noch ganz leise, doch dann immer klarer. Du hörst deine innere Musik, verschmilzt mit dieser Melodie. Klänge, oder auch nur ein Klang ertönt in dir, mit dem du völlig eins bist. Du verschmilzt mit diesem Klang, derweil dich die Atemluft synchron in einem harmonischen Rhythmus durchströmt.

Sage zutiefst Ja zu dir selbst. Deinen eigenen Klang nach außen zu tragen, ist dein Ziel. Deine Sehnsucht. Du kannst dich mit all deinen wunderbaren und einzigartigen Fähigkeiten einbringen. Die Welt mit deiner ureigenen Schwingung bereichern. Lasse nun ganz intuitiv einen Ton in deiner Kehle entstehen. Vertraue. Beginne zu Summen, zu singen. Singe vielleicht einen Vokal, ein Aaa, oder ein Ooo, in der dir eigenen Tonart. Was auch immer in dir entsteht, drücke es nun laut aus. Mit diesem Klang kommst du ins Leben. Tue dies eine Weile und spüre, was mit dir geschieht. Welche Gefühle löst dein Singen in dir aus? Was verändert es in dir? Spüre ganz genau hin, denn hier ist dein Zuhause als Individuum. Mit deiner Stimme drückst du deine ganz eigene Schwingung aus, lass es raus, werde hörbar, genauso, wie du die anderen hörst und wahrnimmst. Stell dir nun vor, wie sich dein ganz eigener Gesang mit dem der anderen Menschen mischt, darüber hinaus auch mit dem Klang aller Pflanzen und Tiere, der Erde, dem Universum. Spüre der inneren Melodie nach, die dabei entsteht. Genieße diesen großartigen Chor, von dem du ein Teil bist. Lausche, wie schön das ist. Entdecke die Harmonie im Zusammenklang der Einzelnen. Wie ein Echo hallt es aus dem Großen zurück zu dir, Ich bin. Hier bin ich, wie ich bin, dies ist mein Platz in der Gemeinschaft, in der Familie, bei meinen Freunden. Und du siehst die wunderschöne Einzigartigkeit der anderen und verstehst die tiefe Notwendigkeit ihres und deines zutiefst individuellen Seins.

Genieße dieses Erkennen noch eine Weile. Mache es absolut. Verstärke deine Gewissheit von Richtigsein, von unzweifelhafter Stimmigkeit in dir und in Verbindung mit allem, was ist. Jeder hat seinen Sinn und seine perfekte Richtigkeit im Moment.

Tauche wieder auf aus dieser tiefen Erfahrung. Mache dir bewusst, was du gerade erlebt hast. Bekräftige dein Recht auf Individualität und Selbstentfaltung und gestehe es auch jedem anderen zu. Nimm diese Erfahrung mit in deinen Alltag. Sei du selbst, denn das ist gut!

Lapislazuli

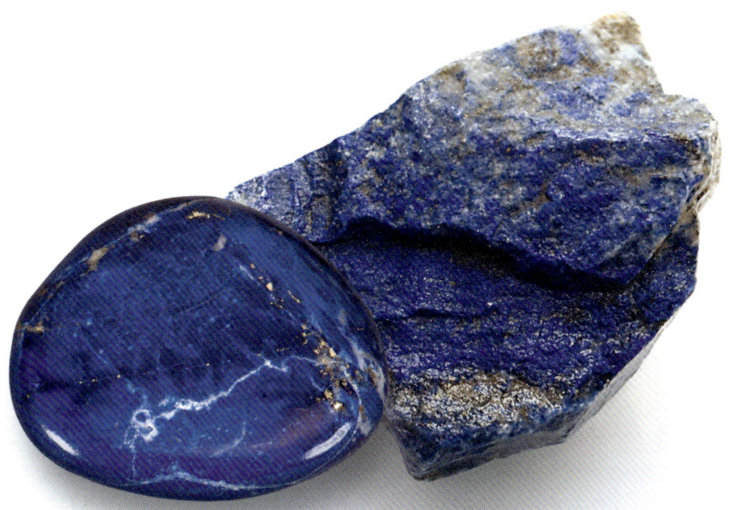

Weite und fremde Welten. Lapislazuli bricht mit uns in ferne geistige Welten des Universums auf. Er enthält das hohe ungefilterte Sternen-Wissen. Mit seiner Hilfe werden wir mit der Zeit in der Lage sein, die Weite des Universums in uns selbst zu erfahren. Er besitzt die Gabe, all unsere Sinne zu erweitern, uns zu entführen in *Königreiche* und *Paläste* übersinnlicher Wahrnehmung. Wir gewinnen eine neue, freundschaftliche Verbindung zum Kosmos. In dieser einzigartig aufregenden Erfahrung erleben und erkennen wir uns als eins mit den Sternen, der nächtlich samt-blauen Himmelstiefe.

Lapislazuli ist weniger ein Stein der intellektuellen Ebene des Denkens, als vielmehr ein Heilstein übersinnlicher Wahrnehmung. Genau diese ist es, die er in uns schult. Durch seine Initiation erlangen wir die Fähigkeit, „um Ecken" zu schauen, tief in unserem Innern, aber er lehrt uns auch, in das Innerste unserer Mitmenschen zu schauen, in die Tiefen ihrer Psyche hinabzutauchen – das Innerste zu lesen – Seite für Seite.

Während der Arbeit mit diesem Heilstein erfahren wir eine magische Einweihung, die Gabe der geistigen Schau, da all unsere Sinne auf köstlichste Weise verstärkt werden, wodurch eben unsere Wahrnehmung in einer neuen Art von Wachheit sich in der Lage sieht, nun laserartig in die Tiefen und Höhen des menschlichen Geistes vorzudringen, wie plötzlich scharf gestellt, sodass uns ein andächtiger Schauer auf allen Ebenen erfasst.

Lapislazuli-Information ist von enormer Kraft, er erzeugt machtvolle, äußerst starke Energiefelder und er lässt uns teilhaben an den Tiefen seines Wissens, will sie mit uns teilen, doch wir sollten uns gut prüfen, ob wir dazu bereit sind.

Er nimmt uns mit in Erfahrungswelten, die wir nicht von unseren Eltern gelernt haben, die keine Schule in ihrem Lehrplan auch nur gestreift hätte. Dieser Stein zeigt uns Möglichkeiten des Erfahrens, des Verstehens und des persönlichen Wachstums auf, von denen wir nicht einmal gewusst, noch zu träumen gewagt hätten.

Zu seiner Spezialität gehört es, uns den ersten Kontakt mit unserem höheren Selbst zu vermitteln. Dies kann uns in Erstaunen versetzen, da wir plötzlich mit einer körperlosen Bewusstseinsenergie „per Du" sind. Sie repräsentiert die höchste Ebene unserer selbst und obwohl sie ein Teil unserer Identität ist, entspinnt sich zuerst ein Dialog, als würden sich zwei Personen begegnen. Unser höheres Selbst ist weiser Ratgeber, geistiger Lehrer der reinen Lichtebene. In diesen Dimensionen hat Lapislazuli Zugriff auf die *Akasha-Chronik.* Dies bedeutet erst einmal nichts anderes, als dass es diesem Stein ein Leichtes ist, uns zu helfen, wie selbstverständlich im Buch des Lebens eines jeden Lebewesens zu lesen. Alles, was je von irgendjemandem, zu irgendeiner Zeit gedacht, getan oder gefühlt wurde, ist im Äther aufgezeichnet. Das Universum vergisst nichts, gleich einer gigantischen Bibliothek (einem Computer), die in feinstofflichen Bereichen archiviert. Es wird gesammelt, zugeordnet und bewahrt. Kommt uns das nicht bekannt vor? Denn, was geschieht zurzeit auf diesem Planeten? Daten sammeln mit einem gigantischen, von Menschenhand kontrollierten Speichermedium. Wir sind gerade dabei, alle Voraussetzungen für den Beginn einer neuen Spezies auf einem anderen Planten zu erschaffen. Kollektive geistige Potenziale werden gebündelt, fokussiert und in ein biologisches System abgespeichert. Dann noch auf „Go" drücken und los geht die Reise. Aber darum soll es hier jetzt nicht gehen.

Was nun die sogenannte Akasha-Chronik angeht, so können wir durchaus selbst Einblick gewinnen in unsere persönliche Akte. Dies hängt aber vom Wohlwollen der *geistigen Bibliothekare* ab, denn unsere Schwingung muss mit dieser Bewusstseinsebene kompatibel sein, diese Entwicklung wiederum ist an reine Herzensbildung gekoppelt und der Liebe zur Wahrheit. Hier wird ersichtlich, warum wir in der Arbeit immer mit der Herzensebene anfangen. Sie ist der Schlüssel zu aller wahren Heilung und Erkenntnis. Eine besonders wichtige Rolle spielt hier natürlich die Verbindung zu unserem höheren Selbst, welches diesen Kontakt erst herzustellen vermag. Ohne diese Verbindung zum höheren Selbst hätten wir niemals die Fähigkeit, höhere Welten zu schauen und höheres Verstehen zu erlangen. Wir wären sozusagen blind und taub für Wissen und Erkenntnisse aus geistigen Wirklichkeiten. Ich denke, Menschen sehnen sich heute mehr denn je nach neuen Bewusstseinserfahrungen, sie suchen nach Mitteln und Wegen, sich weitere Ebenen ihrer selbst zu erschließen und ich bin davon überzeugt, dass dieses Wissen heute uns allen zur Verfügung stehen soll, im Bestreben aller Seelen um wahre menschliche Evolution.

Ja, wir können es – den vielbeschworenen Quantensprung – in ein neues Zeitalter, ein neues Bewusstsein! Allerdings gehört hierher auch die Hoheit über unsere Gedanken, die

Freiheit unserer Gefühle und eine freudige Wachsamkeit, die wir einer immer aggressiver vorgehenden Überwachungsorganisation entgegensetzen müssen.

Ein kleiner Ausflug sei mir erlaubt. Ich wünschte mir, Wissenschaft und aller technischer Fortschritt würden ausschließlich von Menschen entwickelt, betrieben, oder zumindest abgesegnet werden, die selbst in Kontakt mit der Weisheit ihres höheren Selbst stehen. So würden wir immer wissen, ob eine Erfindung gut ist, oder entsetzliche Folgen der Zerstörung nach sich ziehen würde. Naiv oder Not-wendig? Was meinen Sie? So verstanden wäre wissenschaftlicher Fortschritt ein Segen, wenn er sich in Harmonie mit positiven, gemeinwohlorientierten geistigen Gesetzen, deren ethische Anforderungen wir kennen würden, befände. Menschen, die an neuen Technologien arbeiten und dabei von moralischen Antrieben getragen wären, würden in dem Edelstein Sugilith eine große Unterstützung finden – dies ist der Stein, der Menschen, die an neuen Technologien arbeiten, mit dem Gewissen unserer höheren menschlichen Ebene und deren Ethik verbindet. In dieser Verbindung kann wahrlich Großes entstehen, wie wir es erleben können, wenn in Harmonie mit allen biologischen Arten lebensfreundliche, im Sinne der Ökologie gedachte, unterstützende Innovationen entstehen, die unser aller Leben wirklich erleichtern können, dem Planeten nutzen und eine Forschung der Liebe und Ganzheitlichkeit hervorbringen.

„Denn es ist zuletzt doch nur der Geist, der jede Technik lebendig macht.“
(Johann Wolfgang von Goethe)

Ich träume von einer Wissenschaft, die es lernt, sich aus freien Stücken zurückzunehmen und nicht mehr dem Wahn der Machbarkeit verfällt, sondern sensibel auf die offensichtlichen Weisungen und Gesetze der Natur achtet und sie in ihr Tun miteinschließt. Vielleicht brauchen wir globale Kontrollmechanismen in Wissenschaft und Forschung, es ist schon zur Genüge aus dem Ruder gelaufen. Wir brauchen Menschen, die nicht in der Überzeugung, die Natur verbessern zu müssen, antreten, sondern eher jene von dem Schlag, die sich anschicken, die feinen Ströme und Kausalitäten des Lebens an sich auf allen Ebenen zu erspüren und zu achten, um dann anhand dieser lebendigen Erkenntnisse im Einklang mit kosmischen Gesetzen, nicht der Natur übergestülpt und aufgezwungen und sie vernichtend, sondern harmonisch in sie eingebettet, Fortschritt betreiben. Harmonie zu erhalten muss im Vordergrund stehen. Um so vorzugehen bedarf es Respekt, Respekt jener Art, der entsteht, wenn wir überwältigt und liebevoll in die unglaubliche Intelligenz der Natur Einblick erhalten haben und die Größe ihrer Weisheit akzeptieren lernen. Wir sind eingebettet in diese natürliche Größe und nicht andersherum dazu aufgefordert, zu versuchen, uns künstlich außerhalb dieser „Schöpfung“ zu bewegen.

Vielleicht mangelt es uns einfach auch nur an Dankbarkeit. Vielleicht fällt es uns schwer, das Geschenk des Lebens in seiner geheimnisvollen Schönheit und Vielfalt anzunehmen. Es scheint, als benähmen wir uns wie verzogenen Kinder, die das Geschenk der Erde als

Mittelpunkt unseres eigenen kleinen Kosmos mit Füßen treten und immer nach etwas anderem schreien, nach mehr, nie glücklich mit dem, was ist. Warum? Weil die Liebe fehlt? Weil die Rückverbindung an die Existenz an sich fehlt – an die Vögel, die Bäume, den Himmel, die Sterne. Dies alles entspricht unserer geistigen Heimat. Da diese Verbundenheit immer mehr verloren gegangen ist, sind wir größtenteils einfach nicht in der Lage, das Geschenk, das uns gemacht ist, zu erkennen.

Nun aber zurück zu den Gaben, die Lapislazuli als Information für uns bereithält, um zu sehen, auf welche Weise er uns in unserem ganzheitlichen Menschsein voranbringen kann. Ein Stück weit kann ich Ihnen diese immaterielle Ebene sichtbar machen. Es ist mir eine Freude. Folgen Sie mir nun weiter in die Welt des königlichen Steins *Lapislazuli,* den ich im Folgenden kurz „*Lapis*" nennen werde. Wer sich ernsthaft auf Lapis einlässt und regelmäßig mit ihm meditiert, findet sich mit einem Male auf einer aufregenden, phantastischen, gleichwohl anstrengenden Reise wieder. Wir werden schnell erkennen, dass hier kein *Ort* für Spiel und Leichtsinn ist. Die Ebene des Spiels haben wir mit Karneol hinter uns gelassen. Interessanterweise bietet genau dieser Heilstein den Gegenpol zu Lapis.

Er eignet sich bestens für die Meditation, jedoch sollten wir auf der Hut sein, denn er kann uns „Dinge" eröffnen, welche wir möglicherweise noch nicht in der Lage sind zu verarbeitet. Er öffnet Türen über unser drittes Auge, wodurch uns Eindrücke aus Bewusstseinsebenen vermittelt werden, die wir nur schwer einordnen können und die uns einigermaßen verwirrt zurücklassen können. Lapis ist kein Heilstein von der Art, dem wir uns einfach genüsslich hingeben können, wie zum Beispiel Karneol, im Gegenteil, er fordert von uns, in unserem eigenen Interesse, wache, bewusste Kommunikation. Er erweitert unser Bewusstsein, indem er uns umfassende Hellsichtigkeit schenkt. Er lässt uns *Welten* schauen, Energien spüren, wie kein anderer.

Wir müssen unbedingt sehr wachsam sein auf dieser spirituellen Flugreise mit Lapis in fremde Welten der geistigen Weite und die Informationen dieses Steines wohldosiert lesen.

Lapislazuli erweckt in uns auch die Fähigkeit, mit unterschiedlichsten geistigen *Wesen* in Kontakt zu treten, aber er selektiert nicht. Mit wem oder was wir anbandeln, liegt ganz in unserer eigenen Verantwortung. Er ist eigentlich ein Stein für etwas fortgeschrittenere Schüler des geistigen Weges, ein Stein der Seher, die zwischen den Welten wandern und gelernt haben, mit allem Beseelten zu kommunizieren, aber unterscheiden können und in der Lage sind, sich negative Energien vom Leibe zu halten. Hier ist Meisterschaft im eigenen Leben gefragt. Ähnlich der Versuchung Jesu durch den „Teufel" in der Wüste, auf dem Berg oder dem Tempel und gleich dem Täuschungsversuch der „Dämonen", in der *Versuchung der Mara*, die Buddha in tiefer Meditation heimsuchten, müssen wir lernen, niederen Einflüsterungen und Versuchungen der manipulativen Machtausübung zu widerstehen, um als wahrer Adept weitere höhere Einweihungen zu erhalten. Mit diesem Juwel werden wir lernen zu erkennen, dass letztlich alles beseelt ist und uns allen die Gabe, auf feinerer Ebene, telepathisch, mit allem zu kommunizieren eingepflanzt ist, wie ein Same, der im entscheidenden Moment aufzugehen vermag und sich sodann scheinbar spontan und plötzlich zur Blüte der Verbundenheit entfaltet. Dem tausendblättrigen Lotus des Kronenchakras. Erwachen geschieht in einem Moment, der einmalig ist, in dem die Welt stillsteht.

Nochmals – Lapis fördert unsere übersinnlichen Fähigkeiten und verlangt von uns ein wachsames Arbeiten und scharfe Selbstbeobachtung. Wenn wir meinen, wir könnten diese Gebote missachten, kann es uns passieren, dass wir uns in schlimmsten Verwirrungen, Ängsten und Seelenqualen widerfinden.

Denken Sie hier an Ihre Angstpatienten, die keine konkrete Furcht aufweisen, aber ständig ein Gefühl der Bedrohung, oder des „Sich-Enthoben-Seins" aufweisen, von Entfremdung und Realitätsverlust sprechen. Als würden sie neben sich stehen. Dies sind spirituelle Ängste. Erkennen und behandeln wir diese im spirituellen Feld, kann dies zum erwünschten Durchbruch in der Angsttherapie führen.

Wir sind dann nicht mehr Herr der fremden, vielfältigen Eindrücke, die uns übermittelt werden, sondern laufen Gefahr, ihnen schutzlos ausgeliefert zu sein, ohne die geschulte Möglichkeit, sie adäquat zu verarbeiten und sinnvoll in unser Bewusstsein zu integrieren. In dieser Situation gibt es nur einen Heilstein, der die nötige erste Hilfe leisten kann: Fluorit! Er hilft uns, unsere Eindrücke zu verarbeiten, wenn wir uns doch einmal zu weit vorgewagt haben sollten, oder nicht mehr in der Lage waren, zwischen Gut und Böse zu unterscheiden.

Wobei es nicht der Stein ist, der diese „negativen" Energien beherbergt.
Er erweitert lediglich unsere Wahrnehmungsmöglichkeiten dessen, was ist.

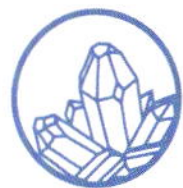

Ängste können in jedem der vier Energiefelder, die uns ausmachen, ihren Ursprung haben. Sie sind körperlich fixiert, emotional quälend, mental verfolgend und eben auch scheinbar unerklärlichen spirituellen Ursprungs. Noch einmal – wer sich dieser Ebene aus unedlen Motiven, oder leichtsinnig, mit fehlender Reife und aus purer Neugierde, nähert, beschwört unter Umständen unangenehme „Dämonen" herauf, die sich nur sehr ungern wieder abschütteln lassen.

Es kommt alleine auf unsere geistige Reife und Schulung an, darauf, wie edel die Motive der Person sind, die sich diesen Stein zum Lehrer auserkoren hat. Wenn Sie in Teilen wissen, wer Sie sind und was Sie wollen und sich selbst vertrauen, wird die Erfahrung mit Lapis-Energie ein großartiges Erlebnis sein. Bitte keine falsche Angst, wir sollen diesen wunderbaren Stein mit der ihm gebührenden Achtung voll Eifer nutzen. Es ist ja schließlich nicht der Stein, der uns schreckt, sondern die Folgen unserer Absichten und Resonanzen. Bleiben wir aber gefestigt und klar in unserem Bestreben, zentriert auch in der Liebe, können wir mit Kraft alten negativen „Geistern“ begegnen, die sich in unserem Energiefeld heimisch eingerichtet haben und sie nach und nach entfernen – klären. Wir müssen keine Angst haben, solange wir uns nicht um unsere eigene Stärke sorgen.

Jedoch für Menschen, die sich in dieser Dimension der Existenz verirrt haben und geistiges Leid erfahren, ist es enorm wichtig, sich bei Therapeuten, die mit diesen Ebenen Erfahrung haben, fürsorgende und kompetente Hilfe zu holen. Sie brauchen dann jemanden, der den Überblick behält und sie wieder sicher in Ihr Selbst zurück navigiert. Hier hilft nur der transpersonale Ansatz, schamanistische Lebenssicht und das klare Wissen um weitere Realitätsebenen dessen, was unsere Psyche ausmacht.

Im Normalfall ist uns Lapislazuli ein äußerst hilfreicher Lehrer, da er uns geistig diszipliniert, gleichzeitig von uns fordert, wach zu bleiben oder zu werden, uns darüberhinaus stärkt und sensibilisiert gegenüber jeder Form der versuchten Manipulation, was heute wichtiger ist als jemals zuvor in der Geschichte der Menschheit. Er schult unsere Aufmerksamkeit auch für all die subtilen Beeinflussungen, denen wir heute durch andere Menschen und deren Ziele ausgesetzt sind.

Auf der Informationsebene von Lapis kann das, was wir einen starken Geist – ein waches Bewusstsein nennen, erwachsen. Darum gehen Sie langsam vor mit sich oder Ihren Patienten. Arbeiten Sie bedächtig und äußerst aufmerksam, aber eben auch nicht verkrampft mit Lapis. Entspannen Sie sich in eine wache Aufmerksamkeit hinein, dann wird sich Ihnen Tor um Tor öffnen und Sie werden bereit sein und wissen, wie Sie mit seinen großartigen Geschenken, die er Ihnen machen kann, umgehen können. Keine Eile. Es entwickelt sich von alleine, wenn die geltungsbedürftigen Machtstrukturen des Egos hinter uns liegen.

Mein Rat: behandeln Sie den Stein und seine innewohnende Information immer mit Achtung. Bitten Sie ihn, Ihnen jeweils nur soviel von seiner unendlichen Tiefendimension zu offenbaren, wie Sie zum jetzigen Zeitpunkt in der Lage sind gesund und heil in Ihr Leben zu integrieren. Genauso wird es geschehen, dosiert und weise. Haben Sie Mut, denn wenn Sie sich an die Regeln halten, ist es eine spannende und lohnende Erfahrung, mit diesem Stein am menschlichen Bewusstseinspotenzial zu arbeiten. Für den wahren spirituellen Sucher führt ohnehin kein Weg daran vorbei!

Das sogenannte dritte Auge stellt einen enorm weiten, vielleicht unendlichen „*Raum*“ dar, indem wir uns, wie wir uns nach zuvor Gesagtem vorstellen können, durchaus verlaufen können. Doch wenn wir behutsam daran arbeiten, dieses grandiose Bewusstseinstor sanft und verantwortungsvoll immer mehr zu öffnen, erobern wir uns unweigerlich eine Welt reicher Kommunikationsinstrumentarien, von der ganzheitliches Verstehen seinen Ausgang nehmen kann. Wir begreifen dann viel eher, wie und was Leben in seiner Fülle wirklich ist, erkennen Zusammenhänge, die uns vorher verschlossen waren und durchschauen immer klarer, mit zugleich mitfühlender Leichtigkeit, das Maskentheater unserer Mitmenschen. Sie werden wahrnehmen, wer der Mensch Ihnen gegenüber wirklich ist. Was das Ziel eines jeden Therapeuten ist.

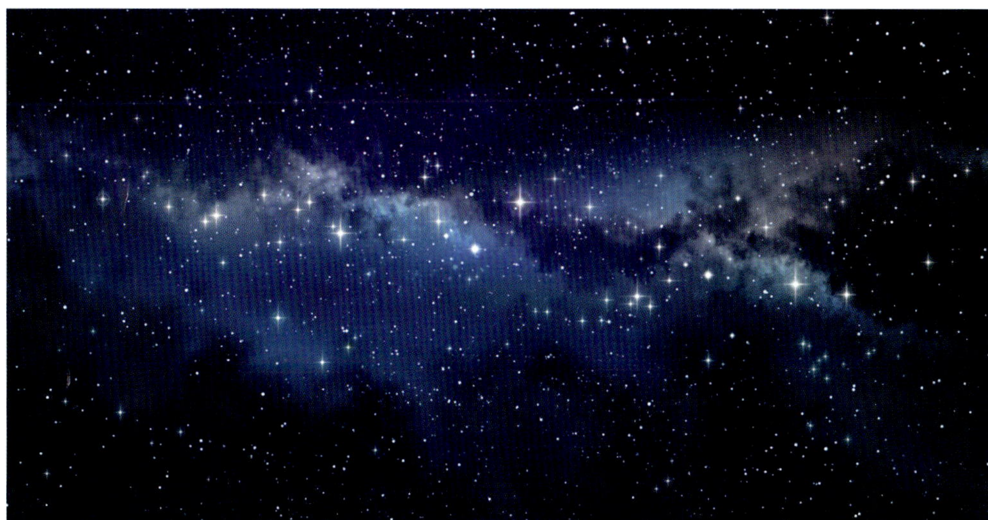

Durch die wachsende Fähigkeit mit allem, was lebt zu kommunizieren entsteht ein tiefes, verstehendes Verbundenheitsgefühl. Es wird sich zunehmend ein Gefühl der Verantwortung für die gesamte Existenz einstellen. Diese Anteilnahme soll Sie nicht in lebensfeindliche Schuldgefühle werfen. Diese Art des Verantwortungsgefühls entspringt einzig dem tiefsten Verstehen und authentisch-gesunden Erleben der Einheit und Bedingtheit aller Dinge. Geht es dir gut, geht es mir gut.

Es sind Gnadenzustände, die uns zuteil werden, in denen die Achtung vor allem Lebendigen in uns geboren wird. Dies ist viel bedeutsamer als ein rein rational und logisch begründeter Entschluss zu ethischem Verhalten, dies hier geht tiefer. Diese Achtung vor dem Leben entspringt einer substantiellen Kraft, einer natürlich in unserer Seele verwurzelten Ethik, ohne die Notwendigkeit eines intellektuellen Diskurses und besitzt damit eine unzerstörbare Aussage, die, fast könnte man sagen, instinktiv und überaus verlässlich in jedem Menschen, der dieses Potenzial in sich aktiviert hat, aufblitzt. Wir werden in die vorzügliche Lage versetzt, in jedem Moment zu wissen, was richtig ist. Immer wieder frisch – spontan, niemals gleicht eine Situation der anderen, auch wenn das Thema das gleiche bleibt. Es gibt kein Dogma, keine Lehre – es gibt nur das Jetzt und die Einzigartigkeit eines jeden Geschehnisses, den Menschen miteingeschlossen. Denn, was wissen wir schon, welche „Verträge" der eine Mensch mit anderen geschlossen hat, welche Erfahrungen die Seele für ihn vorgesehen hat. Wir können einen Teil davon erkennen, indem wir die Herausforderung, die in der Situation, der Krise, der Krankheit steckt und unter der Oberfläche durchscheint, erkennen und benennen. Dies führt uns auf die Spur. Wir tun gut daran, unsere Patienten In diesem Anliegen zu unterstützen und zu begleiten.

Indikation auf psychischer Ebene

- Fördert Erkenntnis – Meditationen
- Schult unsere Intuition.
- Öffnet das dritte Auge.
- Gewährt Einblicke in die *Akasha-Chronik.*
- Um übersinnliche Fähigkeiten zu aktivieren.
- Stellt den Kontakt zu unserem höheren Selbst her.
- Spirituelle Kommunikation.
- Telepathie
- Kontakt zu der eigenen geistigen Seelenfamilie.
- *Geistige Schau*
- Bewusstseinserweiterung allgemein
- Erwachen
- Schärft alle Sinne
- Verstärkt die Farbwahrnehmung.
- Hilft uns, die Wirklichkeit hinter allen Dingen der Welt zu sehen.
- Lapislazuli hebt unsere Wahrnehmung in höhere Bewusstseinswelten an.
- Explosion des Bewusstseins.

Anmerkung:

Es ist tatsächlich sinnvoll, Lapislazuli nicht mit in den Schlaf zu nehmen. Auf der Ebene des Träumens sind wir (in der Regel) nicht in der Lage, bewusst zu agieren. Wir sollten bei wachem und auch klarem Verstand sein, wenn wir mit ihm arbeiten. Ebenfalls sollten wir keinen Alkohol konsumiert haben!

Indikation auf physischer Ebene

Hierzu muss man sagen, dass er kein Heilstein im üblichen Sinne ist.
Wir können nicht sagen, an jener Stelle im Körper gibt es ein Problem und da hilft er dann. Er hat so gesehen keinen direkten Kontakt und Einfluss auf körperliches Geschehen. Er ist eher ein spiritueller Lehrer, einer, der geistige Einweihungsprozesse fördert.

Über diese Schiene
kann er Einfluss auf entartete Zellen nehmen, da er bemüht ist, uns mit der kosmischen Ordnung zu verbinden und wir uns dadurch wieder vertrauensvoll als eingebettet in dieser Harmonie erfahren können.

Dies kann und soll aber nur eine kleine Unterstützung in der Therapie sein.

Lapislazuli Meditation

Schließe deine Augen und lasse Zeit und Raum hinter dir.

Stelle dir einen sternklaren Nachthimmel vor deinem geistigen Auge vor. Taste dich langsam mit deinem Bewusstsein in diese unendliche Weite des Universums vor. Sterne, Planeten, Galaxien. Sternenstaub berührt deine Haut. Das Licht längst verloschener Sterne erreicht dich jetzt mit seiner Information. Wie die strahlenden Lichtfinger einer Taschenlampe in nebliger Nacht wirst du von dem Funkeln und Strahlen des Kosmos erfasst. Überwältigt von der Schönheit und endlosen Größe des Weltalls lässt du nun zu, dass sich dein Bewusstsein förmlich ergießt in die Weite der Existenz, sich ausdehnt. Grenzen verschwimmen, du spürst, wie du innerlich weit wirst und eintauchst in die Tiefe der dunkelblau samtenen Nacht. Du fliegst durch den Kosmos, umgeben von Sternen. Ein Lichtermeer funkelnder Bewusstseinsenergien. Plötzlich kannst du Verbindungen erkennen, wie feine weiße Bänder scheint alles miteinander verwoben. Gleich einem Netz siehst du die Erde eingebettet in der Weite des Kosmos, erlebst dich sowohl mit ihr als auch mit den Sternen verbunden, und jeden Stern wiederum mit jedem anderen Himmelskörper. Du beginnst zu lächeln. So schön ist dies. Eine tiefe Liebe schwingt in diesem sanften Gewebe, welches in dieser fast wahnwitzigen Harmonie zusammengehalten wird. Ehrfurcht überkommt dich über diese unüberschaubare Majestät dieses Lebens, wovon du ein Teil bist. Du fühlst dich sicher und aufgehoben in der Mitte deines Universums. Hier bist du zu Hause. Verbunden und ganz. Während du dich einfach in deinem Glück treiben lässt, ertönt mit einem Male deutlich eine leise Stimme ganz nah an deinem Ohr und bringt mit ihrer Tonlage in dir zutiefst etwas zum Schwingen. Eine liebevolle Resonanz entsteht in dir- Vertrautheit. Du öffnest bewusst deine Sinne und lauschst, ob du Worte vernehmen kannst. Hörst du? Hörst du die Einflüsterungen deines höheren Selbst, deiner höheren Wirklichkeit, die dein kleines Erden-Ich umschließt und nährt? Berühre den Saum der Unendlichkeit, der Unsterblichkeit der Seele und lausche auf die Botschaft, die diese geistige Dimension für dich bereithält. Merke sie dir gut, sie ist wichtig für deine momentane Situation im Leben. Und schon spürst du eine sogartige Bewegung, die dich nach unten zieht – langsam zurück zur Erde. Du nimmst deinen Körper wieder verstärkt war, spürst seine Schwere, nach und nach verblassen die funkelnden Lichtspiele, der Sternenhimmel rückt wieder in weitere Ferne. Du nimmst dich mit beiden Füßen auf der Erde stehend wahr, in die Weite des Sternenhimmels über dir schauend. Die Schönheit deines Erlebnisses lässt dich angenehm erschauern, du spürst eine vibrierende Energie in all deinen Körperzellen und noch unter dem Eindruck deines „Fluges" stehend, begibst du dich ganz bewusst in deinen Körper zurück. Du nimmst die Erfahrung, ein geistiges Wesen zu sein mit in deinen Alltag. Geistige Wirklichkeit und materielle Realität verschmelzen zu der Möglichkeit höherer Erkenntnis.

Alles ist Licht!

Amethyst

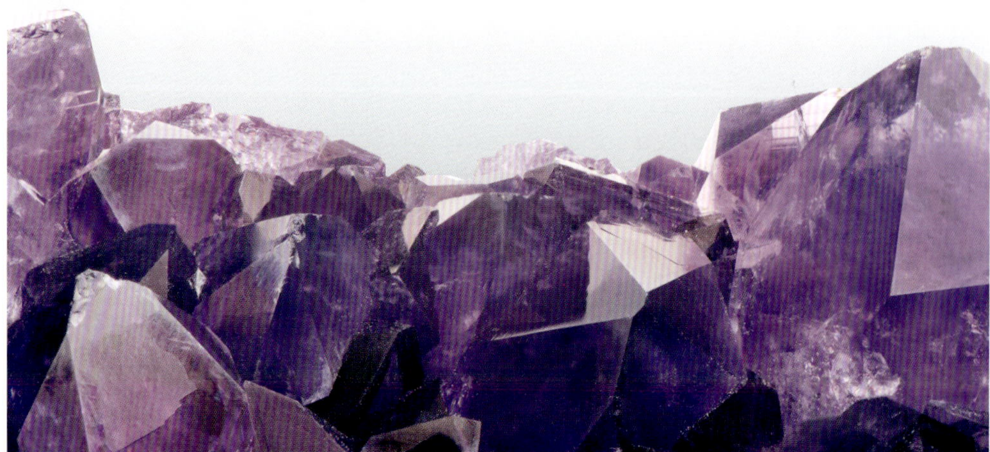

Amethyst ist der Hüter höchster Einweihungen. Er schärft unseren Blick für die Wahrheiten hinter dem Schein. Seine Natur ist die Liebe zum Göttlichen.

Amethyst bedeutet Ruhe, tiefste Entspannung und Meditation. Diese Momente sind es, in denen wir unser seelisches Potenzial tiefster Hingabe an unser wahres, höheres Selbst entdecken können und somit einen eigenen Weg der Spiritualität beschreiten, der von Inspiration aus höheren Seinsebenen getragen ist. Er öffnet uns Bereiche einer geistigen Dimension der Weisheit, in der wir uns seelisch aufgehoben und verstanden fühlen. Durch seine überaus sanfte Art fließt ein tiefes Vertrauen in das Leben in uns ein, ein intuitives Wissen um die Richtigkeit dessen, was ist, im Erkennen, dass alles einem höheren Sinn folgt, den wir, in unserem begrenzten Alltagsbewusstsein, nicht erkennen und verstehen können. Selbst, wenn wir uns leidenschaftlich bemühen, gelingt es uns nicht so ohne Weiteres, den gesamten Überblick zu erlangen. Das Amethyst-Energiefeld weilt in erstaunlich fernen Dimensionen, im Gegensatz zu manch anderen Informationen, die uns zu Verfügung stehen. Es ist nicht so leicht, Zugang zu seiner Ebene zu erlangen.

Voraussetzung, um in den Genuss seiner gesamten Heilkraft zu kommen, ist vollkommene Hingabe, diese stellt sozusagen die „geheime" Bedingung dar, die, wenn sie erfüllt ist, uns die Sicht auf größere Zusammenhänge ermöglicht, indem die geballte, aber zugleich sehr sanfte Kraft des violetten Heilsteines uns zutiefst erfasst, unsere Wahrnehmung dramatisch erweitert, sodass nichts mehr so sein wird wie vorher.

Auf dieser Ebene des psychischen Wachstums erreichen wir nichts mehr durch *Wollen* und stürmisches Drängen von Yang-Qualität. In diesem Bereich unserer psychischen

Weite ist von uns Suchenden vollkommenes Loslassen gefragt, vertrauensvolle Hingabe, ohne Wenn und Aber. Diese „Haltung" entspricht einer *Ying* ausgerichteten Energie des Fließens und des Vertrauens. Am treffendsten beschrieben ist es vielleicht mit einem *Sich öffnen.*Unsere Bereitschaft signalisiert dem Universum, dass wir bereit sind, höhere Einweihungen zu empfangen. Nichts ist so wichtig und so notwendig für eine wahre spirituelle Erfahrung, wie das Loslassen. Die „göttlichen" Energien schenken sich uns, wenn wir uns trauen, uns völlig leer zu machen, uns darin üben, uns hinzugeben an etwas, was wir nicht kennen und sei es die totale Leere. Sie haben nicht die geringste Ahnung, was sie erwartet. Das ist vollkommene Hingabe. Somit steht die Amethystinformation in direkter Linie mit der totalen Wende Ihres Bewusstseins, dem faszinierendsten Umbruch Ihrer alten Welt.

Alle Menschen, die sich dringend nach einer echten und direkten *religiösen* Anbindung sehnen, finden hier ihren optimalen Heilstein. Spirituelle Not, Isolation und Lebensangst, erlebte Nahtoderfahrungen finden hier die nötige Hilfe und Führung. Nicht durch eine äußere Instanz. Der Stein ist der Mittler, der den bewussten Kontakt von unserem kleinen Ich, der wahren Persönlichkeit, zu unserem spirituellen Anteil, unserem wahren Selbst, herstellen kann, welches unserem spirituellen Anteil, unserer Seele entspricht und die Verbindung, die Brücke vom Diesseits in andere Welten ist. Der Silberfaden, die unsterbliche Seele, das Jenseits, die Anderswelt, der Himmel – all dies symbolisiert unsere untrennbare, aber doch zu oft so schwer wahrzunehmende Verbindung zu dem, was wir *Gott* nennen. Dies kann, wahrhaft erlebt, auf vielen Ebenen zu spontanen Heilungen führen.

Amethyst fordert nichts von uns, aber er gibt uns alles,
wenn wir bereit sind für seine Gaben.

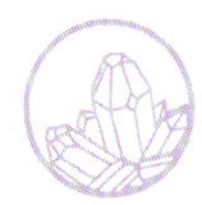

Mit Amethyst können wir die Voraussetzungen für solch ein spirituelles Erleben erschaffen – durch seine Fähigkeit, in uns eine Ruhe herzustellen, die es uns ermöglicht, uns ganz auf das Sein, den jetzigen Moment der sanft vibrierenden Stille einzulassen. Weil dieser Heilstein die Fähigkeit hat, unsere Gedanken, ob planend oder sorgenvoll, in seinem Licht zu transformieren, werden wir in einen Raum der Stille hineingeboren, in dem wir uns dem „Rauschen" des Moments gewahr werden. Mit seiner Information zieht er unsere Aufmerksamkeit nach innen/oben, wodurch es uns möglich wird, uns in unserem inneren/höheren Selbst zu fokussieren. Sein Licht strömt als klärender Strahl mit zutiefst reinigender Wirkung in unser Bewusstsein, um alles Überflüssige unter seinem Einfluss spontan aufzulösen, sodass wir zu einer inneren Ruhe finden, die wir in dieser Qualität möglicherweise nie zuvor erlebt haben. Diese Stille führt wiederum dazu, dieses fremd erscheinende und doch so wundervolle Wesen von Amethyst unsererseits verstehen zu können.

Hier gibt es Erstaunliches zu erleben, denn dieser Stein trägt die Grundschwingung des Universums in sich verborgen – den Ur-Ton des Kosmos. Dies ist sein Geschenk an uns.

Über den violetten Strahl dieses Heilsteines treten wir in Verbindung mit der Ebene des *Nicht-Manifesten*, bevor es in physischer Form in Erscheinung tritt. Folglich steht Amethyst auch in Verbindung mit den *Herren der Zeit*. Er kennt keine Eile, denn er weiß um die Unendlichkeit, welche als irdische Realität, im Sinne einer Bühne, jedem Lebewesen auf Erden für eine begrenzte Lebenszeit dient. *Die Unendlichkeit liegt sozusagen unter der Zeit verborgen.* Stellen Sie sich vor, man würde ein Stück Energie aus dem *Kuchen* der Unendlichkeit herausschneiden, es hinunter transformieren, bis es ein Stück Zeit würde und damit den Grundstein für mathematische Strukturen und Einheiten legen, mittels derer sich geometrische Energiefelder in Form von Quadraten und Rechtecken in unser Gehirn einprägen und sich als energetische Gitter über unser Bewusstsein legen. Erst durch die Umwandlung dieses energetischen Korsetts, über dreieckige Strukturen kann sich unser Bewusstsein langsam von den Gravitationskräften befreien und sich gleich einem Lichtstrahl in Richtung der kosmischen Spiralenergien bewegen und sich im Kreis der ewig fließenden, sich beständig selbst erneuernden Lebensenergie in Form einer freien Acht wiederfinden.

Durch Amethyst kanalisiert sich reziprok Geburt- und Sterbezeitpunkt eines Individuums. Durch seine leise und unaufdringliche Art leitet er uns sanft und vertrauensvoll durch den Exkarnationsprozess. Sobald der Prozess des Sterbens eingeleitet ist, wird das Amethyst-Programm wie automatisch in unseren Zellen aktiviert. Die Auflösung beginnt, der Rückbau ins Immaterielle – Loslassen. Dieser Stein kann uns sowohl die Angst vor dem Sterben, als auch vor dem Tod nehmen. Er hilft uns zu erkennen, dass „Tod" eher einem *Hinübergleiten* nahekommt, in eine andere Dimension des Lebens, einem Verschmelzen mit unserer seelischen Blaupause. Im Gegensatz zu unserer Geburt, wo unsere Seele mit der physischen Blaupause verschmilzt, in Form einer befruchteten Eizelle. Was ein Hinein-Bauen ins materielle Sein bedeutet, Zusammenballung, Kontraktion und Wille.

Eines seiner größten Geschenke an uns ist die Brücke in jenseitige Welten, die er uns, in perfekt angepasster Statik, von *hier* nach *drüben* baut. Durch ihn können wir wieder in die Augen längst verstorbener Menschen schauen und es mag uns gelingen, uns mit ihren Seelen in Verbindung zu setzen, sie zu verstehen und fantastischerweise mit ihnen zu kommunizieren.

Diese Spezialität der Amethyst-Ebene ist unbezahlbar in meiner Arbeit mit unerlösten Beziehungen, die unter Umständen noch mit viel negativen Emotionen und Verbindlichkeiten behaftet sind, die nie geklärt werden konnten, innerhalb deren Geflecht es nie mehr zu einer Aussprache kommen konnte, weil eben die eine Person gestorben ist, aber beide unter der Situation weiterleiden. Heilsame Bedeutung kommt hier der Möglichkeit zu, gemeinsam mit der Klientin in den Dialog mit der/dem Verstorbenen zu gehen. Es funktioniert – geben Sie der Sache eine Chance. Sie werden damit vielen Menschen helfen können, denen bisher Begleitung dieser Art auf diesem Weg versagt war und damit Heilung blockiert wurde. Es ist höchste Zeit, unser Verständnis von Heilung zu erweitern und unkonventionelle Wege zu erproben. Ob Sie sich nun ein Leben nach dem Tod vorstellen können, oder dem ablehnend gegenüberstehen, ist tatsächlich gleichgültig, denn die Erleichterung ob eines solchen Gespräches ist auf beiden Seiten deutlich spürbar. In der Psyche ihres Patienten kann sich etwas ändern, ein Prozess kann zum Abschluss kommen, Freiheit entstehen, Schuldgefühle werden überwunden und Worte sind formuliert, die ihm sonst die Kehle zugeschnürt hätten und sein Blut vergiftet hätten. Bei dieser Arbeit ist es vollkommen unerheblich, ob es sich bei dem Verstorbenen um einen langjährigen Partner oder um ein verstorbenes Baby handelt.

Die unsterbliche Seele hat alle Kompetenz zur Kommunikation!

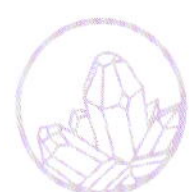

Amethyst als Hüter des Karma

Oft finden Menschen in meine Praxis, erstaunlicherweise vor allem junge Menschen, die mir hilfesuchend ihre paranormalen Erlebnisse erzählen, sich mir mit ihren Wahrnehmungen anvertrauen, die in ihrem Umfeld nicht genügend ernstgenommen werden. Ich fühle immer die starke Wunde, die dem zugrunde liegt und auch die Sehnsucht, sich selbst und das Leben besser verstehen zu wollen. Aber der Weg dorthin ist unbekannt. Es bringt eine große Erleichterung mit sich, wenn diese Menschen in uns wissende Ansprechpartner ohne Vorurteile finden. Wenn sie hier bei uns, in einem geschützten Rahmen, die unsagbaren Dinge aussprechen können und wir ihnen helfen können, mit ihren expandierenden Bewusstseinsströmen mitzugehen. Das gibt jedem Menschen das Gefühl, dass nichts umsonst ist. Dass alles, was in der eigenen Psyche geschieht, einen Sinn hat und uns zu Ganzheit und Bewusstheit führen will. Amethyst ist somit auch der Hüter unseres Schicksalsweges, der uns immer wieder zielsicher und sanft, aber bestimmt auf den Weg, der unserer Seele bestimmt ist, im Sinne der „göttlichen" Alchemie, der Verfeinerung unseres Bewusstseins, zurückführt.

Dabei ist er in seinem Vorgehen keinesfalls in saturnaler Strenge und Unnachgiebigkeit. Er ist einfach wie er ist – Amethyst. Er wacht über die Freiheit unserer Seele zu entscheiden, zu wählen zwischen unzählbaren Möglichkeiten, um uns dann erst recht vor Augen zu führen, dass wir dann, logischerweise, auch für die Folgen unseres Denkens und Handelns unausweichlich selbst verantwortlich sind.

Wenn wir karmische Arbeit angehen, sollten wir Amethyst zu Hilfe nehmen. Er hilft, karmische Belastungen zu verstehen und zu klären. Ihm sind die Einweihungen, derer wir zu diesem Zwecke bedürfen, vollends bekannt. *Der Mensch denkt – Amethyst lenkt*, könnte man in abgewandelter Form sagen. Um allen Missverständnissen vorzubeugen, dies alles heißt keinesfalls, dass Amethyst uns in den Tod führt, wie einmal eine ganz vitale Dame erschrocken in einem meiner Seminare äußerte. Das überaus faszinierende an Edelsteinen und ihrer Medizin ist, dass sie in sich in verschiedenen Dimensionen wirken. Sie sind vielschichtig. Das Gute und zugleich zutiefst Beruhigende daran ist, dass sie immer genau dort wirken und Prozesse anschubsen, wo der Mensch es gerade am nötigsten braucht. Praktisch heißt das, Amethyst wird bei einem beruhigend wirken, Kopfschmerzen lindern, beim anderen Vertrauen wecken und Hingabe an die eigene spirituelle Seite, oder er wird uns bei der Meditation unterstützen, uns lehren, Diesseits und Jenseits zu verbinden, aber genauso kann er uns helfen, aus unserem Körper hinauszugleiten, wenn unser Stündlein geschlagen hat.

Wir können darauf vertrauen, dass nur die Themen angesprochen werden, die zum gegebenen Zeitpunkt für den Menschen von Relevanz sind und von ihm bewältigt werden können. Diese Dinge, die aufsteigen, sind wichtig für den Heilungsprozess.

Auch in anderen Therapien laufen die Frequenzen, die der Patient nicht braucht, einfach durch und richten keinen Schaden an und nur die sogenannten Resonanzen stoßen Reaktionen auf Zellebene an. Licht durchströmt uns von morgens bis abends, doch nur die für uns wichtigen Farben bleiben „kleben".Träume versuchen uns unbewusste Inhalte unserer Psyche zu offenbaren, aber eben auch nur jene, die drängend sind, usw.

Jeder Heilstein wird in Ihnen das ansprechen, was Sie brauchen. Sie haben ihn gewählt und er wird Ihnen genau das geben, was Sie brauchen, darauf können Sie vertrauen. Dies können Sie so auch Ihren Patienten erklären.

Indikation auf psychischer Ebene

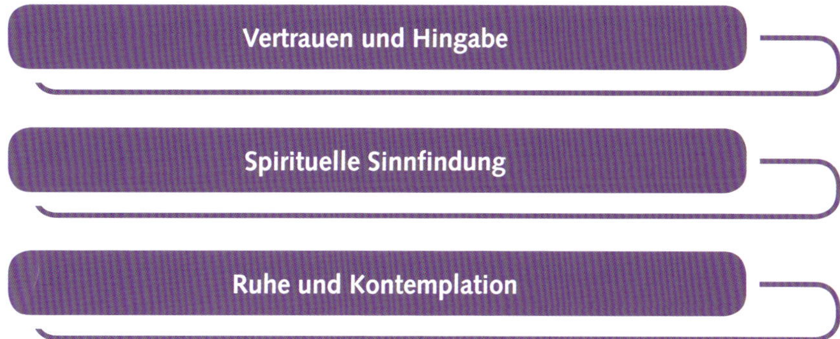

- Vermittelt Geborgenheit im Seelischen.
- Weckt Vertrauen und Hingabe.
- Wenn wir verzweifelt sind und keinen Sinn mehr in unserem Leben sehen.
- Er ist ein *Seelsorger.*
- Amethyst hat eine Verbindung zum menschlichen Leid, dem seelischen Leiden an sich, welches wir mit Inkarnation assoziieren. In diesem Bereich hat er die Fähigkeit, heilsam einzuwirken und sich wie ein beruhigender Balsam über unsere aufgeregten Gefühle und Gedanken zu legen. Hier spendet er tiefen Trost für die leidende Seite unserer Seele. Somit wird unser melancholischer Weltenschmerz verstehend umhüllt und intuitives Verstehen in uns geweckt.
- In aufgeregten Zuständen – bei Nervosität – innerer Unruhe, Aufgewühltheit, Desorientiertheit – bei Stress wirkt er besänftigend auf uns ein. Ein aufgeregter Geist kann die Weisheiten, die hinter und in bestimmten Erlebnissen und Lebenssituationen verborgen liegen, nicht wahrnehmen. Zu schnell springt er über die wesentlichen Informationen, die aus unserem höheren, geistigen Selbst zu uns strömen wollen, hinweg. Unser höheres Selbst ist nicht mit unserem Körper und dessen Fortbestehen identifiziert. Amethyst hilft uns, diese Ebene der Wahrnehmung, mit all den in ihr enthaltenen Lerninhalten, zu erkennen.
- Wenn Menschen in ihrem Denken und ihren Weltbildern „festhängen".
- Gegen übersteigerte Ratio.
- Bei einseitiger Betonung der Intellektualität hilft er Menschen, einmal loszulassen und die über die Zeit entstandene Rigidität aufzulösen.
- Er hat die Fähigkeit, in uns den Glauben an die Existenz von etwas „Höherem" zu wecken.
- Vollkommene Hingabe. Hingabe in dem Sinne der Erfahrung der Transzendenz. Wir öffnen uns auf dieser Ebene einer höheren geistigen Dimension. Hingabe an das „Göttliche".

- Amethyst erschafft in jedem Raum, in dem meditiert oder Yoga praktiziert wird, eine würdevolle und wohltuende Atmosphäre der Ruhe und Regeneration.
- Ein guter Begleiter bei allen Entspannungsübungen, wie Autogenes Training, progressive Muskelrelaxation, Fantasiereisen.
- Unterstützt Meditation und Gebet.
- Er bringt Ruhe, Gelassenheit und Schönheit in unsere Herzen.
- Mit ihm erlangen wir Selbst-Zentriertheit.
- Er beschert uns spirituelle Gelassenheit, Annahme und Vertrauen.
- Mit der Zeit führt er uns sanft in eine bewusste *Gotteserfahrung.*
- Er hilft Sterbenden loszulassen und friedlich zu gehen.
- Besonders gut hilft er Kindern, die Spannungen, die sie im Laufe des Tages aufgebaut haben, wieder abzuschütteln und wieder zurück zu ihrer harmonischen Mitte zu finden. Amethyst schützt sie davor, von äußeren Ereignissen überwältigt zu werden und schenkt ihnen die wichtige Gewissheit, dass sie selbst immer wieder in der Lage sind, sich von übermäßigen Eindrücken zu befreien und manches auch in den Kontext ihrer Seele integrieren zu können, als eigene notwendige Erfahrung.
- Das Amethyst-Geschenk von Vertrauen – Gewissheit und Frieden wird von den kleinen Erdenbürgern sehr gebraucht.
- Amethyst kann in der Traumarbeit helfen, Bilder und Symbole zu übersetzen.

Indikation auf physischer Ebene

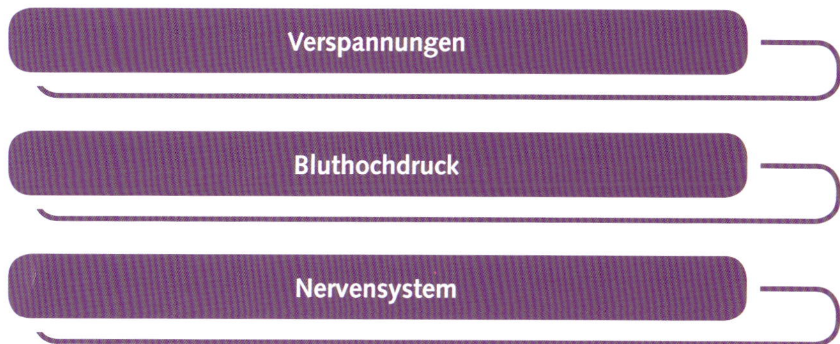

- Bei Kopfschmerzen und Migräne.
- Gegen Verspannungen und Verkrampfungen jeglicher Art.
- Mildert die Erscheinungen von Epilepsie.
- Arthritis und Fibromyalgie (hier in Kombination mit Karneol oder hellblauem Chalzedon, je nach Färbung der Persönlichkeit)
- Stressbedingte Herzprobleme, angina pectoris
- Hypertonie!
- Er senkt den Blutdruck, besonders dann, wenn er als Kette um den Hals getragen wird.
- Er schließt die Epiphyse für das Licht auf.
- Amethyst hat eine direkte Beziehung zum Gehirnwasser und den Hirnhäuten. Er leitet überschüssige elektrische Energie, die über den Liquor läuft, sanft ab und harmonisiert ebenfalls die elektrische Energie unserer Gehirnoberfläche. Segensvoll verhindert er auf diese Weise, dass es zu einem „Kabelbrand" kommt und gewährleistet ein harmonisches Strömen elektrischer Energie in unseren Nervenfasern.
- Bei allen neurologischen Störungen in Betracht zu ziehen (speziell gegen Tumorgeschehen im Gehirn ist aber ein anderer Stein der „Spezialist").
- Der Bezug zum Nervensystem ist eindeutig. Wir können dies selbst sofort erfahren, wenn wir uns in einem ruhigen Moment auf Amethyst einstimmen und uns vorstellen, wie seine violette Energie wohltuend unser Nervensystem flutet und sich in Form von Entspannung, Frieden und vertrauensvoller Gelassenheit über jede einzelne Nervenfaser legt.
- Wohlgemerkt – Amethyst macht uns nicht langsam oder gar unproduktiv. Ich habe immer wieder gemerkt, wie sehr Menschen heutzutage Angst davor haben, nicht „schnell" genug zu sein und womöglich nicht mehr mitzukommen, vor allem im leistungsorientierten Arbeitsleben. Dabei verhaspeln sie sich in Wirklichkeit häufig und stolpern am Ende über ihre eigenen Füße – geradewegs in die totale Erschöpfung hinein, welche uns dann das genaue Gegenteil von Leistungsfähigkeit beschert.

- Das Informationspotenzial dieses Steines aktiviert in uns den Zugang zu einer entspannten Wachheit, die jenseits aller Hektik liegt. Er schließt unser Bewusstsein an eine höhere Quelle an, die es uns ermöglicht, ganz bei uns selbst zu sein. Aus dieser Position heraus sind wir in der Lage effektiv zu arbeiten, ohne dass uns die Sicherungen durchbrennen.
- Dieser Stein gewährleistet einen harmonischen Bewusstseinsstrom, der zu mehr Übersichtlichkeit führt.
- Schlafstörungen allgemein.
- Wenn Kinder mit dem Einschlafen Probleme haben, hilft es entweder einen Amethyst, der groß genug ist, dass die Kinder ihn keinesfalls verschlucken können, in die Nähe ihres Bettchens zu stellen, oder, womit ich ebenfalls gute Erfahrungen gemacht habe – einfach ein Amethyst – Wasser anzusetzen. Dazu legen Sie einen Amethyst in ein Glas stilles Wasser und lassen es über den Tag in der Wohnung (nicht in der Sonne!) stehen. Von diesem Wasser geben Sie abends ein paar Tropfen auf die Stirn des Kindes und reiben diese sanft ein, auch auf den Scheitel. Oder Sie geben ihm einen Schluck von dem Heilwasser zu trinken. Je nach Alter.
- Somnambulismus (Schlafwandeln). Da diese Menschen ebenfalls nicht loslassen können, körperlich nicht wirklich zur Ruhe kommen.
- Neigung zu Ohnmachtsanfällen.
- Diese stellen nämlich den „Notausgang" der seelischen Ebene dar, welche sich auf andere Art nicht aus der umklammernden Anspannung einer völlig überforderten Psyche befreien kann und keinen anderen Ausweg mehr sieht, als den totalen Kurzschluss. Diese Synkope (griech.*syn*– zusammen / *koptein* – schlagen) verschafft eine kurzzeitige, aber gründliche Entspannung, um anschließend vom notwendigen „reset" wieder neu hochzufahren.
- Amethyst versetzt hier den Menschen in die Situation, schon vorab für einen entspannten Umgang zu sorgen und hilft ihnen selbst schockierende, in dem Moment überfordernde, Geschehnisse zu ertragen und loszulassen. So lernen sie sich, nicht von diesen Energien okkupieren zu lassen.
- In der Reinkarnationstherapie kann er sich als äußerst hilfreich erweisen, wenn der Verdacht besteht, dass ein aktuelles Leiden aus der Erinnerung an ein anderes Leben festgehalten wird. Die Informationsenergie dieses Steines kann uns helfen, Einsicht zu nehmen in die zeitlosen Aufzeichnungen unserer Seelenmatrix. So können Bilder aufgerufen werden, Erinnerungen frei aus dem Unbewussten aufsteigen, Emotionen unzensiert und unbehindert fließen. Das alles kann uns helfen, wichtige Erkenntnisse über unser Leiden zu gewinnen und uns so auf den Weg der Heilung zu führen.
- Bei dieser Arbeit ist Loslassen gefragt, der Seele lange Zügel zu lassen, sodass sie sich ungehindert durch unseren kritischen Verstand auf ihren Flug durch Raum und Zeit begeben kann, um in ihrem Lebenshologramm ganzheitliche Informationen zusammenzusuchen und sich endlich bewusst in ihrer wahren, ganzen Größe erfahren kann.

- Wir erinnern uns – Amethyst würdigt den Menschen in seiner Ganzheit, sogar über Raum und Zeit hinaus. In unseren diesseitigen Herausforderungen, mit jenseitigen Hintergründen.

Amethyst Meditation

Schließe die Augen und atme tief ein und aus. Nun stelle dir einen Stern über deinem Scheitel vor. Sieh, wie in ihm ein majestätisch glänzender Amethyst entsteht. Er füllt den ganzen Stern mit seinem tiefen Violett aus.

Stell dir nun vor, wie das violette Amethyst-Licht aus diesem Stern direkt in deinen Kopf fließt. Es badet dein Gehirn in seinem Licht und beruhigt dabei jede einzelne deiner Gehirnzellen. Das violette Amethyst-Licht glättet deine aufgeregten Nervenfasern und sorgt für einen harmonischen elektrischen Strom auf deinen Nervenbahnen. Lasse dieses Licht nun ganz bewusst durch dein gesamtes Nervensystem fließen und erlebe dabei, wie es dich beruhigt und ausgleicht. Spüre dem violetten Strom von deinem Gehirn ausgehend bis über sämtliche Nervenbahnen deines Körpers nach, bis in die feinsten Verästelungen hinein. Ein tiefes Gefühl von Frieden überkommt dich. Du fühlst dich sicher und geborgen. Voller Vertrauen gibst du dich der Energie des Amethysts hin, lässt dich ganz von seinem violetten Licht durchfluten. Alle Spannungen fallen wie welkes Laub von dir ab. Nun bist du bereit, dich auf einer tiefen Ebene ganz deinem höheren Selbst zu öffnen. Du gleitest immer tiefer in die Meditation. Spürst, wie dein Geist sich weitet und über dein Ich hinauswächst, um sich schließlich mit seiner höheren Wahrheit zu verbinden.

Hier erfährst du wohltuende Geborgenheit. Erlebst dich als angeschlossen an universelle Weisheit und Liebe. Mit diesem violetten Energiestrom verankert sich das Wissen um das unendliche Leben in dir und deinen gesamten Körperzellen – du hast die Ebene des „Göttlichen" berührt, die Wirklichkeit deiner größten Möglichkeiten. Verheißungsvoll genießt du eine Weile diesen Zustand der Gnade – öffnest dich ganz deiner höheren Führung. Werde eins mit der Information des Amethyst.

Setze nun jeweils einen Amethyst an jede Stelle deines Körpers, die dir intuitiv in den Sinn kommt. Visualisiere ihn in deinen Gelenken, in deinen Augen oder Ohren, in Organen oder einzelnen, vielleicht kranken Körperzellen. Sieh einfach, was geschieht, während du weiterhin kleine Amethystkristalle wie Akupunkturnadeln in deinen Körper setzt. Vertraue, dein Körper weiß ganz genau, wo er Hilfe und Heilung bedarf.

Nimm dir Zeit, anschließend in diesem violetten Licht zu baden. Sieh deinen Körper funkeln und heilen.

Schließlich bedanke dich bei der Amethyst-Energie und komme langsam wieder in dein Tagbewusstsein zurück.

Recke und strecke dich – bewege deinen Körper, atme einmal tief durch und öffne, wenn dir danach ist, die Augen, in dem Wissen, dass du diese Reise jederzeit wiederholen kannst.

Edelsteine und DNA

Gesundheit bedeutet, den Körper den hohen Schwingungen der Existenz und des Lichts anzugleichen!
Dies geschieht Schritt für Schritt – von einer Frequenz zur anderen, bis der Lichtkörper aktiviert ist und die „Sternen-DNA", wie ich sie nenne, frei fließen kann. Davor stellt die DNA nur eine dumpfe biologische Möglichkeit dar, ohne wirklich bewusst zu sein. Alle Prozesse laufen unbewusst nach mehr oder weniger geordneten irdischen, chemisch – biologischen Bedürfnissen ab, um den physischen Körper zu erhalten, so gut es eben geht und dies auch nur für eine begrenzte Zeit. Mit der Kosmologie der Edelsteinenergetik können wir nach und nach unsere DNA erleuchten. Wenn wir erwachen wollen, um endlich zu dem zu finden, was und wer wir wirklich sind, müssen wir unsere DNA mit Licht fluten und sie sein lassen, was sie in ihrem Kern ist, – erleuchtetes Bewusstsein im Dienste des Lichtes. Wenn wir dieses Licht mit Hilfe der Edelsteine in unseren gesamten Körperzellen aktivieren, beginnen wir uns langsam zu verwandeln und dabei das Glück zu finden, welches wir so sehr gesucht haben. Alle Freiheit und Schönheit, nach der wir uns gesehnt haben, liegen nun in greifbarer Nähe und auch die Liebe offenbart eine ihrer geheimsten Seiten.

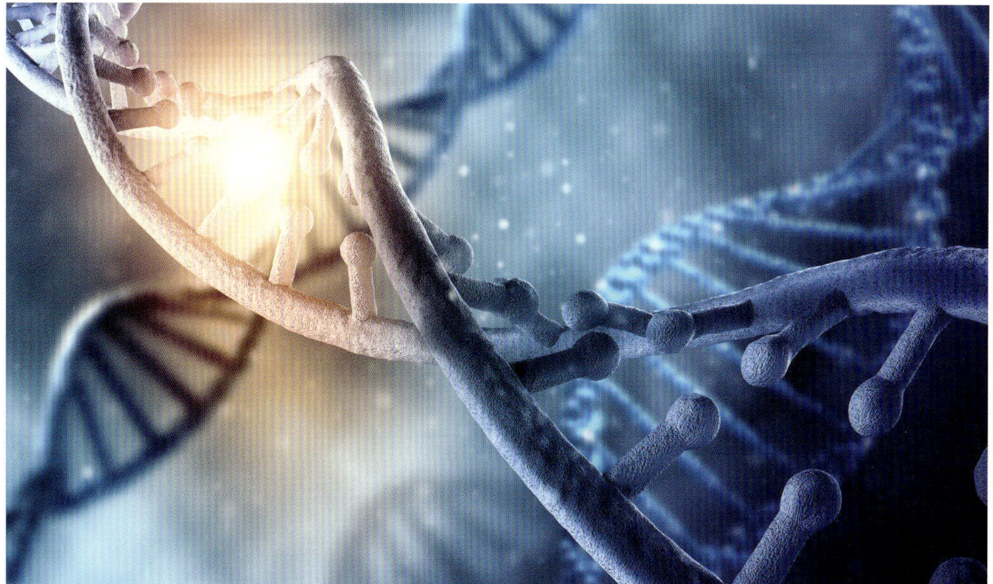

Die moderne Medizin arbeitet heute bereits mit Biophotonen Geräten, durch welche Lichtschwingung, kleinste Einheiten von Licht, die Photonen, zur Heilung in den Körper getragen werden. Es ist ein großer Zweig der Licht- und Farbtherapie, der sich da auftut im Bereich zellulärer Matrixaktivierung.

Mit den in die gleiche Richtung wirkenden Edelsteinen, haben wir relativ preisgünstige, doch zugleich hochwirksame, wertvolle Helfer der Natur an unserer Seite, die als Speichermedium für Licht und den darin jeweils gebündelten Informationen bis tief in eben diese Matrix einzuwirken vermögen und überdies den Vorteil gegenüber technischen Apparaten besitzen, gezielt, heilende Information dem Menschen in seinen seelischen und körperlichen Bedürfnissen zukommen zu lassen. Sie bieten den Vorteil, dass wir mit ihnen ganz bewusst konkret benannte Probleme ansprechen können. Gleichwohl lassen sich beide Ansätze zum Wohle des Patienten wunderbar kombinieren. Reines Licht läuft erstmal absichtslos durch den Körper. Füllt leere Speicher auf und aktiviert auf seinem Weg Informationen, die schon bereit liegen, um ins Bewusstsein zu steigen.

Unter dem Titel: „Photonische Analytik für Biomedizin", ging am 1.3.2013 eine Veranstaltung am Institut für photonische Technologien (IPHT) in Jena an den Start.

Zitat: „ *Krankheiten in ihren Ursachen verstehen, früher erkennen und gezielter therapieren – diese Hoffnungen verbinden sich mit moderner Biomedizin. Das Werkzeug Licht spielt bei der Umsetzung dieser ehrgeizigen Ziele eine Schlüsselrolle. Die Erforschung lichtbasierter Verfahren für die Medizin und die Lebenswissenschaften („Biophotonik") hat bereits viele Innovationen geliefert, die es erstmals erlauben, zelluläre Lebensprozesse bis in die Details der molekularen und funktionalen Ebene zu verfolgen".*

Mit der Edelsteinenergetik können wir tatsächlich unsere genetischen Programme beeinflussen. Die in den Steinen gespeicherte Licht – Informationsenergie versetzt unsere DNA in Schwingung und schließt sie buchstäblich auf. Es macht klick und schon wieder ist eine alte Schale zersprungen, die das Licht zu lange in der Dunkelheit verschlossen hatte. Ich nehme dies tatsächlich wie das plötzliche knackende Geräusch einer aufplatzenden Knospe war, die ihren Samen, die Frucht für Wachstum und Entfaltung, frei gibt.

Folglich beginnt eine neue Frequenz durch unseren Körper zu klingen und dieser braucht nun seine Zeit, um sich nach und nach umzustellen und daran zu gewöhnen. Es ist eine eifrige Kommunikation, die augenblicklich beginnt. Mittels Lichtimpulsen setzen sich die neuen Informationen weiter fort, informieren jede Zelle, jedes Atom, sodass sich die energetische Struktur des Menschen verändert und mit ihr sein Körper. Dies geht Hand in Hand mit einer Bewusstseinserweiterung, denn die Edelsteine eröffnen uns ja unser innewohnendes und molekular angelegtes Potenzial. Sie lehren uns, *wer wir wirklich sind* und offenbaren uns unsere Fähigkeiten. Entsprechend werden wir uns verändern. Gleichen uns immer mehr dem höheren Bewusstsein an, um schließlich in der Welt hinter Maya (der Illusion) anzukommen und erstmals klar zu sehen. In diesem Zusammenhang ist es spannend zu wissen, dass alle Atome, also alle Energie und damit Leben, ihren Ursprung bei den Sternen haben. Auch Edelsteine und Metalle haben ihren Ursprung in der Galaxis. Supernovae und kleinere Ereignisse „sterbender" Sterne bringen durch ihre Arbeit die entsprechenden Elemente hervor.

Die Bauklötzchen unserer irdischen Realität gemeinhin entsprechen einem lächerlich anmutenden kleinen Ausschnitt der Wirklichkeit. Nur eine erweiterte Wahrnehmung kann uns dies erkennen lassen, in Form einer geistigen Schau, sozusagen aus Vogelperspektive.

Der Ursprung der Edelsteine

„Die Seele ist an ihren Körper gefesselt und mit ihm verwachsen, gezwungen die Wirklichkeit durch den Körper zu sehen wie durch Gitterstäbe, anstatt durch ihre eigene ungehinderte Sicht".
(Platon, Phaidon)

Edelsteine sind kristallisiertes Licht aus Sternenenergie, gespickt mit Informationen über den kosmischen Menschen, der wir wirklich sind, gebaut aus Sternenstaub.

Sie bringen eben diese Sternenenergie auf die Erde und in das Bewusstsein all jener, die bereit sind, sich diesem Licht vollkommen zu öffnen. Edelsteine verbinden uns Menschen mit unserem ursprünglichen Wissen, mit unserem wahren Selbst, dem Sein, in dem schon alles da ist, dem kosmischen Erbe an sich, allen ungeahnten Kräften und Möglichkeiten unserer gestaltenden Bewusstseinsenergie. Kristalle helfen uns, zu erwachen, hin zu unserem wahren Selbst, lichtvoller und größer, als wir es uns anfänglich vorstellen konnten. Alles, was wir brauchen, liegt in uns.

Diese kostbaren Juwelen, denen ich mich zutiefst verbunden fühle, tragen das gesamte Wissen unseres universellen Erbes in sich und können über die kristalline Aktivierung unserer DNA all diese Erinnerungen, alles alte Wissen in unser Bewusstsein heben. Sie verbinden uns wieder mit unserem Ursprung!

Das Licht transportiert sozusagen „Bewusstseinsbotenstoffe" in unsere Zellen, in unsere Erbanlagen, und diese wiederum aktivieren den dort einprogrammierten Code (wie auch immer der zustande gekommen ist) des stellaren, alles verbindenden universellen Lebenslichtes. Somit entdeckt der Mensch nun das Geschenk der Gelegenheit, sich innerlich auszuweiten und folglich seine Wahrnehmung zu erweitern.

Wir können die Welt verändern!
Sie ist immer nur das, wozu wir sie machen.

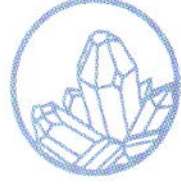

Ganzheitlich erfassend, kann es uns nun gelingen künstliche Grenzen in unserem Bewusstsein, die uns zu keiner Zeit gute Berater waren, zu überschreiten und uns mit unserer kosmischen Heimat und wahren Größe zu verbinden. Die geistige Entwicklung des Menschen stellt einen Weg der kontinuierlichen Bewusstseinsexpansion, ein „Sich-Ausdehnen" in weitere mögliche Erfahrungsebenen, dar, auf dem wir Grenzen auflösen und gepaart von einem Zuwachs an Mitgefühl und Toleranz profitieren. Je mehr es uns gelingt, uns frei zu strampeln von vorgefassten Meinungen über uns selbst und die vermeintliche Realität der Welt, wie wir sie heute erleben und kennen, desto schneller werden wir geistiges Wachstum erfahren und zu neuen Erkenntnissen finden, zu einem völlig neuen Selbstverständnis.

Haben wir nicht gelernt, aus der Geschichte der Wissenschaften, dass nichts so bleibt, wie wir zu einem bestimmten Zeitpunkt meinen, dass es ist? Ist es nicht gerade unsere königlichste Aufgabe, Bekanntes zu verwerfen und Neues, was sich hinter dem Alten verborgen gehalten hat, neugierig willkommen zu heißen, um auch nur annähernd in der Lage zu sein, einen Hauch der Wirklichkeit einzufangen?

Die Frage stellt sich: Ist es, wenn es eingefangen ist, noch wirklich?

In unserem gewohnten Leben, mit dem täglichen Bemühen unser Leben zu koordinieren, eingespannt in Studium, Beruf, Hausarbeit und Beziehungs*wut,* sind wir zumeist nicht in der Lage, auch nur einen Schimmer der Wirklichkeit der Existenz zu schauen. Im alltäglichen „Rauschen" der Zeit bleiben uns im untrainierten Zustand höhere Erkenntnisse vorenthalten. Gemeinhin reichen unsere sinnenhaften und geistigen Fähigkeiten nicht aus, um eine Annäherung an das Ganze zu erfahren. Uns fehlen ganz einfach noch die Werkzeuge dazu, oder sie sind uns im Laufe unseres Heranreifens als Kinder durch eine einseitige Betonung der Ratio genommen worden.

Kosmische, allumfassende Wahrnehmung wird uns also verschlossen bleiben, es sei denn, wir arbeiten entschlossen, aktiv wollend und passiv loslassend immer weiter an der Entwicklung unseres Bewusstseinspotenzials. Der wichtigste Schritt dazu ist die regelmäßige Meditation. Diese führt uns völlig „organisch", wie selbstverständlich in Bereiche erweiterter Wahrnehmung, in die Weite der, Multiversen. Es liegt in der Natur der Sache, dass dies ab sofort häufigere Zeiten des Alleinseins voraussetzt und darüber hinaus eine unverschämte Gabe, sich von seiner akademischen Bildung zu distanzieren.

Erweiterte Wahrnehmung ist von uns nur durch ein völliges Umdenken zu erlangen und zieht eine Kehrtwende in unserem Gehirn nach sich, die eine umwälzende Veränderung unseres gesamten Weltbildes einleitet. Ich nenne es in meiner Arbeit: *„Die Verfeinerung"!* Diese Feineinstellung der Sinne gleicht einer Veredlung unserer inneren Wahrnehmungsmöglichkeiten, die sich stetig aufmerksam, wach beobachtend in Verbindung mit dem Umfeld befinden und uns eine Türe aufzustoßen vermögen zu der Wirklichkeit, *wie sie wirklich ist.* Oder eben *nächst wirklich*, um bei dem Bild der Logik einer Energetik von unendlicher Weiterentwicklung und Ausdehnung zu bleiben.

Wir finden uns sodann in einer Welt reiner kommunizierender Bewusstseinsenergien wieder. Lichtimpulse, die, von Atomen gespeichert, portionsweise wieder abgegeben werden, Informationen, die ausgetauscht werden, wo immer sie auf resonanten „Boden" treffen. Blitzartige Erkenntnisse, die in unserem Bewusstsein aufleuchten, wie flüchtige, schnelle Bewegungen, die wir auf unserem normalen Weg durch die Zeit gar nicht registrieren würden.

Silbrig – schimmernde Fäden aus Licht, die, direkt aus den Sternen ausstrahlend, in die Millionen und Abermillionen Poren unserer Haut eindringen und uns ein für alle mal mit dem glänzenden Kosmos verbinden.

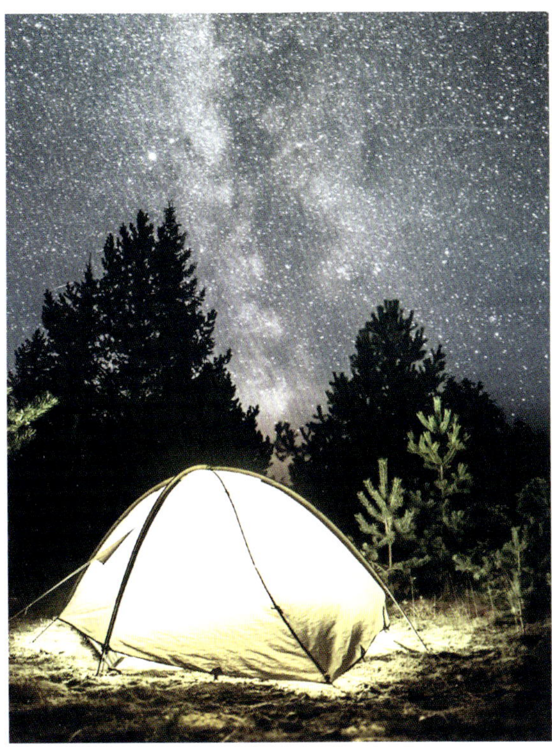

Mannigfaltige Informationen durchziehen die gesamte energetische Einheit, also die für uns normalerweise unsichtbaren Bereiche des Lebens, und nur wir entscheiden, *was* und *wie viel* wir wahrnehmen und gedanklich assimilieren wollen.

Wirkungen – im Sinne informierten Lichts, pulsieren und bündeln sich laserartig in Kristallen.

Die Kosmologie der Edelsteinenergetik entspricht in ihrer Wirkweise als Edelsteininformationsmedizin dem ganzen Menschen. Hier fühlen wir uns zutiefst verstanden in unseren Bedürfnissen, Sehnsüchten und Nöten, in unserem wahren Wesen, mit dem uns meist nicht mehr als eine lichte Ahnung verbindet.

Unser „erwachter" Körper weitet sich nach innen hin unendlich aus und klettert in seiner energetischen Frequenz aus der Ebene der Materie über sich weitende schwingende Kreise hinaus, überwindet die Welt, bewegt sich hinein in feinere Energien des Geistigen, um sich schließlich vollkommen auszudehnen in ein allumfassendes Bewusstsein, welches verdichtete Energien materieller Ebenen umfasst, wie feinste, hochschwingende Energien der immateriellen Seinsbereiche. Auf dieser Ebene tragen *wir* die Welt *in uns* und nehmen uns nicht mehr als von ihr getragen war! Als Teil unseres „galaktischen Körpers".

Licht ist Träger von Information!

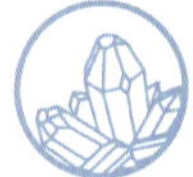

Dies verändert unsere Beziehung zur Erde. Wenn wir sie mit unserem Bewusstsein umspannen können, wenn wir sie als Ganzes integrieren in unser Selbst, entsteht ein neuer natürlicher Impuls der Verantwortung ihr gegenüber. Es gibt Entwicklungsschritte im menschlichen Bewusstsein, auf der sich übereingekommene Normalitäten umdrehen und eine vollkommen neue Erfahrungsebene bereithalten. Es kommt mir manchmal so vor, als hätte sich die Wirklichkeit nach außen wie umgestülpt und dadurch eine verdrehte Illusion, ein Abbild, der ursprünglichen Wirklichkeit erschaffen. Nur wenn wir es schaffen, diesen Prozess des nach außen Stülpens wieder zurückzuführen, wie wenn man einen Pullover von links wieder auf rechts dreht, kommen wir zurück in der Wirklichkeit an und verschmelzen mit unserem wahren Selbst. Dies entspricht dem Gott unserer Religionen, dem, was wir Jenseits und Christus – Energie nennen.

Dieses von innen nach außen drehen geschieht mit der Geburt in diese Welt. Das Umdrehen zurück nach innen dagegen auf dem spirituellen Weg. Gleichsam als würden wir einen weit verzweigten und an hundert Ecken verhedderten Faden wieder zu einem ganzen Knäuel zusammen führen. Dann sind wir in der Lage, das Ganze wahrzunehmen. Es ist unsere Aufgabe dieses „Wirrwarr" an sich verirrenden Richtungen zu zentrieren, zu verstehen und zu heilen.

Mit Ende zwanzig hatte ich einmal während einer tiefgehenden Tanzmeditation eine Selbsterfahrung, die genau dieses Bewusstsein beschreibt. Ich spürte intensiv meinen Bauch und nahm nach unten hin zu meinem Wurzelchakra über den Körper hinaus wahr, wie ich die gesamte Erde in mir trug, gleichsam als hätte ich sie geboren und würde sie auch weiterhin nähren. Mein energetischer Körper war nach unten hin geöffnet und enorm erweitert. Ich nahm es damals visuell als weit ausladendes kleidartiges Gewand wahr, welches sich nach unten und zur Seite hin ausdehnte und im energetischen Feld verlief. Es war eine großartige und kraftvolle Erfahrung. Wir sind soviel mehr als wir denken! Dieses „Mehr" zu erkunden, ist die Medizin, die uns permanent an unser Heil Sein und unsere Ganzheit erinnert.

Um noch einmal auf den physischen Körper zurück zu kommen – er stellt das letzte Glied einer kreativen Spirale auf dem Weg der Seele in die dichte Energie dar. Als solcher ist er nicht der Ursprung des Lebens, sondern der Träger der Seelenenergie. So gut er kann, leitet er die geistigen Impulse durch den Raum und übersetzt sie in Zeit, sodass sich Moleküle zu kreativen Formen einer emotionalen und mentalen Kraft zusammensetzen können.

„Alle Materie ist gefrorenes Licht!"
David Bohm (Phys. und Phil.)

„Sie (die DNS) ist durch ihre mehrfache Helixstruktur eine außerordentlich gute Antenne, sowohl für die elektrische wie auch für die magnetische Komponente eines Photonenfeldes…"
Bei Marco Bischof nachzulesen in: „Biophotonen – Das Licht in unseren Zellen".

„Melanine sind Breitbandantennen und könnten damit eine wichtige Rolle in der Weiterleitung der Photonen von der Haut zur DNS (und umgekehrt) spielen."
Und weiter,
„Nach Meinung des amerikanischen Forschers Frank Barr ist es (Melanin) besonders geeignet zur Energietransformation und Informationsvermittlung. Es könnte als strategisches Molekül die Aktivität wichtiger Molekülsysteme organisieren, die Abgabe von piezoelektrischen Signalen vermitteln, die über den Zentrosom-Mikrotubuli-Apparat in die verschiedenen Zellbereiche hineingeleitet werden, und viele andere Schlüsselmoleküle binden und entkoppeln."

Auch Edelsteine haben piezoelektrische Eigenschaften. Damit die Körperzellen die geistigen Informationen speichern und umsetzen können, brauchen sie Kohlenstoff und Silizium – Grundlage der Kristalle. Aber auch weitere Mineralstoffe, Metalle und Spurenelemente. Diese wiederum beziehen ihre Energie direkt aus dem Universum, genauer gesagt von den Sternen. Wir werden aus diesem Licht in irdische Strukturen geboren. Somit schließt sich der Kreis. Dies erklärt meine Entdeckung der ***Sternen DNA*** und wie sie aus dem Universum beeinflusst wird. Es sei nur soviel gesagt: Beim Erkunden der stellaren Bereiche und den Erkenntnissen, die sie für uns bereit halten, hilft uns der Edelstein ***Labradorit.***

Es liegt alleine bei uns, zu lernen, unsere geistige Energie immer ausgiebiger zu nutzen, unsere Gehirnzellen mit hoher geistiger und spiritueller Weisheit zu füttern, um somit Nervenimpulse gleich gleißenden „Sternschnuppen" in unseren Körper zu entlassen und ihn somit edel und heilsam zu prägen.

Unsere Kreativität wird sich zunehmend in Schönheit und Liebe (was auch immer das für jeden einzelnen von uns bedeuten mag) manifestieren. Gefühle von Glück werden uns immer öfter ergreifen und wir können es einfach genießen, am Leben zu sein. Möglich ist dies. Vielleicht ist es auch unser aller Ziel. Unsere Sehnsucht ist es bestimmt – tief in unseren Herzen.

Praktische Anwendung und Fallbeispiele

Die erste Sitzung

In der Edelsteinenergetik beginnt die Therapie immer mit einer ersten Beratungssitzung, die zugleich die erste Diagnose ermöglicht. Alle acht in Frage kommenden Steine, es empfiehlt sich jeweils ein paar davon zur Hand zu haben, werden auf einem Tisch vor dem Patienten ausgebreitet. Wir bitten dann den Patienten, jeweils einen Stein für sein körperliches Feld, sein Emotionalfeld, sein Mentalfeld und sein spirituelles Feld zu wählen. Lassen Sie ihm bewusst Zeit, sich vor der Auswahl in Ruhe auf die jeweilige Ebene einstimmen zu können, um das bestmögliche Ergebnis zu erhalten. Bedeuten Sie ihrem Gegenüber, dass er sich auf seine Intuition verlassen möge. „Was braucht mein *Emotionalfeld (mein Mentalfeld* usw.) zu seiner Heilung?" Dies ist eine gute Formulierung für nacheinander alle vier Bereiche. So entscheidet sich unser Patient über das Resonanzprinzip für vier Steingruppen, die in der Reihenfolge wie oben erwähnt ausgelegt werden. Ich vertraue hier ganz ausdrücklich auf die Intuition des Menschen, der, besser als ich es jemals könnte, weiß, was er als nächsten Schritt zu seiner Heilung braucht. Diese Auswahl bildet nun die aktuelle seelische Landkarte ihres Gegenübers ab. So sieht es im Jetzt aus. Es ist dabei völlig unerheblich, ob ich den Menschen, dem ich eine Beratung gebe, schon kenne oder ob er mir fremd ist, ebenfalls ohne Belang ist mein „mehr-oder-weniger"Wissen über ihn und seine Biografie.

Ich schaue mir die Steinauswahl an, lasse sie kurz auf mich wirken und beginne dann, die Ebene, für die der Stein repräsentativ seinen Platz eingenommen hat, mit dem Informationsgehalt des Steines in Verbindung zu bringen. Gleich darauf kann ich die Edelsteinanalyse durchführen, in der ich darüber Aufschluss erhalte, auf welcher Ebene die Blockade sitzt, das heißt, wo die Herausforderungen liegen, an denen gearbeitet werden muss. Es eröffnen sich mir mögliche Schwachpunkte des Körpers, denn die Steine zeigen mir, welches System einer Energiezufuhr bedarf, sei es der Verdauungstrakt oder doch eher das Herz oder die Lungen. Analog dazu stellt sich die Frage, ob der Mensch vielleicht in seinem Selbstausdruck blockiert ist oder ob er schweres emotionales Leid mit sich herum trägt oder gar einen tiefen Verlust erlitten hat, in Form einer geliebten Person, die von ihm gegangen ist, oder mit der er einfach nicht zusammen sein kann, aus welchen Gründen auch immer. Die Wahl eines Steines zeigt immer sowohl die seelische Situation eines Menschen auf, als auch seine möglichen körperlichen Beschwerden, bzw. Schwachstellen.

So wird auch deutlich, in welchem Lebensbereich der Mensch sich zurück nimmt, wo er Teile seiner Persönlichkeit ausklammert, die ihm nicht vertraut sind, ihm vielleicht sogar unheimlich vorkommen – die ihn möglicherweise ängstigen. Zielgenau helfen uns die einzelnen Edelsteine, durch das Meer unserer Gefühle, Meinungen und Gedanken zu navigieren, um letztlich den wahren Kern unseres Seins zu entdecken, der tief begraben liegt unter allem möglichem Zeug, das uns im Laufe unseres Lebens aufgebürdet wurde, aber auch verschwunden ist unter seelischem Leid, Verletzungen und Selbstverleugnung, die wir beharrlich selbst zu einem Bündel geschnürt haben und zäh durch unser Leben schleppen. Dies ist Ballast, den wir gerne loswerden würden, damit es sich wieder leichter und beschwingter leben lässt. Nur wie?

Nehmen wir einmal an, auf der Position für das körperliche Feld kommt der *Rote Jaspis* zu liegen. 1. Chakra. Schauen wir uns dies einmal an.

Zuerst einmal liegt er hier an dieser Stelle in seinem ursprünglichen Herrschaftsbereich – der Ebene der Materialisation – dem ersten Chakra. Diese Stellung im eigenen „Heim" erhöht die Aussagekraft des Steines. Er ist verbunden mit dem energetischen Erdfeld – den Strukturen, innerhalb derer die Person sich geborgen, getragen und sicher im irdischen Leben aufgehoben fühlt, oder vielmehr der Hinweis, dass es genau an diesen Punkten in seinem Leben hapert. Die Position des Steines könnte darauf hinweisen. Es stellt sich die Frage: Hat der Patient das Gefühl, am richtigen Ort im Leben zu stehen? Lesen Sie sich immer wieder die Steinbeschreibungen durch, je mehr Sie es schaffen sie zu verinnerlichen, desto leichter werden Ihnen die schlüssigen Deutungen fallen. Sie werden den Menschen *erkennen* können, da er Ihnen in diesem Moment seine Verfassung zeigt und durch die Steinauswahl seine tiefsten Sehnsüchte und Bedürfnisse nach Heilung und Transformation offenbart. Durch die therapeutische Sitzung, über diese intuitive Auswahl, die immer haargenau stimmt, gelangen die Inhalte in das Bewusstsein der betreffenden Person. Es ist faszinierend und sehr berührend für beide Seiten. Ich erlebe es immer wieder.

Hier auf dieser Position wäre auch eine Frage nach dem Knochensystem angebracht. Bei der Frau auch spezifisch nach der Gebärmutter und Geburten. Machen Sie sich vertraut mit den Signaturen der Edelsteinenergetik. Dann kommt vieles von alleine, Sie werden lernen, tiefer zu schauen und umfassender zu verstehen. Bemühen Sie sich darum, immer ein Klima der Wertschätzung und Rücksicht, des wertfreien Verständnisses und der Liebe in ihrer Arbeit mit der Edelsteinenergetik herzustellen. Verurteilen tut sich der Mensch meist selbst genug, wir sollten ihm helfen, sich sanft von Schuld- und Minderwertigkeitsgefühlen zu befreien. Seien Sie bitte immer darauf bedacht in der Hilfe, die Sie anbieten, Türen zu öffnen, niemals zu schließen, positive Wege nach vorne zu zeigen und klar zu stellen, dass alle *Ungeheuer* in den seelischen Tiefen nur ihrer Erlösung harren und bereit sind, ihr unter der Oberfläche schlummerndes Potenzial preiszugeben. Lassen Sie uns Licht machen, sodass die Schatten verschwinden. Meist gelingt dies erst, wenn Schuld, Scham, Hass, Neid, Eifersucht, Verbitterung, Reue, Opferrolle und Täterrolle verstanden sind und nach und nach losgelassen werden können. Dann bricht sich das Potenzial der nach Heilung, Ordnung und Harmonie strebenden evolutionären Kräfte, im Inneren, Bahn.

Auf diese Weise arbeiten Sie sich gemeinsam mit ihrem Klienten durch alle drei weiteren Ebenen vor. Schauen Sie sich die Ebenen einzeln in aller Tiefe an. Bleiben Sie im Dialog und achten Sie auf die Resonanzen ihres Gegenübers, auf Stimmfärbung, Körpersprache und auch auf die verbalen Inhalte. Was keimt auf, was berührt, wo wird der Mensch emotional mitgerissen, was drängt ins Bewusstsein und will endlich verstanden und erlöst werden. Jetzt kann es geschehen, wir müssen es nur greifen können und unserem Patienten helfen, es sich bewusstzumachen. Dann hört alles Kreisen um mögliche „Warums und Wohers" auf. Wir können getrost auf die zielgenaue und wahrhafte Aussage der Edelsteine in ihrer Auswahl bauen. Es stimmt immer, wir müssen nur lernen, ein wenig zu forschen. Zwischendrin werden Ihnen sicherlich Verbindungen zwischen den Ebenen auffallen und Sie können beginnen, diese Korrelationen bewusst hervorzuheben. Vertrauen Sie dem Fluss, der sich einstellt. Bleiben Sie wachsam und behalten Sie den roten Faden im Auge, sonst könnte die Gefahr bestehen, dass sich der Patient verzettelt und Sie sich mit ihm.

Wenn Sie mit der Kosmologie der Edelsteinenergetik arbeiten, werden Sie voll Freude erleben können, was es bedeutet, ihrem Patienten eine genaue Analyse seiner Gefühlsebene oder seinen spirituellen Sehnsüchten geben zu können, die ihm selbst mehr oder weniger unbewusst sind, vielleicht aber als Ahnungen in ihm schwelten. Sie können es jetzt gemeinsam ans Licht holen.

Es mag sein, dass sich das körperliche Feld in seinem Bewusstsein wohl und sicher an seinem Platz fühlt, in gesicherten Verhältnissen, mit festem Gehalt, einem vertrauten sozialen Umfeld, einem schönen Haus usw., aber was, wenn das spirituelle Bewusstseinsfeld meldet, dass hier etwas nicht stimmt, dass die Person sich hier nicht mehr weiterentwickeln kann, dass das Korsett der materiellen Sicherheit zu eng geworden ist und es den Menschen langsam krank und unzufrieden macht?

Dann entsteht dieses Unwohlsein, die wohlbekannten unerklärlichen Spannungen. Der Verstand denkt und zählt auf, was doch alles vermeintlich gut läuft im eigenen Leben, doch eine andere Instanz des menschlichen Bewusstseinsfeldes meldet widersprüchliche Impulse. Schon gibt es einen Konflikt auf unbewusster Ebene, es entstehen Ahnungen, Traurigkeit, Unzufriedenheit, und man weiß nicht warum. Etwas zieht an einem – etwas piekst schmerzhaft im Inneren. Aber was? Wenn wir dann auf die Edelsteinauswahl schauen, wird uns schnell klar, welche Konflikte im Inneren bestehen. Und dann gilt es, die notwendigen Schritte einzuleiten, um die erforderlichen Veränderungen herbeizuführen, die uns wieder rund, ganz und glücklich machen, den Konflikt beheben und die Heilung einleiten.

Fertigen Sie in kurzen Worten ein Protokoll der Sitzung für sich an. Ich ermuntere meine Patienten, dies auch für sich zu tun. Am gleichen Tag. In der Regel dauert diese erste Sitzung 2 – 2 ½ Stunden. Spüren Sie für sich, ob das auch zu Ihnen passt.

Die zweite Sitzung

Diese besteht darin, dass ich die erste Heilsitzung in Tiefenentspannung, im Liegen, mit meinem Klienten durchführe. Die erste tiefenenergetische Sitzung findet immer mit **Rosenquarz** statt. Das Thema ist das *Innere Kind*. Zu diesem Zweck lege ich auf jedes Chakra einen Rosenquarz und gebe meist noch jeweils einen Stein in jede Hand. Dann führe ich den Menschen zur Begegnung mit seinem inneren Kind. Dies wird in der Regel als zutiefst berührend und öffnend empfunden. Vieles wird klar, was komplett in der Versenkung verschwunden war.

Eine weitere Variante stellt das systemische Arbeiten mit der Kosmologischen Edelsteinenergetik dar. Hier erarbeiten wir uns in Einzelsitzungen Familienkonstellationen. Es ist hiermit möglich, sämtliche „Aufstellungen" durchzuführen, die darüber hinaus eine neue Tiefendimension erreichen, da der Stellvertreter-Edelstein noch seine ganz eigene Sprache spricht und weiteren Aufschluss zu dem Problem, der Person, dem Thema zulässt. Hierauf weiter einzugehen würde allerdings den Rahmen dieses Buches sprengen.

Es folgen in einigem Abstand weitere Sitzungen, die sich aus der zuvor erarbeiteten und sich zeigenden Situation des Menschen und seiner seelischen Bedürfnisse ergeben. Es macht Sinn, im Folgenden einen Stein aus der 1. Sitzung, oder jene aus dem systemischen Stellen zum Einsatz zu bringen.

Die Edelsteine in den Positionen

Beispiel: *Aquamarin*

Ich werde jetzt versuchen, die Bedeutung der Edelsteine in den vier Positionen anhand des Beispiels von Aquamarin darzustellen. Auf die nun folgende Weise nimmt jeder Stein die ihm eigene Färbung der Position an, auf der er zu liegen kommt.

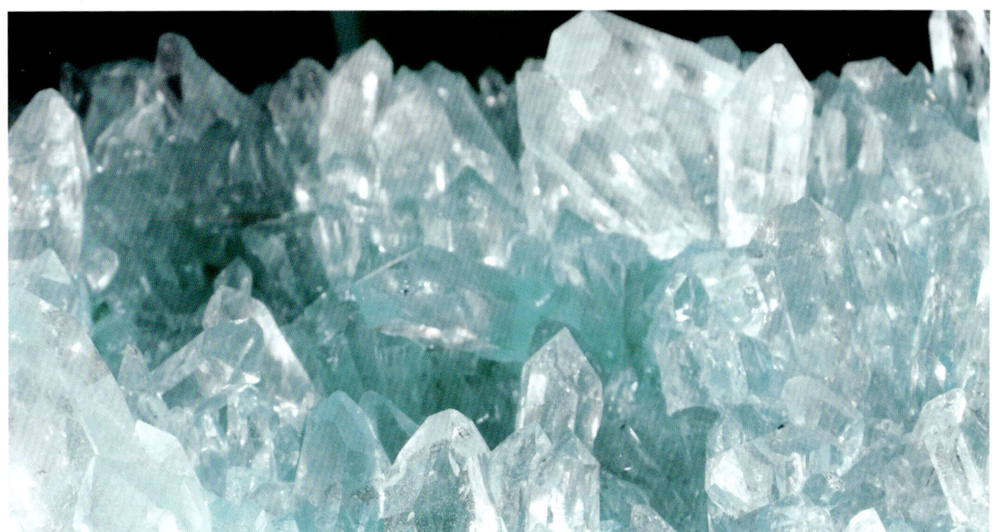

In der 1. Position – körperliches Feld
Hier müssen wir an alle Atemwegserkrankungen, akut oder chronisch, denken. Vielleicht liegt aber auch eine Stimmproblematik vor oder eine Neigung zu häufigen Halsentzündungen. Die Ohren sind zu berücksichtigen, als auch allgemein die Halswirbelsäule.

In der 2. Position – emotionales Feld
Hier sehnt sich der Mensch nach authentischer, ehrlicher Kommunikation, nach einem leichten und respektvollen Umgang miteinander. Der Wunsch nach emotionalem Selbstausdruck ist vorherrschend. Es besteht die Sehnsucht nach unverstelltem Sosein. „Nehmt mich doch bitte, wie ich bin". „Ich will mich nicht (mehr) selbst verbiegen." Im Vordergrund steht die Sehnsucht nach Leichtigkeit des Ausdrucks. Sich kreativ ausschöpfen zu können und dabei Akzeptanz zu erfahren. Hier sehnt sich der Mensch nach der Erfahrung tiefer emotionaler Selbsterkenntnis und Selbstausdruck in die Gemeinschaft hinein.

In der 3. Position – mentales Feld
Hier befindet sich Aquamarin in seiner „Herrscher-Position". Im mentalen Feld ist er zu Hause. Kommt er also in dieser Position zu liegen, erhöht das seine Bedeutung und be-

kommt eine doppelte Wertung. Mit dieser Ausgangslage sehnt sich der Mensch dringlichst danach, ganz er selbst sein zu wollen und zu dürfen. Alle Spielchen hat er bis zum Halse satt. Der tiefe authentische Selbstausdruck drängt an die Oberfläche. Vielleicht gab es in seinem Leben ein Umfeld, das sein wahres Wesen nie gesehen und schon gar nicht geachtet hat. Ein Umfeld, welches ihm eher bedeutet hat, so wie er ist nicht in Ordnung zu sein. Dies mag auch nonverbal geschehen sein. Aquamarin hilft uns, für uns einzustehen. Unsere Lebensträume zu verwirklichen. Es kann aber auch sein, dass der Mensch die Notwendigkeit verspürt, endlich erst einmal selbst zu erforschen, wer er überhaupt im Inneren wirklich ist, indem er beginnt, sich von allem freizuschaufeln, was nicht er selbst ist, von allem, was sich fremd und falsch anfühlt. Diese Position kann die Dringlichkeit der Selbsterkenntnis aufzeigen. Bevor sich diese Individualität überhaupt ausdrücken kann, muss sie von uns selbst erkannt sein. (Mentales Feld!)

In der 4. Position – spirituelles Feld
Auf dieser Ebene symbolisiert Aquamarin den Wunsch, unser **„Ich Bin"** zu aktivieren. Hier unterstützt er den Menschen im Wahrnehmen seiner inneren Stimme. Fördert somit seine Hellhörigkeit und den inneren heilsamen Dialog. Aquamarin hebt uns hier an eine Stelle in unserem Leben, wo wir uns nicht mehr erlauben wollen, irgendetwas anderes zu sein und zu leben als wir wirklich in unserem wahren Selbst sind. Hier öffnet sich die Tür zur Lapislazuli-Ebene. Oder umgekehrt, hierher kehrt der Mensch aus seiner „Seelensuche" zurück, um alles, was er vorgefunden hat, in seinem Leben und auf der Erde zum Ausdruck zu bringen.

Die Deutungsmöglichkeiten werden anhand der Beschreibungen der einzelnen Steine deutlich. Bleiben Sie immer in Kontakt mit ihrem Patienten. Fragen Sie, hören Sie zu, bald wird Sie eine Welle der Stimmigkeit tragen, die Sie beide als Erfolg der Sitzung wahrnehmen werden. Vertrauen Sie unbedingt immer auf die richtige Steinauswahl Ihrer Patienten. Auch wenn sich manches nicht gleich erschließt, es kommt der Moment, in dem die Bewusstseinsspirale die Erkenntnisse freilegt. Machen Sie nie den Fehler, die Edelsteinenergetik als System zu sehr zu schematisieren. Lassen Sie jedes Mal aufs Neue Raum für eine individuelle Entwicklung der Sitzung. Gehen Sie nicht linear vor, sondern immer mit dem Fluss – in die Tiefe, in die Höhe, in der Zeit zurück und seien Sie aufmerksam im Jetzt. Folgen Sie der Seele und ihren Bewegungen und nicht primär dem Verstand. Mit jenem stricken Sie in Ihrem Hinterkopf lediglich am roten Faden. Nutzen Sie ihre intuitiven Fähigkeiten und empfinden Sie die *Atmosphären*, die im *Raum* entstehen. Lassen Sie Zeit für Tränen, geben Sie allen aufkeimenden Gefühlen Raum. Schneiden Sie sie nicht zu schnell ab. Ermuntern Sie Ihre Patienten, sich Zeit zum Fühlen zu nehmen. Wahrzunehmen und zu erkennen, was wirklich schmerzt, um dann zu fragen, wie es schmerzt und warum.

Ich möchte Sie ermuntern, sich tief in die Thematik der kosmologischen Edelsteinenergetik einzuarbeiten, in die genauen Beschreibungen der Steine und der Bewusstseinsebenen, die sie repräsentieren. Dann halten Sie Ihre ersten Sitzungen ab. Mit jedem Mal erlangen Sie mehr Erfahrung und Sicherheit. Bei alledem behalten Sie sich gut selbst im Auge, vergessen nie, sich selbst zu hinterfragen, seien Sie achtsam, wenn Ihre eigenen Weltbilder, Erfahrungen und Überzeugungen sich zu sehr einmischen wollen und üben sich im eigenen Zurück-Nehmen. Bleiben Sie aber trotzdem authentisch, wenn die Situation es fordert – persönlich, oder in einem anderen Falle möglichst neutral.

Sie werden sehen, wie Sie selbst an dieser Arbeit wachsen. Irgendwie hat auch immer etwas davon mit uns zu tun. Wir greifen auf gleiche oder ähnliche Erfahrungen zurück, vor allem, wenn wir auch noch Schauplätze vorausgegangener Inkarnationen mit in Betracht ziehen. Wir wachsen gemeinsam und es ist an der Zeit das künstlich aufrechterhaltene Gefälle von Heiler zu von zu Heilendem hinter uns zu lassen und mutig zu erkennen, dass es keine Einbahnstraßen gibt. Die energetisch psychologische Arbeit funktioniert nur gemeinsam. Wenn ich nicht in der Lage bin meinen Patienten auf eine neue Ebene zu heben, wenn ich mich nicht traue mit ihm zu gehen, bleiben wir beide stehen. Wachstum geschieht gemeinsam und nicht bei einem in seiner Lehrmeinung festhängenden Therapeuten, der rigide an seinen vorgefertigten Mustern und Diagnosen festhält, während sein Gegenüber verzweifelt versucht sich freizuschwimmen. Wir müssen uns schon mit ins Wasser hineinwagen. Bloß keine kalten Füße kriegen.

Beispiel einer Sitzung
Zum Schutze meiner Patienten veröffentliche ich kein komplettes Sitzungsprotokoll, aber werde in gekürzter Form darstellen, wie sich das Unbewusste über die Steine dem Bewusstsein offenbart und somit die Heilungsschritte aufzeigt.

Sitzungsprotokoll gekürzt

Auswahl

Körperfeld: Lapislazuli

Emotionalfeld: Zitrin

Mentalfeld: Rosenquarz

Spirituelles Feld: Aventurin

Als erstes gilt festzustellen, dass wir uns mit dieser Steinauswahl fast ausschließlich auf der emotionalen Ebene bewegen. Bis auf Lapislazuli, der ein Grenzgänger zwischen mentalem und spirituellem Feld ist, korrespondieren Zitrin, Aventurin und Rosenquarz mit dem emotionalen, fühlenden und empfindenden Anteil unserer Psyche. Dieser wiederum steht, wie wir gelernt haben, in unmittelbarer Verbindung mit unserem Körperfeld.

Körperfeld – Lapislazuli

Schauen wir uns die Wahl für das Körperfeld an, sehen wir keine konkreten wichtigen Hinweise. Lapislazuli weist kaum körperliche Indikationen auf. Da er mit unseren physischen Sinnen in Verbindung steht, besteht die Möglichkeit, dass sich die Person in einem Entwicklungsprozess der Öffnung der Sinneswahrnehmung befindet – das, was ich die Verfeinerung der Sinne nenne. Der diffuse Hinweis auf Zellveränderungen hat mich dazu veranlasst, eine Entgiftung auf naturheilkundlicher Basis zu veranlassen

Emotionalfeld – Zitrin

Dies sieht schon ganz anders aus, wenn wir uns die zweite Ebene anschauen. Zitrin als Herrscher auf dieser Position. Sozusagen im eigenen Haus. Ähnlich wie in der Astrologie, wo als ein Beispiel der Mond der Herrscher des Tierkreiszeichen Krebs ist und mit ihm thematisch zu Hause im Haus. Steht nun bei einer Person der Mond im Geburtshoroskop im Zeichen Krebs, verstärkt dies seine Wirkungen und damit Eigenschaften in dem betreffenden Menschen. Jede weitere sich dazu gesellende Akzentuierung, durch andere Planeten, wichtige Aspekte, verstärkt und multipliziert die Wirkung der Mondthematik und wird so zu einem wichtigen Persönlichkeitsanteil des Menschen.

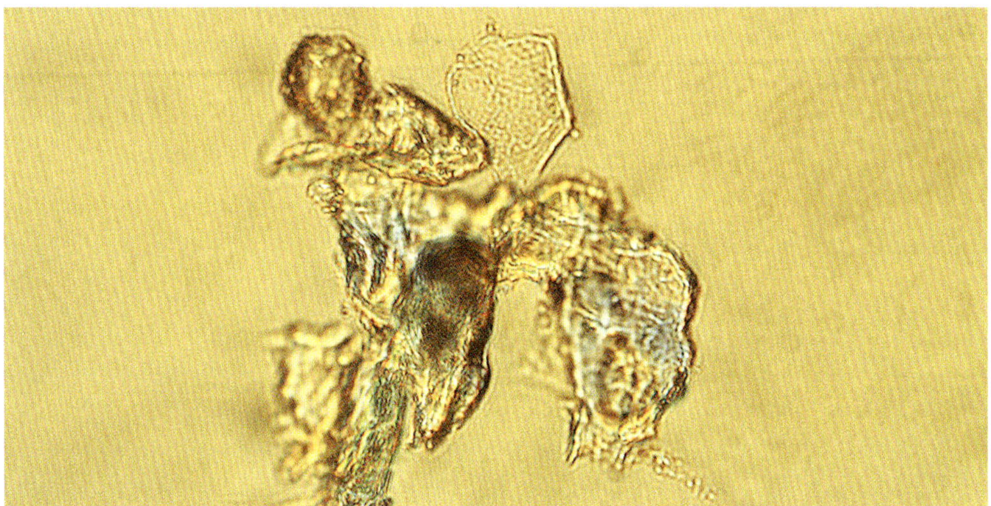

Kristallaufnahme von Zitrin © Aurora Pharma

Das gleiche gilt, wenn auch nicht fix, für die Stellung des Zitrins im Emotionalfeld. Hier ist dieser Heilstein zu Hause, dies ist sein ureigenstes Gebiet. Hier kennt er sich aus. Für die Deutung der Situation des Patienten kann dies zweierlei bedeuten: Da die Thematik des Emotionalfeldes verstärkt durch den Herrscherstein klar und intensiviert hervortritt, liegt eine Dringlichkeit auf dieser Ebene vor, die Inhalte der Psyche bewusstzumachen. Es kann aber auch ein Hinweis darauf sein, dass die Thematik schon bewusst bespielt wird. Intuitiv sprach ich, ziemlich als erstes, die Thematik der erschütterten Persönlichkeit an. Sprach darüber, wie in manchen Zeiten des Lebens uns Ereignisse „brechen" können, sodass wir zutiefst in unserem Selbstwertgefühl erschüttert sind.

Zitrin: „Tiefe Verletzungen, die das Ich traumatisiert oder gar „zerstört" haben".

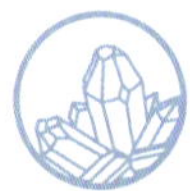

In diesem Moment brach es aus der Frau heraus und sie erzählte mir, dass es eine sehr schlimme Zeit in ihrem Leben gegeben hat, die mit der Scheidung von ihrem Mann zu tun hatte und sie kurz vor einen Suizidversuch brachte. Etwas wie eine höhere Macht oder eine innere Stimme hielt sie jedoch davon ab, den endgültigen Schritt zu gehen.

Diese Form der Aussichtslosigkeit, in der das eigene Leben nichts mehr wert zu sein scheint, wo man sich selbst nicht mehr ertragen kann, spiegelt eben diese starke Persönlichkeitsverletzung wieder. Der Mensch verliert seine innere Mitte, das Ich ist vollkommen traumatisiert, liegt in Stücke zerfallen wie ein Scherbenhaufen vor unseren Füßen, wir können uns selbst nicht mehr fühlen. Erleben nur noch Schmerz und Vernichtung. Das ist der Moment, wo Zitrin wie ein Notfallelexier zu uns eilt. Er bringt das Licht zurück und hilft uns unser Ich, die warme und starke uns tragende weltliche Mitte wiederzufinden und zu stärken. Er wird uns helfen, die überbordenden Eindrücke zu verarbeiten. Das Leben wird wieder lebenswert, das Ich gestärkt. Die Wunden, die durch unglückliche Beziehungen zu dem Gefühl eigener Wertlosigkeit führen können, langsam geheilt. Freude kehrt zurück.

Mentalfeld – Rosenquarz

Gehen wir nun zur dritten Ebene – dem Mentalfeld.
Hier wurde „Rosenquarz" gewählt. Schauen Sie sich seine Beschreibung, im entsprechenden Kapitel, nochmals an, bevor Sie nun weiterlesen. Wenn Rosenquarz auf dieser Ebene als Heilstein erscheint, wünscht sich der Mensch in erster Linie mehr Leichtigkeit, mehr Zärtlichkeit in den Gedanken. Liebevolle Kommunikation, weit entfernt von harten Gedanken und Urteilen. Hier gelangt eine neue und verjüngende Form von Geschmeidigkeit in das Denken und die mentalen Fähigkeiten.

Ich spürte aber auch eine ganz klare Mutterthematik, Rosenquarz steht für die mütterliche Energie im Leben eines Menschen. Also sprach ich das Thema an.

„Fehlte zu Hause Fürsorge?"
„Teils."

„Wie war es mit der Fürsorge auf emotionaler Ebene?“
„Weniger, es war ja nie Zeit.“

„Wer war da, wenn Sie als Kind Angst hatten, abends im Bett – Albträume, Sorgen. Was wenn Sie traurig waren?“
„Eigentlich niemand, das habe ich immer mit mir selbst ausgemacht. Von meinen Eltern hörte ich eher Sätze wie, „stell dich nicht so an“.“

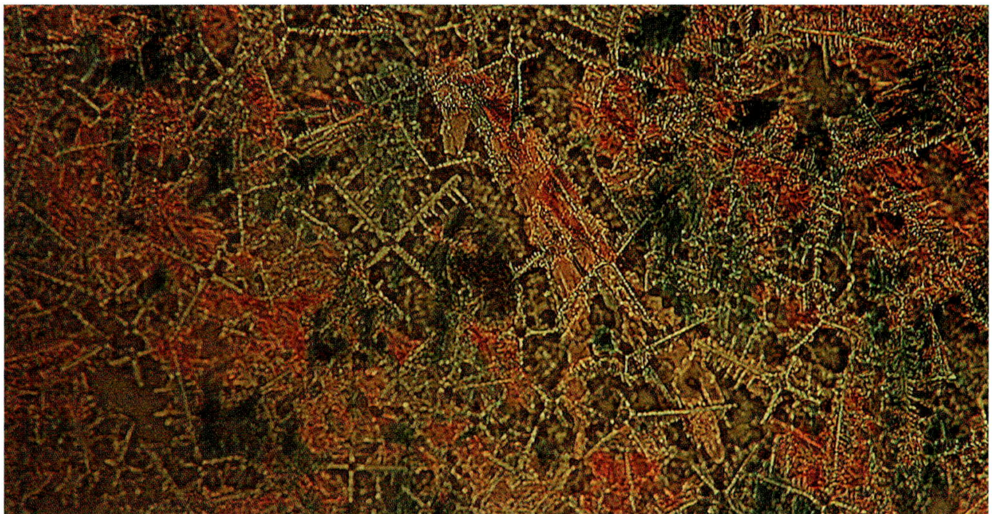

Kristallaufnahme von Rosenquarz © Aurora Pharma

Das mütterlich, liebevoll-umsorgende, welches einen in den Arm nimmt, tröstet und streichelt und sagt: „Ich hab dich lieb“, fehlte. Es trug sich ein Trauma in Bezug auf die Mutter (Krankheit) zu, welches Trennungsschmerz und Verlustangst, mit dem dazugehörenden Gefühl von Einsamkeit und Isolation, triggerte. In einer weiteren Episode fühlte sie sich von ihrem Vater im Stich gelassen. Was da geschah, bedeutete für das kleine Mädchen damals eine schwere seelische Verletzung, gar eine Form von Verrat. Dieser doppelte Trennungsschmerz brannte sich als emotionale Wunde in ihr Herz und als verstandesmäßige Schlussfolgerung „so ist das Leben“ im Sinne eines „Stell dich nicht so an“ in ihr Gedächtnis ein.

Spirituelles Feld – Aventurin

Wir gelangen nun zur spirituellen Ebene. Hier wird es mit Aventurin nochmal richtig spannend. Aventurin weist uns auf karmische Zusammenhänge hin. Es bestehen also Verträge, Absprachen, Potenziale, die auf Ausgleich drängen. Der Karma-Gedanke spielt hier eine große Rolle. Es geht um die Heilung des spirituellen Herzens. Es besteht die Sehnsucht nach Heilung des Herzens. Inwiefern habe ich mich an andere gebunden.

Welche Auswirkungen zeitigt es in meinem derzeitigen Leben, dass ich eben jene, die ich vermeintlich so zu brauchen meine, dadurch auch an mich binde? Welche Aufgaben haben uns verbunden? Die Frage lautet nun, was kann ich aus dem Ganzen lernen? Was verstehe ich noch nicht und hindert mich so daran loszulassen? Wie kann ich lieben lernen ohne festzuhalten?

Aventurin kann meiner Klientin helfen, alle schmerzhaften Trennungserlebnisse, alle „Verluste", die ja auf anderer innerer Ebene zu Gewinnen führen können, zu verarbeiten und ins Herz zu nehmen. Wenn diese schmerzvollen Erlebnisse bejahend ins Herz aufgenommen werden, führen sie zu einer umfassenderen Ganzheit der bewussten Psyche. Es wird integriert, was vormals als Erinnerung im Äußeren des Äthers abgelegt war. Hebt sie es in ihr Herz und nimmt es an, werden veräußerte Lebensenergien reintegriert und stehen nun dem Menschen in voller Kraft wieder zur Verfügung, um sein Leben im Hier und Jetzt, befreit von alten Bindungen, die vormals Lebensenergie gebunden haben und sich damit kraftraubend ausgewirkt haben, zu gestalten.

Erklärend wäre noch zu sagen, die ganze Auswahl gab eine Richtung der Psyche vor. Familie und Beziehungsthemen. Es lagen auch tatsächlich keine akuten somatischen Erkrankungen vor. Über den Prozess des Erkennens kann seelisch-geistige Heilung, Frieden und Glück entstehen.

Ich habe ihr empfohlen, mit Rosenquarz* anzufangen. Diese täglich einzunehmen. Gleichzeitig sich aber alle weiteren Steine zu besorgen und zunächst parallel auch Zitrin auf dem Sonnengeflecht aufzulegen. Später wird Aventurin dazu genommen. Als letztes war mein Vorschlag, mit Zitrin zu arbeiten, weil Zitrin *dem Ich* die Form zurückgibt, bzw. sie neu ausbildet, die Persönlichkeit stärkt und Freude und Licht in die Psyche bringt. Aus dieser gefestigten Situation heraus kann das Leben neugestaltet werden.

Selbsterfahrung mit Edelsteinen

Wenn Sie sich für einen Stein entschieden haben, sei es Sie haben ihn nach der Beschreibung in diesem Buch ausgewählt, oder Ihre Intuition hat Sie zu dem entsprechendem Stein geführt und Sie haben sich für ihn entschieden, weil er Sie magisch angezogen hat, vielleicht haben Sie ihn auch aus einer Reihe von Steinen, mit geschlossenen Augen gezogen und dabei nur auf die fühlende Weisheit Ihrer Hände vertraut, es ist *gleich-gültig!*

* Ich arbeite zusätzlich mit den Edelsteintinkturen der Firma Aurora Pharma AG. Es handelt sich hierbei um einige, im alchemistischen Prozess hergestellte, spagyrische Arzneien, die eine wunderbare Wirkung haben. Die Firma hat u. a. auch einige Edelsteintinkturen im Programm, die als Heilsteine in diesem Buch beschrieben werden. Sie lassen sich sehr stimmig in der Therapie einsetzen und stellen eine helfende und intensive Ergänzung zu der Arbeit mit den Heilsteinen dar.

Dieser Stein ist nun Ihre Medizin, Ihr „Medikament", welche Ihnen haargenau zeigt, in welche Richtung Sie sich bewegen müssen, welches Ihre Probleme in welchem Lebensbereich sind und wie sie zu lösen sind, wo Ihr Körper Hilfe braucht und vieles mehr, wie zuvor schon ausführlich beschrieben. Nehmen Sie nun diesen Stein zu sich, tragen Sie ihn bei sich, freunden Sie sich mit ihm an. Eine Methode, die wirklich gut funktioniert, ist meiner Meinung nach die bewusste Meditation auf einen Edelstein.

Heilmeditation auf einen Edelstein

Legen Sie den Edelstein vor sich auf den Tisch, zünden Sie eine Kerze an, schaffen Sie eine harmonische, ungestörte Atmosphäre. Dann drehen Sie den Stein in Ihren Fingern hin und her, lassen Sie sich von all seinen Facetten ergreifen, lassen Sie den Schein der Kerze all seine Seiten abwechselnd beleuchten. An einer Seite, die Sie besonders anspricht, halten Sie inne und vertiefen ihr Sehen. Fokussieren Sie über das dritte Auge und lassen Sie sich sanft mitziehen in das Bewusstsein des Steins. Schauen Sie ihn an, vertiefen Sie sich nach und nach in ihn, werden Sie eins. Sogleich wird seine Information und Heilschwingung zu Ihnen strömen, über Ihr geistiges Auge, das ein enormes Aufnahmepotenzial besitzt, in Ihr ganzes System. Die Heilinformation wird in alle Auraschichten weitergeleitet und von dort in tiefer gelegene Schichten Ihres Körpers weitergegeben, bis es Sie auf Zellebene erreicht. Hier verbindet sich das informierte Licht, welches sich als Ruhepotenzial im Stein befindet, durch Ihre aktive, bewusste Zuwendung, mit Ihrer DNA und tut seine Arbeit.

Alles, was Sie tun müssen, ist, genau und aufmerksam auf alles zu achten, was mit Ihnen geschieht. Bilder, Gedanken, Emotionen, Körpergefühl. Wo nehmen Sie die Energie des Steines am intensivsten wahr? Leiten Sie seine Energie genau in den Bereich, den es zu heilen gilt. Erinnern Sie sich an die Bedeutung des Steines, und horchen auf die Reflektionen in Ihrem Inneren, zu diesem Thema. Arbeiten Sie sich weiter vor, bis Sie sich ganz bei sich angekommen fühlen. Legen Sie sich auf eine Matte oder Decke auf den Boden, schließen die Augen und legen Ihren Stein auf den zugehörigen Bereich Ihres Körpers auf. Tauchen Sie hinab in die Realität Ihrer seelischen Wahrheit. Lassen Sie es einfach zu, dass der Stein Sie berührt, etwas in Ihnen zum Schwingen bringt und spüren Sie, wohin Sie Ihr Herz trägt. Es kann sein, dass Sie nun nach und nach den Stein auf Ihrem Körper vergessen und sich mehr und mehr Ihrem Inneren und dem, was in Ihnen geschieht, zuwenden. Lassen Sie Tränen zu, Wut, Ängstlichkeit, sexuelle Regungen, was auch immer passiert, es ist genau das, was Sie zu Ihrer Heilung führen wird, Schritt für Schritt, Tag für Tag ein wenig mehr. Erinnern Sie sich immer wieder, um welches Thema geht es? Was will aus meinem Unbewussten aufsteigen? Was will es mir sagen. Spielen andere Menschen bei meinem Thema eine Rolle? Wer? Und warum?

Und immer wieder – wie fühlt sich mein Körper an? Wo spüre ich Reaktionen? Welcher Art sind sie? Ist das unangenehm oder schön? Habe ich das Gefühl, dass sich etwas löst? Tief atmen, entspannt bleiben – alles ist gut. Auf diese Weise gehen Sie weiter, erkunden Ihre innere Landschaft, so gut Sie können. Ihr Heilstein ist dann so etwas wie ein homöopathisches Mittel, das Sie regelmäßig anwenden und mit jedem Mal werden Sie vertrauter und die Wirkung wird klarer, wenn Sie diese Medizin Ihrem Körper und hier in diesem Fall, Ihrem Ich, immer wieder anbieten. Ihr Edelstein weiß genau, was Sie brauchen, er speichert Ihre Fragen und tiefsten Bedürfnisse ab, um Ihnen die Antwort bei passender Gelegenheit wiederzuspiegeln. Ihre Psyche reift mit der Zeit, um letztlich das Thema gründlich und klärend zu verarbeiten. Dies ist ein vitaler Prozess, der ganz natürlich nach energetisch geregelten Gesetzen abläuft, der selbstverständlich mit den karmischen Fäden Ihrer Seele verbunden ist und diese alten Erfahrungen mit aufnimmt und ebenfalls zu klären sucht. Dieser Vorgang ist nichts, was Sie forcieren müssen, es geschieht einfach, wenn Sie bereit dazu sind.

Natürlich können Sie auch mehrere Steine aus der Gruppe Ihres Heilsteines, mit dem Sie gerade arbeiten, zu sich nehmen und auf entsprechende Zentren Ihres Körpers legen. Dies würde im Falle eines Zitrins bedeuten, durchaus auch vier oder fünf – soviel Sie mögen – Zitrine zu benutzen, um möglichst viel Information in Ihr Bewusstsein und Ihre Zellen einfließen zu lassen. Vertrauen Sie dabei auf Ihr Gefühl.

Das Edelstein-Heilbad

Oder nehmen Sie ein Bad mit Heilsteinen. Dies ist eine wunderbare Möglichkeit der Steinheilkunde. Legen Sie die Steine mit in Ihr Badewasser, ein großartiger Effekt dabei ist, dass sie sich sofort erwärmen und somit schneller und verstärkt ihre Energie und damit Information abgeben. Energiefluss bedeutet immer gleichzeitig auch Informationsfluss! Nehmen Sie nun einen Stein in Ihre Hand, legen andere auf Ihren Körper auf, lassen sich einfach inspirieren und tauchen ein in Ihre ganz persönliche Heilsitzung.

Sonnenlichtmeditation

Eine sehr effektive Methode. Legen Sie sich an einen ungestörten Ort in die Sonne. Platzieren Sie Ihre Steine direkt auf Ihrer Haut, schließen Sie die Augen und spüren Sie, wie die Sonnenlichteinstrahlung die Wirkung der Steine verstärkt. Bleiben Sie solange in der Meditation, wie Sie es gewohnt sind direkt in der Sonne zu liegen, ohne einen Sonnenbrand zu riskieren. Wer dies nicht mag und direktes Sonnenlicht fürchtet sollte sich natürlich einer anderen Form der Anwendung anvertrauen. Ich bin allerdings der Meinung, dass eine moderate Sonnenbestrahlung, über nicht allzu lange Zeit, auch ohne, oder sehr niedrigen Sonnenschutzfaktor für uns, aus verschiedenen Gründen, eher gesundheitsfördernd als schädlich ist. Aber das darf jeder für sich selbst entscheiden.

Grundsätzlich kann ich sagen, je bewusster Sie mit Ihrem Stein arbeiten – sich mit ihm und seiner Heilwirkung vertraut machen, desto erfolgreicher werden Sie in Ihren Bestrebungen nach einem glücklichen und gesunden Leben sein. Die ***Kosmologische Edelsteinenergetik*** basiert auf Informationsaustausch, auf bewusstseinsbildenden Vorgängen. Die Heilung findet hier durch Bewusstseinserweiterung statt. Es ist ein aktiver Prozess unsererseits, der uns beständige Aufmerksamkeit während unserer Heilung abverlangt. Denn wie wollen wir wissen, dass wir uns verändert haben, wenn wir nicht darauf achten, was sich in unserem Alltag ändert, im Umgang mit Menschen, am Arbeitsplatz und in unserem Körper. Es ist ein ganzheitliches Heilen auf allen Ebenen und die Richtung gibt unser inneres Ich vor und die Weisheit unseres Körperzellgedächtnisses.

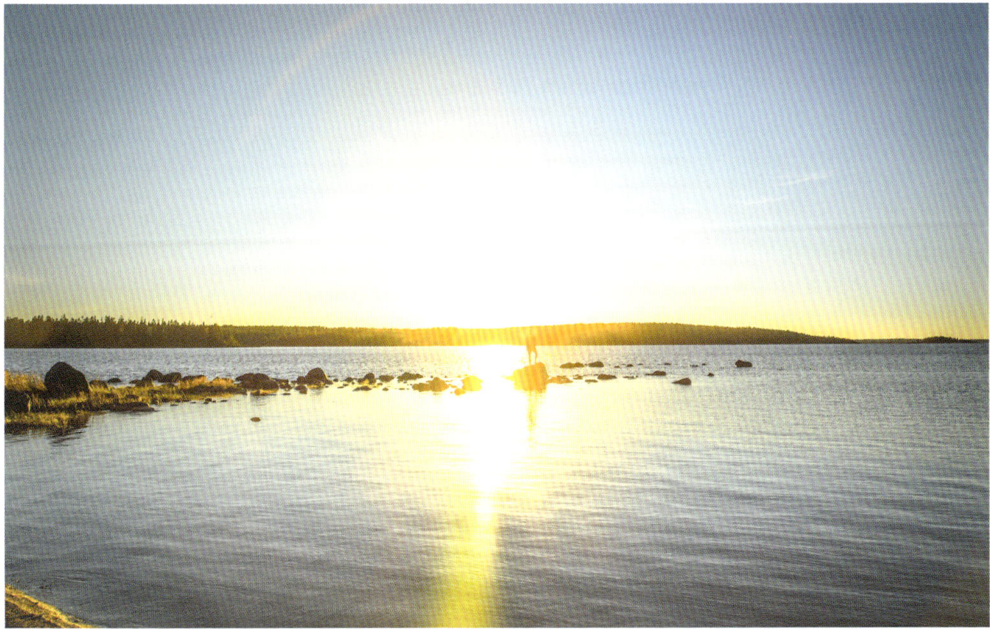

Es ist mir noch wichtig festzuhalten – Sie entscheiden, in wieweit und wofür genau Sie die Edelsteine nutzen wollen. Die Edelsteine werden Ihnen auf jeden Fall bestmöglich zur Seite stehen. Das dabei innere Entwicklung angestoßen wird und Sie sich irgendwie verändern werden, ist nicht zu „vermeiden". Nur wie weit Sie gehen, ist ganz alleine Ihnen und der Weisheit Ihrer Seele überlassen. Wichtig dabei ist: Nichts ist besser oder schlechter, alles ist gut! Ihr persönliches Glücksempfinden soll Ihnen Anker für die Seekarte Ihres Bewusstseins und Navigationshilfe auf Ihrem Lebensweg sein. Lassen Sie sich von den

Sternen leiten, wie es die alten Seefahrer schon taten. Brechen Sie auf zu neuen Horizonten, durchsegeln Sie furchtlos die heftigsten Stürme, tauchen Sie unter und wieder auf, atmen Sie tief durch und machen Halt auf einer Insel Ihrer inneren Landschaft, die Sie mit süßen Früchten nähren wird, Ihnen, da können sie sicher sein, neue Kräfte schenkt und Sie wieder entlässt in neue Gefilde der Ungewissheit, an deren Ende aber mit Gewissheit die Sonne am Horizont emporsteigt und wieder einen Teil Ihrer Seele in Licht taucht, welcher hier schon viel zu lange im Verborgenen gewartet hat, um von Ihnen entdeckt zu werden. Das Sonnenlicht durchdringt und wärmt die Tiefen Ihres Seins, bis Ihre gesamte Seelenlandschaft in allen Regenbogenfarben vor Ihnen liegt.

Sie werden erleben, wie Sie langsam in das System hineinwachsen und später mit Leichtigkeit die entsprechenden Verbindungen herstellen werden. Ich wünsche Ihnen von Herzen viel Erfolg und – ja, auch durchaus Spaß, auf Ihrem Weg durch Ihre ganz persönliche Reise durch die Kosmologie der Edelsteinenergetik. Lassen Sie sich zutiefst von diesen großartigen Juwelen berühren.

Ich wünsche Ihnen Heilung, Orientierung, Offenheit, Unterscheidungsfähigkeit, Glück und Liebe und vor allem einen guten Sinn für den kosmischen Humor.

Ihre
Heidrun H. Horn

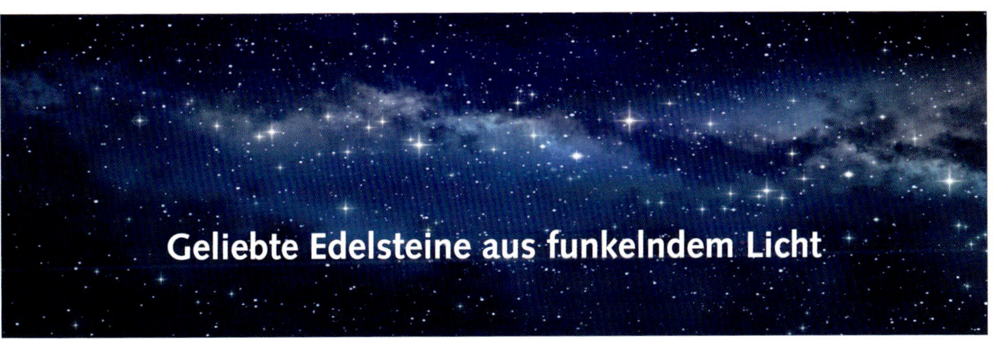

Geliebte Edelsteine aus funkelndem Licht

Danke für eure Liebe, für eure Zuverlässigkeit.

Durch eure Führung bin ich, *Ich*,
mit allem, was ich erfahren und erleben durfte.
Wachstum, Glück, Befreiung, Heimkehr zu den Sternen, noch zu Lebzeiten.

Das alles verdanke ich euch.
Staunend stehe ich voll Ehrfurcht,
aber auch lustvoller Gestaltungsbereitschaft im Sein.

In diesem Feld der Unendlichkeit
finde ich mich, immer wenn ich *verbunden* bin,
strahlend vor Glück lachend wieder.

Danke

Anhang

Schulungen und Seminare

Naturheilpraxis und Kristall Institut
Heidrun H. Horn
Heilpraktikerin
Kreuzlinger Straße 60
78462 Konstanz
Tel. 07531/916 35 89
hhh@naturheilpraxis-heidrunhorn.de

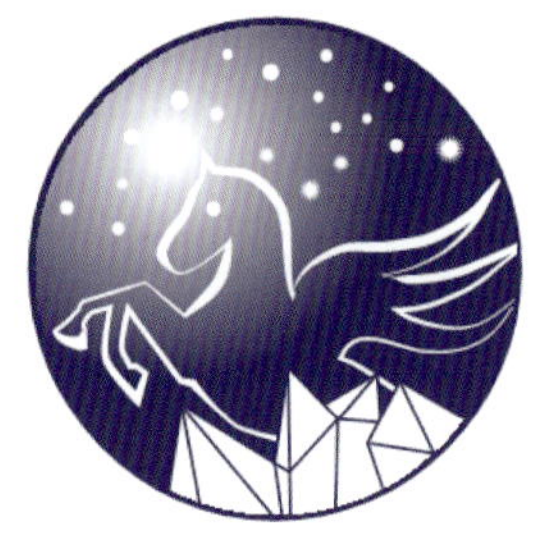

Logo-Design: www.hennig-design.de

Informationen, aktuelle Vorträge und Seminare, Schulungen in Kosmologischer Edelsteinenergetik mit Heidrun H. Horn finden Sie unter *www.naturheilpraxis-heidrunhorn.de*

Aurora Pharma AG
Lagerstrasse 11, CH-8910 Affoltern am Albis
Tel. +41 (0)44 776 19 01
E-Mail: info@aurorapharma.com
www.aurorapharma.com

Bezugsadressen

Edelsteine:
Wilhelm Neth, Edles aus Stein
www.alb-fossilien.de

Marco Schreier, Mineralienhandlung GmbH
www.marcoschreier.de

Kraft-des Steines-Heilsteine
www.kraft-des-steines.de

Gundulas Schleiferstüble am Münster
www.schleiferstüble.de

Edelsteintinkturen:
Aurora Pharma AG
www.aurorapharma.com

Literatur

Arvay, Clemens G.: Der Biophilia Effekt
Ash, Steven, Heiliges Trommeln im Medizinrad
Banis, Reimar Dr.med.: Durch Energieheilung zu neuem Leben.
Bischof, Marco: Biophotonen – Das Licht in unseren Zellen.
Blech, Jörg: Die Krankheitserfinder
Böhme, Gernot: Atmosphäre
Brofman, Martin: Das Körper-Spiegel-System
Cerminara, Gina: Erregende Zeugnisse von Karma und Wiedergeburt
Chocron, Daya Sarai: Heilen mit Edelsteinen
Chopich, Erika J. und Paul, Margaret: Aussöhnung mit dem inneren Kind.
Hoffmann, Kaye: Tanz, Trance, Transformation
Drewermann, Eugen: Der tödliche Fortschritt.
Drewermann, Eugen: Brüderchen und Schwesterchen
Felber, Christian: Gemeinwohl-Ökonomie
Griscom, Chris: Die Heilung der Gefühle – Angst ist eine Lüge.
Griscom, Chris: Psychogenetik
Haisch, Bernard: Die verborgene Intelligenz im Universum.
Hofmann, Beate und Olaf: Einfach raus
Jaffé, Aniela: Erinnerungen, Träume, Gedanken von C. G. Jung
Kiehs-Glos, Christina: Aloe Vera
Klein, Stefan: Wir alle sind Sternenstaub.
Liberman, Jacob Dr.: Die heilende Kraft des Lichts.
Lipton, Bruce: Intelligente Zellen
Nichols, Sallie: Die Psychologie des Tarot.
Orloff, Judith: Jenseits der Angst
Osho: Jenseits von Psychologie
Ouspensky, Peter D.: Der vierte Weg
Pogacnik, Marko: Die Erde heilen, das Modell Türnich
Riedel, Ingrid: Farben
Safranski, Rüdiger: Zeit
Sedlácek, Tomás und Oliver Tanzer: Lilith und die Dämonen des Kapitals
Schmitz-Welkenbach: Ich male- also bin ich!
Sharamon, Shalila und Baginski, Bodo: Das Chakra Handbuch
Sheldrake, Rupert: Der Wissenschaftswahn
Tompkins, Peter / Bird, Christopher: Das geheime Leben der Pflanzen.
Trappmann Korr, Birgit: Hochsensitiv: Einfach anders und trotzdem ganz normal
Trungpa, Chögyam: Spirituellen Materialismus durchschneiden.
Tubali, Shai: Chakren
Von Bünau, Friederike / Hückstädt, Hauke: 95 Anschläge-Thesen für die Zukunft
Wilber, Ken: Wege zum Selbst
Wittmann, Ulla: Ich Narr vergaß die Zauberdinge, Märchen als Lebenshilfe für Erwachsene.
Zuther, Svenja: Die Sprache der Pflanzenwelt.

Bildquellenverzeichnis

S. 10 – © Minerva Studio – Fotolia
S. 12 – © Lorenz Denk
S. 14 – © Romolo Tavani – Fotolia
S. 17 – © Jürgen Fälchle – Fotolia
S. 20 – © animaflora – Fotolia
S. 24 – © pixelleo – Fotolia
S. 26 – © peshkov – Fotolia
S. 35, 28, 40, 48, 49, 51, 53 – © tumana_net – Fotolia
S. 44 – © Werner Giessing – Fotolia
S. 55 – © Nikki Zalewski – Fotolia
S. 67 – © BillionPhotos.com – Fotolia
S. 70 – © Lukas Gojda – Fotolia
S. 79 – © wavebreak3 – Fotolia
S. 81 – © adimas – Fotolia
S. 83 – © Syda Productions – Fotolia
S. 85 – © mathisa – Fotolia
S. 87 – © fotoyou – Fotolia
S. 93 – © Tryfonov – Fotolia
S. 96 – © Gabriele Rohde – Fotolia
S. 109 – © calexico25091983 – Fotolia
S. 112 – © benschonewille – Fotolia
s. 115 – © Lorenz Denk
S. 119 – © M. Dörr & M. Frommherz – Fotolia
S. 122 – © Africa Studio – Fotolia
S. 131 – © M. Dörr & M. Frommherz – Fotolia
S. 136 – © Oleg Znamenskiy – Fotolia
S. 144 – © M. Dörr & M. Frommherz – Fotolia
S. 151 – © watman – Fotolia
S. 156 – © Heidrun Horn
S. 160 – © frenta – Fotolia
S. 169 – © Digipic_M – Fotolia
S. 172 – © AVTG – Fotolia
S. 180 – © panmaule – Fotolia
S. 185 – © Gerhard Bittner – Fotolia
S. 193 – © Oliver Mohr; joannap – Fotolia
S. 199 – © mozZ – Fotolia
S. 204 – © Alexander Potapov – Fotolia
S. 215 – © Sergey Nivens – Fotolia
S. 219 – © Lorenz Denk
S. 222 – © Lorenz Denk
S. 226 – © Anastasia Tsarskaya – Fotolia
S. 229, 231 – © Aurora
S. 235 – © Lorenz Denk
S. 237 – © mozZz

Stichwortverzeichnis Indikationen

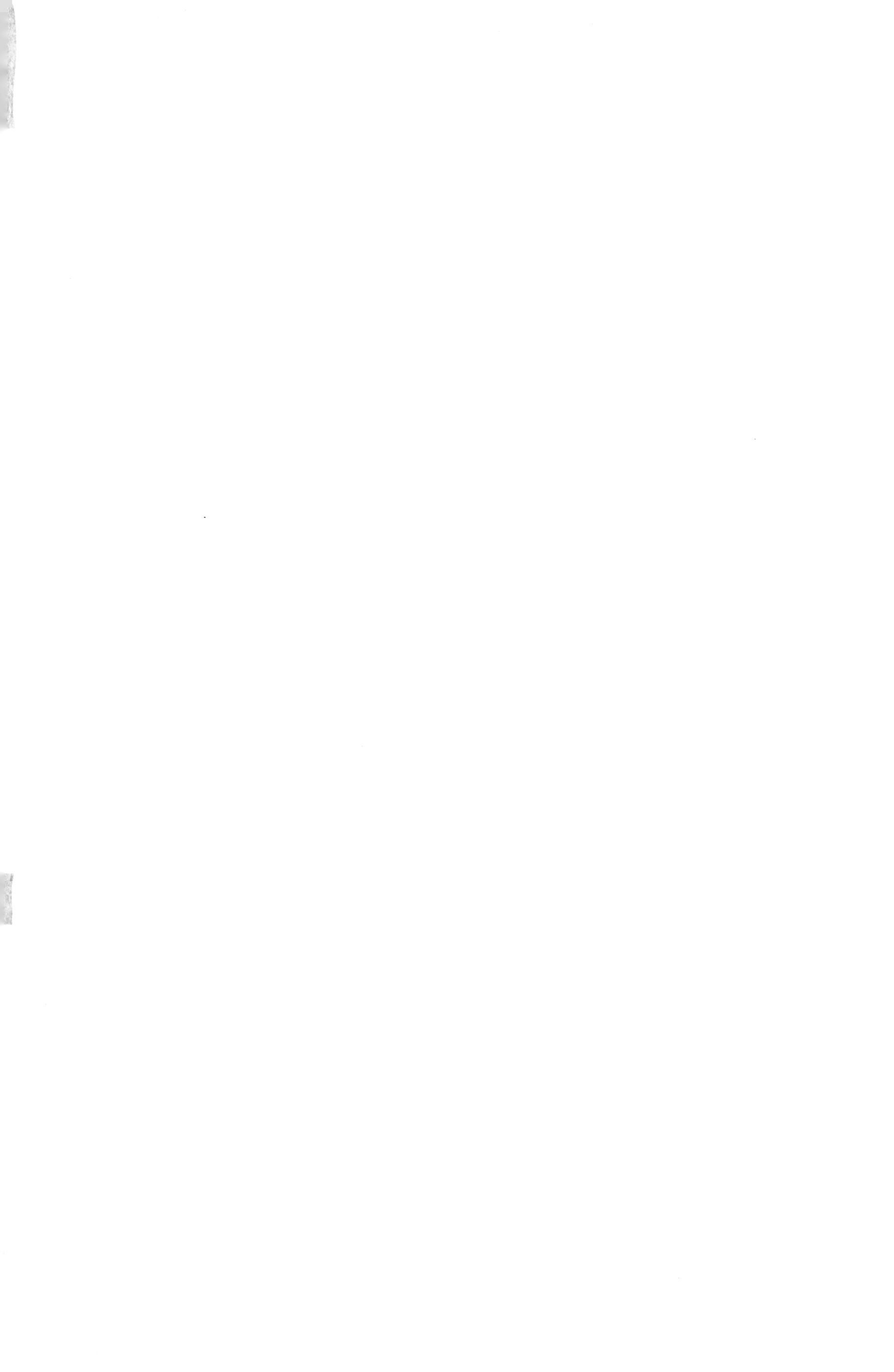